# "十四五"职业教育国家规划教材

供护理、助产、药剂、营养与保健、　　　　　　　　　艺、
医学影像技术等

U0266758

# 病原生物与免疫学基础

### （第四版）

主　编　刘建红　王　玲

副主编　张仙芝　刘　萍　李三兰

编　者　（按姓氏汉语拼音排序）

侯桂荣（山西省晋中市卫生学校）

李　辉（安徽省淮南卫生学校）

李三兰（吕梁市卫生学校）

李艳薇（大连铁路卫生学校）

刘　萍（四川护理职业学院）

刘建红（长治卫生学校）

潘晓军（石河子卫生学校）

裴　明（太原市卫生学校）

苏书亮（阳泉市卫生学校）

王　玲（昆明卫生职业学院）

杨艳萍（昆明卫生职业学院）

尹培兰（长治卫生学校）

袁云霞（桂林市卫生学校）

张仙芝（太原市卫生学校）

周　雪（安徽省淮南卫生学校）

科学出版社

北　京

## 内 容 简 介

《病原生物与免疫学基础》是重要的医学基础课程，与临床医学、预防医学等学科相互交叉和渗透。本教材的编写增加了一些反映学科进展和新成就的内容，并增加了免疫学基础中临床免疫方面的内容，以适应当前医学发展和疾病防治的需要。同时对教材内容的顺序做了调整，将免疫学基础放在后面，便于学生理解。本教材分为医学微生物学、人体寄生虫学和免疫学基础三大部分，包括微生物学概述、细菌概述、常见病原菌、其他原核细胞型微生物、医学真菌学、病毒概述、常见病毒、人体寄生虫学概述、常见人体寄生虫、医学免疫学概述、免疫学基础、临床免疫和免疫学应用13章内容，书后附有实验指导。教材内容力求简明扼要、通俗易懂、重点突出、概念准确，利于学生对内容的理解和掌握。在不增加篇幅的前提下，增加了"链接"、"案例"，以方便学生延伸阅读及掌握重点与难点。将部分彩图进行了更新、编辑，使图片更加清晰、更具代表性。

本教材供护理、助产、药剂、营养与保健、康复技术、口腔修复工艺、医学影像技术等专业使用。

图书在版编目 (CIP) 数据

病原生物与免疫学基础 / 刘建红，王玲主编 . —4 版 . —北京：科学出版社，2017.1
"十四五"职业教育国家规划教材
ISBN 978-7-03-050887-4

Ⅰ . 病… Ⅱ . ① 刘… ② 王… Ⅲ . ① 病原微生物 - 中等专业学校 - 教材 ② 医学 - 免疫学 - 中等专业学校 - 教材 Ⅳ . ① R37 ② R392

中国版本图书馆 CIP 数据核字（2016）第 287167 号

责任编辑：张映桥 / 责任校对：赵桂芬
责任印制：霍　兵 / 封面设计：张佩战

科 学 出 版 社 出版

北京东黄城根北街 16 号
邮政编码：100717
http://www.sciencep.com

北京汇瑞嘉合文化发展有限公司印刷
科学出版社发行　各地新华书店经销

*

2003 年 2 月第 　一　 版　　开本：787×1092　1/16
2017 年 1 月第 　四　 版　　印张：14 3/4
2024 年 9 月第五十八次印刷　　字数：350 000

定价：49.80 元
（如有印装质量问题，我社负责调换）

# 中等职业教育数字化课程建设项目
# 教材出版说明

为贯彻《国家中长期教育改革和发展规划纲要（2010—2020）》、《教育信息化十年发展规划（2011—2020）》等文件精神，落实教育部最新《中等职业学校专业教学标准（试行）》要求；为调动广大教师参与数字化课程建设，提高其数字化内容创作和运用能力，结合最新数字化技术促进职业教育发展，科学出版社于 2015 年 9 月正式启动了中等职业教育护理、助产专业数字化课程建设项目。

科学出版社前身是 1930 年成立于上海的龙门联合书局，1954 年，龙门联合书局与中国科学院编译局合并组建成立科学出版社，现隶属中国科学院，员工达 1200 余名，其中硕士研究生及以上学历者 627 人（截至 2016 年 7 月 1 日），是我国最大的综合性科技出版机构。依托中国科学院的强大技术支持，我社于 2015 年推出最新研发成果："爱医课"互动教学平台（见封底）。该平台可将教学中的重点内容以视频、语音及三维模型等方式呈现，学生用手机扫描常规书页即可免费浏览书中配套 3D 模型、动画、视频、护考模拟试题等教学资源。

本项目分数字化教材建设与资源建设两部分。数字化课程建设项目与"爱医课"互动教学平台进行的首次有益结合而成的教材，是我国中等职业层次首套数字化创新教材。2015 年 10 月开展了建设团队的全国遴选工作，共收到全国 62 所院校 575 位老师的申请资料，于 2016 年 1 月在湖北武汉召开了项目启动会及教材编写会。

## （一）数字化教材的编写指导思想

本次编写充分体现了职业教育特色，紧紧围绕"以就业为导向，以能力为本位，以发展技能为核心"的职业教育培养理念，遵循"理论联系实际"的原则，强调"必需、够用"的编写标准，以数字化课程建设为方向，以创新教材为呈现形式。

## （二）本套数字化教材的特点

**1. 按照专业教学标准安排课程结构**　本套数字化教材严格按照专业教学标准的要求设计科目、安排课程。全套教材分公共基础课、专业技能课、专业选修课及综合实训四类，共计 39 种，体系完整。

**2. 紧扣最新护考大纲调整内容**　本套系列教材参考了"国家护士执业资格考试大纲"的相关标准，围绕考试内容调整学习范围，突出考点与难点，方便学生的在校日常学习与护考接轨，适应护理职业岗位需求。

**3. 呈现形式新颖**　"数字化"是未来教育的发展方向，本项目 39 种教材均将传统纸质教材与"爱医课"教学平台无缝对接，形式新颖。它能充分吸引职业院校学生的学习兴趣，提高课堂教学效果。使学生用"碎片化时间"学习，寓教于乐，乐中识记、乐中理解、乐中运用，为翻转课堂提供了有效的实现手段。

## （三）本项目出版教材目录

本项目经中国科学院、科学出版社领导的大力支持，获年度重大项目立项。39 种教材具体情况如下：

## 中等职业教育数字化课程配套创新教材目录

| 序号 | 教材名 | 主编 | 书号 |
|---|---|---|---|
| 1 | 《语文》 | 孙 琳 王 斌 | 978-7-03-048363-8 |
| 2 | 《数学》 | 赵 明 | 978-7-03-048206-8 |
| 3 | 《公共英语基础教程（上册）》（双色） | 秦博文 | 978-7-03-048366-9 |
| 4 | 《公共英语基础教程（下册）》（双色） | 秦博文 | 978-7-03-048367-6 |
| 5 | 《体育与健康》 | 张洪建 | 978-7-03-048361-4 |
| 6 | 《计算机应用基础》（全彩） | 施宏伟 | 978-7-03-048208-2 |
| 7 | 《计算机应用基础实训指导》 | 施宏伟 | 978-7-03-048365-2 |
| 8 | 《职业生涯规划》 | 范永丽 汪 冰 | 978-7-03-048362-1 |
| 9 | 《职业道德与法律》 | 许练光 | 978-7-03-050751-8 |
| 10 | 《人际沟通》（第四版，全彩） | 钟 海 莫丽平 | 978-7-03-049938-7 |
| 11 | 《医护礼仪与形体训练》（全彩） | 王 颖 | 978-7-03-048207-5 |
| 12 | 《医用化学基础》（双色） | 李湘苏 姚光军 | 978-7-03-048553-3 |
| 13 | 《生理学基础》（双色） | 陈桃荣 宁 华 | 978-7-03-048552-6 |
| 14 | 《生物化学基础》（双色） | 赵勋藦 王 懿 莫小卫 | 978-7-03-050956-7 |
| 15 | 《医学遗传学基础》（第四版，双色） | 赵 斌 王 宇 | 978-7-03-048364-5 |
| 16 | 《病原生物与免疫学基础》（第四版，全彩） | 刘建红 王 玲 | 978-7-03-050887-4 |
| 17 | 《解剖学基础》（第二版，全彩） | 刘东方 黄嫦斌 | 978-7-03-050971-0 |
| 18 | 《病理学基础》（第四版，全彩） | 贺平泽 | 978-7-03-050028-1 |
| 19 | 《药物学基础》（第四版） | 赵彩珍 郭淑芳 | 978-7-03-050993-2 |
| 20 | 《正常人体学基础》（第四版，全彩） | 王之一覃庆河 | 978-7-03-050908-6 |
| 21 | 《营养与膳食》（第三版，双色） | 魏玉秋 戚 林 | 978-7-03-050886-7 |
| 22 | 《健康评估》（第四版，全彩） | 罗卫群 崔 燕 | 978-7-03-050825-6 |
| 23 | 《内科护理》（第二版） | 崔效忠 | 978-7-03-050885-0 |
| 24 | 《外科护理》（第二版） | 闵晓松 阴 俊 | 978-7-03-050894-2 |
| 25 | 《妇产科护理》（第二版） | 周 清 刘丽萍 | 978-7-03-048798-8 |
| 26 | 《儿科护理》（第二版） | 段慧琴 田 洁 | 978-7-03-050959-8 |
| 27 | 《护理学基础》（第四版，全彩） | 付能荣 吴姣鱼 | 978-7-03-050973-4 |
| 28 | 《护理技术综合实训》（第三版） | 马树平 唐淑珍 | 978-7-03-050890-4 |
| 29 | 《社区护理》（第四版） | 王永军 刘 蔚 | 978-7-03-050972-7 |
| 30 | 《老年护理》（第二版） | 史俊萍 | 978-7-03-050892-8 |
| 31 | 《五官科护理》（第二版） | 郭金兰 | 978-7-03-050893-5 |
| 32 | 《心理与精神护理》（双色） | 张小燕 | 978-7-03 048720 9 |
| 33 | 《中医护理基础》（第四版，双色） | 马秋平 | 978-7-03-050891-1 |
| 34 | 《急救护理技术》（第三版） | 贾丽萍 王海平 | 978-7-03-048716-2 |
| 35 | 《中医学基础》（第四版，双色） | 伍利民 郝志红 | 978-7-03-050884-3 |
| 36 | 《母婴保健》（助产，第二版） | 王瑞珍 | 978-7-03-050783-9 |
| 37 | 《产科学及护理》（助产，第二版） | 李 俭 颜丽青 | 978-7-03-050909-3 |
| 38 | 《妇科护理》（助产，第二版） | 张庆桂 | 978-7-03-050895-9 |
| 39 | 《遗传与优生》（助产，第二版，双色） | 潘凯元 张晓玲 | 978-7-03-050814-0 |

注：以上教材均配套教学PPT课件，在"爱医课"平台上提供免费试题、微视频等多种资源，欢迎扫描封底二维码下载

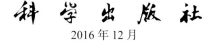

科 学 出 版 社

2016 年 12 月

# 前　言

党的二十大报告指出："人民健康是民族昌盛和国家强盛的重要标志。把保障人民健康放在优先发展的战略位置，完善人民健康促进政策。"贯彻落实党的二十大决策部署，积极推动健康事业发展，离不开人才队伍建设。党的二十大报告指出："培养造就大批德才兼备的高素质人才，是国家和民族长远发展大计。"教材是教学内容的重要载体，是教学的重要依据、培养人才的重要保障。本次教材修订旨在贯彻党的二十大报告精神和党的教育方针，落实立德树人根本任务，坚持为党育人、为国育才。

本教材汇集了众多专家的专业智慧和学科水平，力求将知识、智慧、精神融为一体，体现教材的科学性、人文性和道德性。在编写上本教材着力于适应医药卫生类职业教育教学改革的发展趋势，适应全新数字化模式新生代学习方式的要求，真正发挥教材在教学中的核心纽带作用。其主要表现在：①努力成为教师的好帮手。本教材在遵循知识完整性和系统性的同时，补充了许多宝贵的教学资料，丰富了教学资源库，如图片、动画、视频等形式的重点知识、历史资料、新科技知识等，教师工作很忙，有了这些，就不必事事去找教师。②成为学生学习的知识库。根据中等职业学生的身心发展规律和认知特点，增加了形象直观的数字资源，如精选了183张彩色图片、增加了微视频，使教材的呈现形式由平面转为立体，增加了可读性；每章或每节开头均设通俗易懂的引言，以吸引学生注意力，激发学生学习兴趣；在正文部分插入适合学生阅读的案例和具有趣味性并能拓展知识面的链接等；重点教学内容以考点、小结和自测题等形式呈现；尽量把大段文字编排成表格、流程图、关系结构图等，以满足"读图时代"的学习要求。这些内容和形式都是学生感兴趣的、密切联系学生生活和工作实际的、与教学内容紧密相关的。

本教材是医药卫生类专业病原生物与免疫学基础课程教学的基本工具，是提高本课程教学质量和教学改革的重要保证。本次编写工作传承、更新和拓展了上一版的编写宗旨、编写内容和特点，力争做到图文并茂、重点突出。教材以全彩铜版纸印刷，图、表新颖，提升了教材的品质及内容的表现力，增强了教材的可读性。书后附有实验指导、参考文献、教学大纲、学时分配建议表和选择题答案，以利于读者自学和参考。

本教材编者均由科学出版社审核、遴选产生，在编写过程中得到了张宝恩老师的精心指导，大家群策群力、团结协作，保证了本教材的顺利完成。在此，谨向科学出版社、张宝恩老师及各位编者表示诚挚的谢意。

由于学术水平和写作能力所限，书中难免有不足之处，希望广大师生在教学实践中提出宝贵意见，使其更趋完善。

刘建红
2023 年 6 月

# 目　　录

# 绪　论

　　什么是病原生物？它们是怎样损害人体的？危害有多大？为什么结核、肝炎、疟疾等疾病仍然严重威胁着人类的健康？白色瘟疫的阴影为何挥之不去？艾滋病离我们有多远？如何远离来势汹汹的病毒威胁？抗生素的滥用缘何摧毁人的免疫系统？青蒿素的发现缘何能获诺贝尔生理学或医学奖？震惊世界的马王堆西汉女尸埋藏着怎样的秘密？全球十多亿人口缘何仍然深受无药可治的古老疾病折磨？面对种种传染病我们应采取哪些措施？

　　我们的身体时时处在微生物的包围之中，细菌、病毒、支原体、衣原体……几乎无处不在，虽面临众多威胁，但多数人能抵抗住疾病，因为人体有精妙、强大的免疫系统，时刻准备应付一切来犯之敌。细菌、病毒等病原生物进入人体后，会遇到免疫系统的层层设防和免疫大军的顽强抵抗。生活中有很多现象与免疫有关，如从小接种疫苗预防传染病，有人对花粉、鱼虾过敏，注射青霉素之前要先做皮肤试验等。学习免疫学基础知识，不仅能明白这些现象发生的机制，而且能利用免疫学知识有效对抗各种病原生物的感染，预防并治疗免疫性疾病。

　　为了保障人类健康，必须学习和认识病原生物，并找出办法控制和消灭病原生物。让我们一起走进"病原生物与免疫学基础"，共同探寻答案及答案背后的原因。

## 一、病原生物学的定义、范围、内容及学习目的

　　病原生物学是研究病原生物的生物学特性、致病性与免疫性及与机体和周围环境相互作用关系的一门科学。它包括医学微生物和人体寄生虫两大部分，所涉及的学科分别称为医学微生物学和人体寄生虫学，如图 0-1 所示。

　　病原生物是指在自然界能够给人类和动植物造成危害的生物。病原生物种类繁多，按其大小和结构的复杂程度，依次为病毒、细菌、支原体、衣原体、立克次体、螺旋体、放线菌、真菌、医学蠕虫、医学原虫和医学节肢动物。各类病原生物因其各具独特的生物学特性及与宿主的相互关系，也可分为相对独立的分支学科，即细菌学、病毒学、真菌学、原虫学、蠕虫学和节肢动物学等，这也是本教材病原生物学部分的结构（图 0-1）。

　　学习病原生物学的目的是掌握基础理

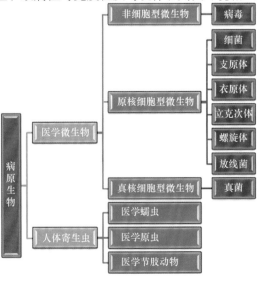

图 0-1　病原生物分类图

论、基本知识和基本技能，控制和消灭感染性疾病及与之有关的免疫性疾病，并为深入学习基础医学、临床医学和预防医学奠定基础。

## 二、免疫学的定义、范围、内容及学习目的

免疫是指机体免疫系统识别和排除抗原性异物（细菌、病毒、寄生虫、肿瘤细胞等），维护自身生理平衡与稳定的一种功能。

免疫学是研究人体免疫系统结构和功能的一门学科，通过阐明免疫系统识别抗原后发生免疫应答及其清除抗原的规律，探讨免疫功能异常所致疾病的机制；通过掌握免疫学基本理论和技术，为诊断、预防和治疗某些免疫相关疾病奠定基础。随着医学理论和技术的不断发展，免疫学已经成为当今生命科学的前沿学科和现代医学的支撑学科之一。

免疫学不仅研究人体在健康和疾病条件下的免疫现象，而且也广泛应用于疾病的诊断、预防和治疗。学习免疫学的目的是应用有关理论知识，解释临床常见的免疫现象和免疫性疾病的发生机制，并为诊断、防治免疫性疾病奠定基础；也为学习其他医学课程积累必备知识。

本教材第三篇免疫学基础部分包括医学免疫学概述、免疫学基础、临床免疫、免疫学应用四章内容。

## 三、病原生物与人体免疫的相互关系

本教材由病原生物与免疫学基础两大部分组成，其中病原生物包括医学微生物和人体寄生虫。病原生物与人体免疫之间的相互关系如图所示（图0-2）。

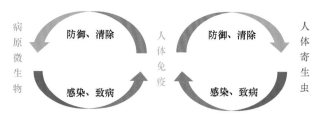

图 0-2  病原生物与人体免疫之间的相互关系

（刘建红）

# 第 一 篇

# 医学微生物学

# 第1章 微生物学概述

我们看到过丰富多彩的动物世界和植物世界，这些都是用眼睛可以直接看到的，但在自然界和我们的身体内还存在着许许多多用眼睛不能直接看见的微小生物，这就是微生物。这些微生物有的是人类的朋友，甚至与我们终身相伴；有的是人类的敌人，可以引起各种各样的疾病。它们在给人类带来灾难的同时也推动了社会的进步，你感到好奇吗？请我们一起走进微生物，充分利用好微生物，更好地预防微生物感染。

## 一、微生物的概念与分类

微生物是存在于自然界的一群体形微小、结构简单、肉眼无法直接看见，必须借助光学显微镜或电子显微镜放大数百倍、几千倍甚至几万倍才能看到的微小生物。微生物种类繁多，依据分化程度、化学组成可分为三大类，如图1-1所示。

**考点：病原微生物的概念**

**1. 非细胞型微生物**　是最小的一类微生物。它能通过滤菌器，无典型的细胞结构，缺乏产生能量的酶系统，必须寄生在活的宿主细胞内才能增殖，如病毒。核酸类型为DNA或RNA，两种核酸不同时存在。

**2. 原核细胞型微生物**　细胞核分化程度低，仅有DNA盘绕形成的拟核，无核膜、核仁，细胞器不完善，仅有核糖体。DNA和RNA两种核酸同时存在。它包括细菌、放线菌、支原体、衣原体、立克次体和螺旋体。

**3. 真核细胞型微生物**　细胞核分化程度高，具有核膜、核仁和染色体，胞质中有完整的细胞器，如真菌。

**考点：微生物的分类及特点**

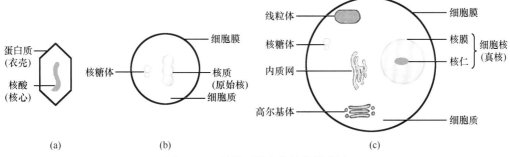

图 1-1　三种类型微生物结构模式图
(a) 非细胞型；(b) 原核细胞型；(c) 真核细胞型

## 二、微生物与人类的关系

微生物在自然界的分布极为广泛。土壤、空气、水、人体的体表及与人体相通的腔道中都存在着各种微生物。许多微生物在工农业生产、人类日常生活中发挥重要作用。

## （一）大多数微生物对人类和动植物是有益的，有些甚至是必需的

自然界中的 N、C、S 等元素的循环要靠有关的微生物代谢活动来进行，如土壤中的微生物能将死亡动植物的蛋白质转化为含氮的无机化合物，供植物生长需要。没有微生物，植物就不能进行代谢，人和动物也难以生存。因此，微生物对人类和动植物的生存、自然界物质循环是有益和必需的，在维持自然界生态平衡方面发挥着重要作用。

现在，微生物在各行各业广泛应用。农业方面应用微生物制造菌肥、植物生长激素等；工业方面应用微生物酿酒、制醋、冶金和生产抗生素等；环保工程中用微生物来降解污水中的有机磷、氰化物等有毒物质。近年来，微生物在基因工程技术中的作用很广泛，提供了多种工业酶和基因载体生产需要的生物制品，如胰岛素、干扰素等。在生命科学中，微生物被作为研究对象或模式生物，有关基因、遗传密码、转录、翻译和基因调控等都是在研究微生物中发现并得到证实的。此外，还可以人工定向创建有益的工程菌，为人类制造出多样的必需品。

正常人体的体表及与外界相通的腔道中，存在着不同种类、数量和比例的微生物。这些微生物在正常情况下，对人体无害，称为正常微生物群，其中细菌居多，故又称正常菌群。正常菌群具有刺激免疫系统的发育成熟、拮抗病原微生物的入侵、向宿主提供必需的营养物质、帮助宿主排毒和降解食物残渣等作用，在维持机体的正常生理功能方面发挥着重要的作用

## （二）少数微生物能引起人类感染性疾病和动植物病害

有一少部分微生物可引起人和动植物的疾病，这些具有致病作用的微生物称为病原微生物。它们可引起人类各种感染性疾病及动植物的病害，如人类的伤寒、痢疾、结核、脊髓灰质炎、肝炎、艾滋病（AIDS）等，禽霍乱、禽流感、牛炭疽及农作物的疾病等。有些微生物，在正常情况下不致病，只是在特定情况下导致疾病，这类微生物称为条件致病菌或机会致病菌。例如，一般大肠埃希菌在肠道不致病，在泌尿道或腹腔中可引起感染。

## （三）微生物与临床医疗工作的关系

微生物分布广泛，医疗工作者必须掌握微生物的基本理论与技术，牢固树立无菌观念，掌握消毒、灭菌、无菌操作、隔离、预防医院感染等方法。在医疗工作中能够应用微生物学知识，合理、规范应用抗菌药物，有效地预防、诊断和治疗疾病，同时注意防止污染和自身感染。

## （四）目前人类感染性疾病的发病趋势

**1. 感染仍然是人类死亡的主要原因** 据世界卫生组织资料，全球每年至少有 1700 万人死于传染病，占全球每年死亡人数的 1/3，目前，乙型肝炎、艾滋病、结核等疾病仍然严重威胁着人类的健康。人口增加、环境污染、肿瘤和代谢性疾病的增加、器官移植、抗肿瘤药物和免疫抑制剂的使用等，均破坏了机体的免疫功能，导致了易感人群增加。同时，人类寿命的延长和社会老龄化趋势，增加了高危人群的数量。这些都加剧了感染性疾病的发生发展。

**2. 新的病原体不断出现、原已控制的病原体死灰复燃** 1973 年以来，新发现的病原微生物已有 30 多种，其中主要的有嗜肺军团菌、幽门螺杆菌、霍乱弧菌 O139 血清群、肺炎衣原体、人类免疫缺陷病毒（HIV）、亚病毒、高致病性禽流感、埃博拉病毒等。人畜共患

的传染病更是屡见不鲜，如 H7N9 亚流感病毒既往仅在禽类动物之间发生疫情，但 2013 年出现了人类感染禽流感病毒的病例，首次证实了高致病性禽流感可以危及人的生命。比病毒更小的亚病毒也被发现与人畜感染有关，如 1982 年发现的朊粒可引起羊瘙痒病、疯牛病及人的克雅病和库鲁病（Kuru），1998 年仅英国就有 10 万头牛患疯牛病（牛海绵体脑病），至少有 10 人因进食牛肉死于克雅病。此外过去已基本得到控制的一些疾病，如结核、霍乱和性病等，现在又死灰复燃。

**3. 感染因子在非感染性疾病中的作用越来越明显**　如幽门螺杆菌、消化性溃疡和胃癌，HBV、HCV、黄曲霉菌与肝癌，单纯疱疹病毒、伯氏疏螺旋体与面肌麻痹，大肠埃希菌 O157:H7 与溶血性尿毒综合征，巨细胞病毒、肺炎衣原体与冠状动脉疾病等的相关性，都是感染性因子在非感染性疾病的致病机制中起重要作用。过去认为是不传染的疾病，如某些白血病、面瘫、肿瘤等都可能与传染有关，而且随着临床微生物学的发展，将会揭示更多与感染因子有关的疾病。

**4. 医院感染和细菌耐药的问题日趋严重**　在过去几十年中，由于细菌变异、抗菌药物的不合理使用及感染控制方面的问题，导致耐药菌株的增加和播散。在医院感染的致病菌中，对耐甲氧西林耐药金黄色葡萄球菌（MRSA）已成为细菌多重耐药的典型。20 世纪 90 年代以来，耐万古霉素肠球菌（VRE）、超广谱 β - 内酰胺酶和多重耐药的革兰阴性杆菌感染已成为临床常见的问题，甚至出现了对常用抗菌药物全部耐药的"泛耐药"革兰阴性杆菌引起的医院感染，所以细菌耐药和医院感染的问题已成为一个世界性的公共卫生问题。

## 三、微生物学与医学微生物学

**1. 微生物学**　是生物学的一个分支，是研究微生物形态、结构、生命活动规律，以及微生物与自然界、人类、动植物间相互关系的科学。微生物学又有许多分支，如普通微生物学、工业微生物学、农业微生物学、医学微生物学等。

### 链接

**开创微生物学的第一人**

荷兰人安东尼·列文虎克（图 1-2）出生在一个以手工业为生的家庭，他曾经当过学徒，后来自己开了一家小店。他的业余爱好是研磨透镜，他不知疲倦地磨镜，经常工作到深夜，组装成了简单的显微镜。1676 年他用自制的显微镜（图 1-3）观察口腔、雨水、牙垢等标本，结果发现了那些游动着的小生命，他正确地描述了微小生物的形态和运动，为微生物的存在提供了科学依据，这个发现轰动了全世界。列文虎克是第一个发明显微镜的人，也是最早看到微生物的人，所以被誉为开创微生物学的第一人。

**2. 医学微生物学**　主要研究与医学有关的病原微生物的生物学特性、致病性与免疫性、特异性诊断和防治措施等内容。消灭病原微生物是医学微生物学的首要任务，其目的是控制和消灭感染性疾病及与之有关的免疫性疾病。学习医学微生物学也为学习其他医学课程奠定了基础。

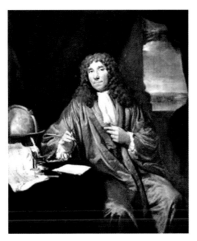

图 1-2 安东尼·列文虎克

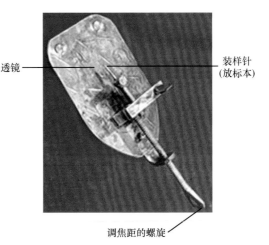

透镜

装样针
(放标本)

调焦距的螺旋

图 1-3 列文虎克自制的原始显微镜

## 小结

　　微生物是自然界中微小生物的总称，必须借助于光学显微镜或电子显微镜才能看到。微生物的主要特点概括为五个字：小、简、多、广、变。小——体积小，为微米级或纳米级；简——结构简单，无细胞结构或单细胞，或为简单的多细胞；多——种类繁多，20万种以上；广——分布广泛，分布于水、土壤、空气、人体等；变——容易变异，易受理化因素诱导而变异。微生物分为三种类型共八大类。绝大多数微生物对人类是有益的、必需的，但少数微生物可引起人类和动植物的疾病，称为病原微生物。由于生物战争、国际旅行、全球变暖、人兽互通、环境污染、人口老龄化等因素的影响，感染性疾病仍然是人类死亡的主要原因。

 自 测 题

### 一、选择题

1. 不属于原核细胞型的微生物是

　　A. 细菌　　　　　　　　　B. 病毒

　　C. 支原体　　　　　　　　D. 衣原体

　　E. 放线菌

2. 有关原核细胞型微生物错误的描述是

　　A. 细胞核分化程度高　　　B. 无核膜和核仁

　　C. 缺乏完整的细胞器　　　D. 仅有原始核

　　E. 包括螺旋体

3. 下面哪种是真核细胞型微生物

　　A. 病毒　　　　　　　　　B. 立克次体

　　C. 衣原体　　　　　　　　D. 真菌

　　E. 放线菌

### 二、简答题

1. 列表比较三种类型微生物的特点。

2. 你如何理解微生物不仅仅是一种病原生物？

（刘建红）

# 2

# 第2章 细菌概述

细菌是一类具有细胞壁和核质的单细胞微生物，在分类上属于原核生物界中的原核细胞型微生物，是最常见微生物之一。在许多人眼里，细菌就是疾病的代名词，但事实并非如此，大多数细菌对人类是有利的，它与人类和平共处；有些甚至是必需的，离开它人类无法生存；当然也有少数可以导致人类疾病。让我们一起走进细菌的世界来探究吧！

## 第1节 细菌的形态与结构

细菌有相对恒定的形态与结构，可用光学显微镜或电子显微镜观察与识别。了解细菌的形态和结构，对研究细菌的生理活动、致病性、免疫性以及鉴别细菌、诊断和防治细菌性感染具有重要的意义。

## 一、细菌的大小与形态

### （一）细菌的大小

细菌体积微小，需在普通光学显微镜下放大 1000 倍左右方能看到。通常以微米（μm）为测量单位。不同种类的细菌大小不一，同一种细菌也因菌龄和环境因素的影响而有差异。一般来说，球菌的直径为 1μm 左右，不同杆菌的大小、长短、粗细很不一致。大杆菌如炭疽芽胞杆菌长 8～10μm，小杆菌如布鲁菌长仅 0.6～1.5μm。

**考点：** 细菌的测量单位

### （二）细菌的形态

细菌形态多样，大致可归纳为球形、杆形和螺旋形三种基本形态（图 2-1），由此可把细菌分为球菌、杆菌和螺形菌。

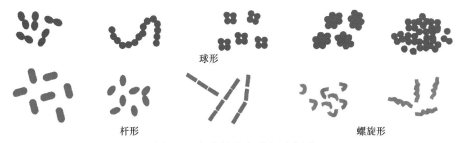

球形

杆形 螺旋形

图 2-1 细菌的基本形态示意图

**1. 球菌** 菌体呈球形或近似球形，根据分裂平面和分裂后排列方式的不同，可把球菌分为双球菌、链球菌、葡萄球菌、四联球菌、八叠球菌等。

**2. 杆菌** 菌体呈杆状或近似杆状。它分别有直杆状的杆菌如大肠埃希菌、末端膨大的棒状杆菌如白喉棒状杆菌、呈分支状的分枝杆菌如结核分枝杆菌、菌体粗短接近椭圆形的球杆菌等。多数杆菌分散排列，也有的呈链状排列，如炭疽芽胞杆菌。

**3. 螺形菌**　菌体弯曲呈螺旋状，可分为：①弧菌，菌体只有 1 个弯曲，呈括弧状，如霍乱弧菌；②螺菌，菌体有两个以上的弯曲，如鼠咬热螺菌。

**考点：** 细菌的基本形态

# 二、细菌的结构

细菌的结构（图 2-2）可分为基本结构和特殊结构。各种细菌都具有的结构称为基本结构，包括细胞壁、细胞膜、细胞质和核质。仅某些细菌具有的或在一定条件下才形成的结构称为特殊结构，包括鞭毛、菌毛、荚膜和芽胞。

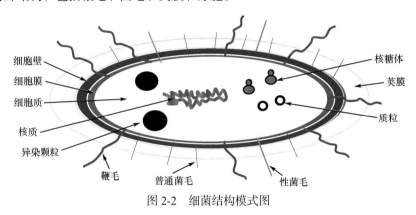

图 2-2　细菌结构模式图

## （一）细菌的基本结构

**1. 细胞壁**　位于细菌基本结构的最外层，包绕在细胞膜的周围，是一种坚韧而有弹性的膜状结构。其组成较复杂，随不同细菌而异。

（1）细胞壁的功能：①维持菌体的固有形态；②保护细菌抵抗低渗环境；③与细胞膜共同参与菌体内外的物质交换；④菌体表面有多种抗原，决定细菌的抗原性。

（2）细胞壁的结构和组成：用革兰染色法可将细菌分为两大类，革兰阳性菌（G⁺菌）和革兰阴性菌（G⁻菌）。两类细菌细胞壁的结构和组成差异较大（图 2-3、图 2-4）。

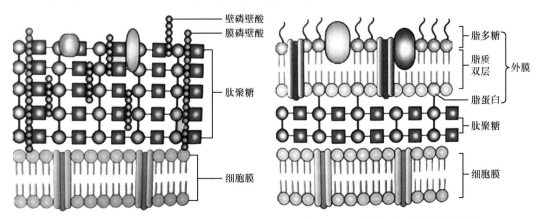

图 2-3　G⁺菌细胞壁结构模式图　　　　图 2-4　G⁻菌细胞壁结构模式图

G⁺菌细胞壁的组成：由肽聚糖和磷壁酸组成（图 2-3）。①肽聚糖，又称黏肽，是革兰阳性菌细胞壁最主要的化学成分，厚而致密，为三维立体网状结构，占细胞壁干重的

50% ～ 80%，凡是能抑制肽聚糖合成或破坏其结构的物质，可使革兰阳性菌的细胞壁缺损而导致死亡（如青霉素）。②磷壁酸，穿插于肽聚糖层中，是 $G^+$ 菌的特有成分，其抗原性很强，是 $G^+$ 菌的重要表面抗原。某些细菌（如 A 群链球菌）的磷壁酸具有黏附宿主细胞的功能，与细菌的致病性有关。

$G^-$ 菌细胞壁的组成：由肽聚糖和外膜组成（图 2-4）。①肽聚糖，含量少、薄而疏松，为二维平面网状结构，占细胞壁干重的 5% ～ 20%。②外膜，位于肽聚糖层外，是革兰阴性菌特有的化学成分和细胞壁的主要结构，由内向外依次是脂蛋白、脂质双层和脂多糖。其中脂多糖是革兰阴性菌的内毒素，与细菌的致病性有关。

两类细菌细胞壁结构差异的意义：肽聚糖是保证细菌细胞壁机械强度十分坚韧的化学成分，凡能破坏肽聚糖结构或抑制其合成的物质，均能损伤细胞壁而使细菌变形或裂解。例如，青霉素和溶菌酶能破坏革兰阳性菌的肽聚糖，导致细菌溶解死亡。而革兰阴性菌肽聚糖所占比例少，并且又有外膜保护，故对青霉素不敏感。人体与其他动物的细胞无细胞壁，也无肽聚糖，故青霉素和溶菌酶对人体及其他动物的细胞均无毒性作用。

考点：$G^+$ 菌和 $G^-$ 菌细胞壁的区别及意义

 **链接**

### 你知道 L 型细菌吗？

L 型细菌并非排列成直角像 "L" 形，而是某些常见的细菌如葡萄球菌变异导致细胞壁缺陷所形成的特殊形态。它没有坚韧的细胞壁维持菌形，细菌形态多变，长丝状、颗粒状、哑铃状等都有，这样的细菌是由英国 Lister 研究所的克兰伯格首先发现的，故取其首写字母 "L"，把缺乏细胞壁呈高度多形态的细菌称为 L 型细菌。

L 型细菌必须在高渗培养基中才能缓慢生长，形成嵌入培养基中的"油煎蛋"状，颗粒状或丝状菌落。细菌 L 型在临床上常引起泌尿系统感染，骨髓炎、心内膜炎等疾病，并常在使用作用于细胞壁的抗菌药物治疗过程中发生。临床上遇到症状明显而标本常规的培养阴性者，应考虑 L 型细菌感染的可能。

**2. 细胞膜**　位于细胞壁内侧，是包绕细胞质的一层半透膜。其结构与真核细胞相似，主要由磷脂双层结构及镶嵌蛋白组成。细胞膜的主要功能：维持细胞内外物质交换、呼吸作用、生物合成作用、参与细菌的分裂等。

**3. 细胞质**　是细胞膜包裹的胶状物质，是细菌新陈代谢的主要场所。其基本成分是水、蛋白质、脂类、核酸及少量糖和无机盐，此外还有多种功能性超微结构。

（1）核糖体：是游离于细胞质中的微小颗粒，数量可达数万个。功能：是细菌合成蛋白质的场所。多种抗生素如链霉素、红霉素能与细菌核糖体结合，干扰其蛋白质合成，起抗菌作用，但对人体细胞无影响。

（2）质粒：存在于细胞质中染色体外的遗传物质，为闭合环状的双链 DNA，控制细菌某些特定的遗传性状。质粒能独立自主复制，随细菌的分裂转移到子代细胞中与细菌的遗传变异有关。质粒并非细菌生命活动必需的遗传物质。质粒还可在细菌间传递。医学上重要的质粒有产生性菌毛的 F 质粒、决定耐药性的 R 质粒、使大肠埃希菌产生细菌素的 Col 质粒等。

（3）胞质颗粒：是细胞质中存在的多种内含颗粒，大多数为营养储藏物。有些细菌含有多聚偏磷酸盐颗粒，因其嗜碱性较强，用亚甲蓝染色着色较深，与菌体其他部位的颜色不同，故称异染颗粒，可作为鉴别细菌（如白喉棒状杆菌）的依据。

**4. 核质** 是细菌的遗传物质。没有核膜、核仁，故称为核质或拟核。核质由一条裸露的环状双股DNA分子组成，核质控制细菌的生命活力，是细菌遗传变异的物质基础（表2-1）。

表 2-1  细菌基本结构的组成特点、功能和意义

| 结构名称 | 构成与特点 | 功能与意义 |
|---|---|---|
| 细胞壁 | G⁺菌：含磷壁酸、肽聚糖（50%～80%） | ①保护菌体，维持菌形 |
|  | G⁻菌：含脂多糖、脂质双层、脂蛋白、肽聚糖（5%～20%） | ②破坏肽聚糖的药物如青霉素等主要抗 G⁺菌，对多数 G⁻菌影响不大 |
| 细胞膜 | 脂质双层、蛋白质、酶类 | 维持细胞内外物质交换 |
| 细胞质 | 主要含有： |  |
|  | 核糖体 | 合成蛋白质的场所 |
|  | 胞质颗粒 | 有助于鉴别细菌，如异染颗粒 |
|  | 质粒 | 与细菌的致病性和耐药性有关 |
| 核质 | 裸露的双链 DNA 分子 | 控制细菌遗传与变异 |

## （二）细菌的特殊结构

**1. 鞭毛** 是某些细菌的菌体上附着的细长呈波状弯曲的丝状物，为细菌的运动器官，长 5～20μm，但直径很纤细，一般经特殊染色法使鞭毛增粗后可在普通光学显微镜下看到。

鞭毛的化学组成为蛋白质，有很强的抗原性，鞭毛抗原称 H 抗原。

根据鞭毛的数目及部位可将鞭毛菌分成四类：单毛菌如霍乱弧菌，双毛菌如空肠弯曲菌，丛毛菌如铜绿假单胞菌，周毛菌如伤寒沙门菌（图 2-5、图 2-6）。

细菌有无鞭毛，鞭毛的数量、部位及其抗原特异性对细菌鉴定和分类很有意义。有些细菌的鞭毛与细菌致病性有关，如霍乱弧菌。

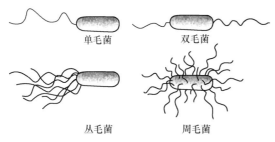

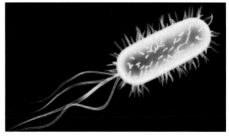

图 2-5  细菌鞭毛的类型模式图
图 2-6  细菌鞭毛与菌毛示意图

**2. 菌毛** 是许多革兰阴性菌表面比鞭毛细、短且直的丝状物。菌毛在普通光学显微镜下不可见，只有用电子显微镜方能观察到（图 2-6）。菌毛的化学成分为蛋白质，菌毛蛋白具有抗原性。

根据菌毛的功能可将其分为普通菌毛和性菌毛。

（1）普通菌毛：数目多，每个细菌可有数百根，遍布菌体表面。普通菌毛是细菌的黏附结构，可黏附于人与动物的消化道、呼吸道等黏膜上皮细胞等表面，进而入侵引起感染，无菌毛的细菌则易随黏膜的纤毛运动、肠蠕动或尿液冲洗而被排出体外。因此，普通菌毛与细菌的致病性有关。

（2）性菌毛：仅见于少数革兰阴性菌，数量少，一个细菌只有 1～4 根。比普通菌毛长

且粗，中空呈管状。性菌毛由 F 质粒编码，在细菌接合时，可通过性菌毛传递遗传物质，细菌的耐药性，毒力等均可通过此种方式传递。

**3. 荚膜** 是某些细菌细胞壁外包绕的一层厚度约 200nm（图 2-7），在普通光学显微镜下清晰可见的黏液性物质。荚膜不易着色，若用普通染色法只能在光学显微镜下看到菌体周围有未着色的透明圈。如用特殊染色法可使荚膜显现更为清楚。荚膜一般在动物体内和营养丰富的培养基中才能形成。

荚膜的化学组成随菌种而异。大多数细菌的荚膜由多糖组成，如肺炎球菌；少数细菌为多肽，如炭疽杆菌。荚膜具有抗原性，可作为鉴别细菌及细菌分型的依据。荚膜有抵抗宿主吞噬细胞的吞噬作用，故与细菌的致病性有关。

**4. 芽胞** 某些革兰阳性菌在一定条件下，细胞质脱水浓缩，在菌体内形成一个有多层膜包裹的圆形或椭圆形小体，称为芽胞（图 2-8）。

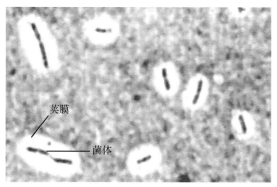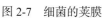

图 2-7 细菌的荚膜

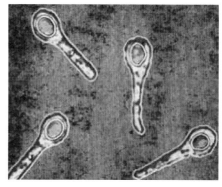

图 2-8 细菌芽胞的形态与位置

（1）芽胞的特点：①呈休眠状态，芽胞形成后尚保持生命力，但代谢静止，不能繁殖后代。在适当的条件下，芽胞又可发芽形成新的菌体（繁殖体）。②抵抗力强，因其有多层厚而致密的膜，含水量少（约 40%），蛋白质受热不易变性，并含耐热物质，故对热、干燥、化学消毒剂等理化因素抵抗力强。

（2）芽胞形成的意义：①用一般的方法不易杀死芽胞。有的芽胞可耐受 100℃ 煮沸数小时。在湿热温度 121.3℃ 维持 20～30 分钟，才能把它杀灭。故临床上通常把杀灭芽胞作为灭菌标准。②芽胞一般只在体外不良环境中才能形成。芽胞在自然界分布广泛，有的芽胞存活时间可长达 20～30 年，因此要严防芽胞污染伤口、用具、敷料、手术器械等。③不同的细菌其芽胞的大小、形状和位置可有不同。这种形态特点有助于细菌鉴别（图 2-9，表 2-2）。

**考点：** 细菌特殊结构的概念和意义

表 2-2 细菌特殊结构的组成特点、功能和意义

| 结构名称 | 组成与特点 | 功能与意义 |
|---|---|---|
| 荚膜 | 胞壁外的黏液层 | ①增强致病性；②鉴别细菌 |
| 鞭毛 | 包括单毛菌、双毛菌、丛毛菌、周毛菌 | ①是运动器官；②鉴别细菌；③与致病性有关 |
| 菌毛 | 普通菌毛 | 吸附黏膜，增强致病性 |
| | 性菌毛 | 传递遗传物质（质粒） |
| 芽胞 | ①有多层膜结构，抵抗力强；②为细菌的休眠状态 | ①作为灭菌标准；②鉴别细菌 |

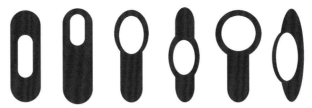

图 2-9　细菌芽胞的形态与位置

护考链接

在临床上以杀灭下列哪种细菌的结构作为灭菌标准

A.荚膜　　　　　　　B.细胞壁　　　　　　　C.鞭毛

D.芽胞　　　　　　　E.质粒

分析：细菌的这些结构中，只有芽胞因有多层膜结构，含水量少，对热、干燥等理化因素抵抗力最强，而其他四种结构对理化因素抵抗力相对较弱。芽胞在适宜条件下发芽成为细菌繁殖体，所以灭菌必须以杀灭芽胞为标准，故答案选 D。

# 三、细菌形态检查法

## （一）不染色标本检查法

细菌不经染色，直接放在普通光学显微镜或暗视野显微镜下观察，可观察细菌的运动状态和繁殖方式等，常用方法有压滴法和悬滴法。

## （二）染色标本检查法

**1. 单染色法**　只用一种染料给细菌染色，所有细菌都被染成一种颜色，可显示细菌的形态、排列和大小。

**2. 复染色法**　用两种或两种以上染料给细菌染色，使细菌染上不同的颜色。可观察细菌的形态、排列、大小和染色性，并鉴别细菌。常用的有革兰染色法和抗酸染色法（表2-3）。

考点：革兰染色法的步骤和意义

表 2-3　革兰染色法与抗酸染色法的比较

| 名称 | 方法 | 结果 | 意义 |
|------|------|------|------|
| 革兰染色法 | ①结晶紫初染 | 紫色为革兰阳性菌 | ①鉴别细菌 |
| | ②碘液媒染 | 红色为革兰阴性菌 | ②指导用药 |
| | ③95% 乙醇脱色 | | ③了解细菌致病性 |
| | ④稀释复红复染 | | |
| 抗酸染色法 | ①苯酚复红热染 | 红色为抗酸菌 | 鉴别分枝杆菌 |
| | ②盐酸乙醇脱色 | 蓝色为非抗酸菌 | |
| | ③亚甲蓝复染 | | |

（1）革兰染色法：步骤如下。①结晶紫初染；②碘液媒染；③95% 乙醇脱色；④稀释复红复染。结果：紫色为革兰阳性菌，红色为革兰阴性菌。革兰染色法具有重要的实际意义：①鉴别细菌。它将所有的细菌分成革兰阳性菌和革兰阴性菌两大类，便于初步识别细菌。②选择用药。革兰阳性菌和革兰阴性菌对抗生素和化学疗剂的敏感性不同，临床上可根据

病原菌的革兰染色性，选择有效药物进行治疗。③致病特点。大多数革兰阳性菌主要以外毒素致病，革兰阴性菌主要以内毒素致病。

（2）抗酸染色法：先用苯酚复红加温染色，再用3%盐酸乙醇溶液脱色，最后用亚甲蓝复染。结核分枝杆菌等抗酸菌被染成红色；非抗酸菌则被染成蓝色。

（3）特殊染色法：细菌的某些结构不易被普通染色法着色，但可通过特殊染色方法使之与菌体着不同的颜色，有利于细菌的观察与鉴别，如细菌的芽胞、荚膜、鞭毛等常需特殊染色法进行染色。

**小结**

　　细菌属于原核细胞型微生物，个体微小，测量单位是微米；根据形态特征可将细菌分为球菌、杆菌、螺形菌；细菌的结构分为基本结构和特殊结构，$G^+$菌和$G^-$菌细胞壁的结构与组成显著不同，肽聚糖是细菌细胞壁的特有成分，$G^+$菌细胞壁是由肽聚糖和磷壁酸组成，$G^-$菌细胞壁是由肽聚糖和外膜组成，了解细菌细胞壁有重要意义；细菌的四种特殊结构有鉴别细菌、与致病性有关等意义；细菌细胞质中有核糖体、质粒、异染颗粒等功能性超微结构；细菌形态学检查分为不染色标本检查法和染色标本检查法两种，革兰染色法是重要的染色方法，具有鉴别细菌、选择用药、反映细菌致病特点等重要意义。

 **自 测 题**

**一、名词解释**

1. 荚膜　2. 鞭毛　3. 菌毛　4. 芽胞

5. 质粒　6. 异染颗粒

**二、填空题**

1. 细菌的基本形态有_____、_____和_____。

2. 细菌的基本结构包括_____、_____、_____和_____。

3. 与细菌运动有关的结构是_____，与细菌抵抗力有关的结构是_____。

4. 细菌的菌毛可分为_____和_____，其中_____和致病力有关，_____和遗传变异

有关。

5. 医学上重要的质粒有_____、_____和_____。

6. 细菌的不染色标本检查法分为_____和_____，革兰染色法属于_____。

**三、简答题**

1. 列表比较革兰阳性菌和革兰阴性菌的细胞壁。

2. 细菌的特殊结构有哪些？有何实际意义？

3. 细菌细胞壁结构的医学意义如何？

4. 简述革兰染色法的步骤和实际意义。

（张仙芝）

## 第2节　细菌的生长繁殖与变异

### 一、细菌的生长繁殖

#### （一）细菌生长繁殖的条件

　　细菌种类不同，对营养物质的需求也不尽相同，基本可归纳为以下条件：

**1. 营养物质**　细菌生长繁殖基本的营养成分是水、含碳化合物、含氮化合物和无机盐。

某些细菌还需要特殊的生长因子,即细菌生长必需但自身又不能合成的物质,如B族维生素。

**2. 酸碱度** 多数病原菌最适 pH 为 7.2 ~ 7.6。个别细菌如霍乱弧菌在 pH 为 8.8 ~ 9.0 时生长最好,结核分枝杆菌生长的最适 pH 为 6.5 ~ 6.8。

**3. 温度** 大多数病原菌最适生长温度为 37℃。

**4. 气体** 和细菌生长繁殖有关的气体主要有:氧气与二氧化碳。

根据细菌对氧气的不同要求,可将细菌分为四类:①专性需氧菌:只能在有氧环境下生长,如结核分枝杆菌;②微需氧菌:在低氧压环境下(5% ~ 6%)生长最好,如空肠弯曲菌;③兼性厌氧菌:在有氧或无氧环境中都能生长,大多数病原菌属于此类;④专性厌氧菌:只能在无氧环境中生长繁殖,如破伤风梭菌。

**考点:细菌生长繁殖的条件**

多数细菌利用自身代谢过程中产生的二氧化碳已能满足需要,某些细菌初次分离时,必须供给 5% ~ 10% 二氧化碳才能生长,如脑膜炎奈瑟菌、布鲁菌等。

 **链接**

### 你知道一个细菌一天能繁殖多少吗?

这个问题看似简单,但又十分重要和必要。因为你知道了它,就会十分注意食品卫生和个人卫生,防止各种病菌的扩散与传播,真正关爱生命和健康。否则就会不干不净,吃了准得病。食品卫生专家介绍说,由于自然界温度的升高,各种动植物生长迅速,食物来源丰富,各种微生物容易获得营养、水分,且温度适宜,使其生长繁殖速度明显加快。细菌的繁殖是由 1 个分裂为 2 个。1 个细菌在 7 小时内可繁殖到 1700 万个,10 小时后可繁殖到 10 亿个。因此,在夏季极易发生细菌性食物中毒。

## (二)细菌的繁殖方式和速度

**1. 繁殖方式** 细菌以无性二分裂的方式进行繁殖。球菌可从不同的平面分裂,分裂后形成不同的排列,如双球菌、链球菌、葡萄球菌等。杆菌一般沿横轴进行横断分裂,形成链杆菌等。

**2. 繁殖速度** 在适宜的环境中,一般细菌 20 ~ 30 分钟分裂 1 次,个别细菌如结核分枝杆菌 18 ~ 20 小时才分裂 1 次,细菌分裂 1 次称为繁殖一代。若以 20 分钟分裂 1 次计算,经过 10 小时,1 个细菌将繁殖成 10 亿个以上。但由于营养物质消耗,代谢产物的堆积等环境改变,经一段时间,细菌繁殖速度会逐渐减慢,甚至死亡。

**考点:细菌的繁殖方式与速度**

## (三)细菌的人工培养

依据细菌生长繁殖的条件与规律,可在体外对细菌进行人工培养,以研究细菌的生物学特性,用于对细菌性疾病的诊断、治疗和预防等。

**1. 培养基** 是人工配制的供细菌生长繁殖所需的营养物质制品。培养基按物理性状分为液体培养基、半固体培养基和固体培养基;按其营养组成和用途不同分为基础培养基、营养培养基、选择培养基、鉴别培养基和厌氧培养基。

**2. 细菌在培养基中的生长现象**

(1)细菌在液体培养基中的三种生长现象:①浑浊生长,大多数细菌在液体培养基中的生长呈均匀浑浊生长,如葡萄球菌;②沉淀生长,试管底有沉淀物,如乙型溶血性链球菌;③菌膜生长,多数专性需氧菌液面有菌膜,如结核分枝杆菌,见图 2-10(a)。

(2)细菌在半固体培养基中的生长现象:常用于检查细菌的动力,称动力试验。将细菌穿刺接种于半固体培养基中,经培养后,无鞭毛的细菌只沿穿刺线生长,穿刺线清晰,培养基仍然透明，有鞭毛的细菌则沿穿刺线向周围扩散生长，穿刺线模糊不清，培养基出现浑浊，见图2-10(b)。

(3) 细菌在固体培养基上的生长现象：将标本划线接种在固体平板培养基上，因划线的分散作用，使许多混杂的细菌得以在培养基表面上散开，称为分离培养。一般经过18～24小时培养后，单个细菌分裂繁殖成一个肉眼可见的细菌集团，称为菌落。各种细菌在固体培养基上形成的菌落，其大小、形状、颜色、气味、透明度、表面光滑度、湿润程度、边缘整齐与否，以及在血琼脂平板上的溶血情况等均有不同表现，这有助于细菌的鉴定。许多菌落融合在一起，称为菌苔，见图2-10(c)。

**3. 人工培养细菌的意义** 细菌培养对疾病的诊断、预防、治疗和科学研究都具有重要意义。

(1) 感染性疾病的诊断与治疗：标本中培养出病原菌是感染疾病诊断最可靠的依据；培养病原菌进行药物敏感试验，可指导临床治疗。

(2) 细菌的鉴定与研究：培养后可获足够数量的细菌研究形态、生理等，对细菌进行鉴定。 **考点：** 人工培养细菌的意义

(3) 生物制品的制备：利用分离培养所得的纯种细菌，制成诊断菌苗、类毒素、抗毒素等生物制品，供感染性疾病的诊断、治疗及预防之用。

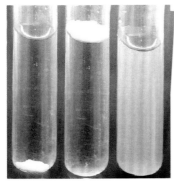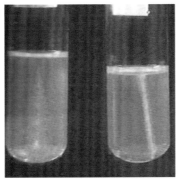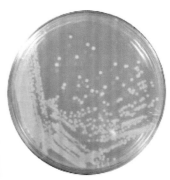

(a)沉淀、菌膜、混浊　　　　(b)扩散生长，只沿穿刺线生长　　　　(c)菌苔、菌落

图2-10 细菌在不同状态培养基的生长现象

# 二、细菌的代谢产物

细菌生长繁殖需不断地从外界环境摄取营养物质，用以合成自身的成分，进行新陈代谢，同时，它还产生一些在医学上有意义的代谢物质。

## （一）细菌的分解代谢产物及意义

各种细菌所含的酶不同，对糖和蛋白质的分解能力不同，故其代谢产物也不同。据此利用生物化学方法来鉴别细菌称细菌的生化反应（生化试验）。常用的生化试验有：糖发酵试验、VP试验、甲基红试验、靛基质试验和硫化氢试验等。

## （二）细菌的合成代谢产物及意义

**1. 热原质** 亦称致热原，是一种注入人或动物体内能引起发热反应的物质，大多由革兰阴性菌产生，如革兰阴性菌细胞壁脂多糖。有些革兰阳性菌也能产生，如枯草杆菌等。热原质耐高温，高压蒸汽灭菌121.3℃，20分钟不被破坏。需要用吸附剂、石棉滤板或

250℃高温干烤才能除去或破坏热原质，蒸馏法效果最好。因此，在制备和使用注射药品过程中应严格无菌操作，防止细菌污染。

**2. 毒素与侵袭性酶** 细菌可产生外毒素和内毒素，这两种毒素在细菌致病作用中甚为重要。外毒素是多数革兰阳性菌和少数革兰阴性菌在代谢过程中分泌到菌体外的毒性蛋白质；内毒素是菌体死亡崩解后游离出来的细胞壁脂多糖成分，多由革兰阴性菌产生。某些细菌尚可产生具有侵袭性的酶，如产气荚膜梭菌的卵磷脂酶、链球菌的透明质酸酶等。这些酶能损伤机体组织，促使细菌侵袭和扩散，也是细菌重要的致病物质。

**3. 色素** 不同细菌在适宜环境中能产生不同性质的色素，有助于鉴别细菌。细菌产生的色素有两类：①水溶性色素，能弥散到培养基或周围组织中，如铜绿假单胞菌的色素能使培养基或脓汁呈蓝绿色；②脂溶性色素，不溶于水，只能使菌落显色而培养基颜色不变，如金黄色葡萄球菌的色素使菌落呈金黄色，而培养基不变色。

**4. 抗生素** 是某些微生物在代谢过程中产生的一类能抑制或杀死其他微生物或肿瘤细胞的物质。抗生素大多由放线菌和真菌产生，细菌产生的较少。抗生素已广泛应用于感染性病毒和肿瘤的治疗。

**5. 细菌素** 某些菌株产生的一类具有抗菌作用的蛋白质称为细菌素。与抗生素比较，细菌素的抗菌谱狭窄，仅对与产生菌有近缘关系的细菌有杀伤作用。因此，不能用于临床治疗疾病，多用于细菌分型和流行病学调查。细菌素一般按产生菌命名，如大肠埃希菌产生的细菌素称大肠菌素。

**6. 维生素** 细菌能合成某些维生素，除供自身需要外，还能分泌至周围环境中。例如，人体肠道内的大肠埃希菌能合成 B 族维生素和维生素 K 供人体吸收利用。医药工业上也可利用细菌生产维生素。

考点：细菌合成代谢产物的医学意义

# 三、细菌的遗传和变异

细菌与其他生物一样，具有遗传和变异的生命特征。在一定条件下，细菌的生物学性状、致病性等相对稳定，并能代代相传。在子代与亲代之间表现出的相似性称为遗传；而子代与亲代之间出现不同程度的差异称为变异。

**1. 形态结构的变异** 指细菌的形态结构在某些因素影响下发生的变异。如球杆状的鼠疫耶尔森菌在含 3% ～ 6% 的氯化钠培养基中，可呈现球形、哑铃状、棒状等多形态；肺炎球菌在人工培养基中反复传代可失去荚膜。在临床实践中应注意到细菌变异出现的非典型特征，以免造成错误判断。

**2. 毒力变异** 细菌的毒力变异包括毒力的增强和减弱，如携带有 β - 棒状杆菌噬菌体的白喉棒状杆菌，获得了产生白喉外毒素的能力，其毒力增强。用于预防结核病的卡介苗（BCG）是卡 - 介二氏将有毒的牛型结核分枝杆菌培养在含胆汁、甘油和马铃薯的培养基上，经 13 年 230 代使其毒力减弱而保留免疫原性制备而成，可用于预防结核病。

考点：毒力变异的意义

**3. 耐药性变异** 细菌对某种抗菌药物由敏感变成不敏感的变异称耐药性变异。细菌通过基因突变、接合、转导、转化等方式获得耐药性。从抗生素广泛应用以来，细菌对抗生素耐药的不断增长是世界范围内的普遍趋势。金黄色葡萄球菌耐青霉素的菌株已从 1946 年的 14% 上升至目前的 90% 以上。细菌的耐药性变异给临床治疗带来很大的困难，并成为当今医学界的一大难题。

考点：耐药性变异

**链接**

## 细菌对抗生素耐药——现代医学的困境

抗生素是 20 世纪最重要的医学发现之一，对控制人类感染性疾病发挥了巨大的作用。但目前的研究显示，我国的金黄色葡萄球菌的耐青霉素比例已经达 90% 以上。肺炎链球菌已有 45% 耐青霉素，70% 耐红霉素。滥用抗生素所导致的耐药病原菌的增加不仅使医疗费用增高，而且使感染性疾病的发病率及病死率增加。过度使用使得很多抗生素失去了药效，小病也能致命，这已经不是耸人听闻的消息了。

---

**小结**

细菌生长繁殖所需条件是充足的营养物质，一定的酸碱度，适宜的温度，还和某些气体有关。细菌以无性二分裂方式繁殖，在适宜条件下，繁殖速度很快。细菌在培养基中生长后有不同的现象，有助于鉴定细菌。细菌在生长繁殖过程中可产生合成和分解代谢产物。这些产物有的可鉴别细菌，有的与致病性有关，有的还可供人体利用。在一定条件下，细菌可发生变异，常见的细菌变异有形态结构变异、毒力变异和耐药性变异等，这些变异在医学上有重要意义。

 **自 测 题**

### 一、名词解释

1. 培养基　2. 菌落　3. 热原质
4. 细菌素　5. 耐药性变异

### 二、填空题

1. 细菌生长繁殖的条件是_____、_____、_____、_____。

2. 细菌生长繁殖需要的营养物质有_____、_____、_____、_____。

3. 细菌在液体培养基的生长可表现为_____、_____、_____。

4. 根据物理性状的不同可将培养基分为_____、_____、_____。

5. 细菌的繁殖方式是_____，多数细菌繁殖一代所需时间为_____。

### 三、简答题

1. 人工培养细菌有何实际意义？
2. 细菌有哪些合成代谢产物？各有什么意义？

（张仙芝）

## 第3节　细菌与外界环境

细菌种类繁多，在自然界广泛分布，它们与外界环境及宿主一起构成相对平衡的生态体系，大多数细菌对人体是无害的，即正常微生物群。研究正常微生物群的生物学特征及其与宿主相互关系的科学即微生态学。当有些细菌侵入人体或因某些原因导致人体内微生态平衡失调时，即可引起疾病。因此，为预防感染，防止传染病传播，对于患者的排泄物及实验室废弃物必须进行无害处理，保证生物安全。树立无菌观念、采用规范的生物安全措施，正确使用消毒灭菌的方法，对防止医院感染、控制传染病流行及菌群失调的发生均有十分重要的意义。

# 一、细菌的分布

细菌广泛分布于自然界、人体体表及与外界相通的腔道。了解细菌的分布对于保护环境、加强无菌观念、防止细菌感染性疾病的发生具有重要意义。

## （一）细菌在自然界的分布

**1. 土壤中的细菌** 种类多、数量大，因为土壤具备细菌生长繁殖的条件。土壤中的细菌大多数是非致病菌，在自然界的物质循环中起重要作用，对人类是有益的。土壤中的致病菌来源于人和动物的排泄物以及死于感染病的人和动物的尸体。这些致病菌在土壤中大多数容易死亡，形成芽胞的细菌如破伤风梭菌等则存活时间较长。这些芽胞容易伴泥土污染伤口。

**2. 水中的细菌** 水是细菌存在的天然环境，细菌的种类和数量因水源不同而异。水中的病原菌主要来自人和动物的粪便，包括常引起消化道感染病的病原菌，如伤寒沙门菌、霍乱弧菌等，水源污染可引起消化道感染病的暴发流行。故粪便管理和水源保护对于控制消化道感染病具有重要意义。

**3. 空气中的细菌** 由于空气中缺少细菌生长所需的营养成分，且因日光照射，细菌容易死亡。故空气中细菌的种类和数量都较少。致病菌多来源于土壤、尘埃、人或动物呼吸道及口腔排出的飞沫如结核分枝杆菌、金黄色葡萄球菌等，这些病原菌可引起呼吸道感染和化脓性感染。此外，空气中的非致病菌常造成医药制剂、培养基的污染及外科手术的感染，因此，对制剂室、接种室、手术室等要进行空气消毒，防止上述污染和感染的发生。

## （二）细菌在正常人体的分布

**1. 正常菌群的概念及分布** 正常人体的体表及与外界相通的腔道中，存在着不同种类、数量和比例的微生物。这些微生物在正常情况下，对人体无害，称为正常微生物群，其中细菌居多，故又称正常菌群。正常菌群在人体各部位的分布情况见表2-4。

**考点：正常菌群的概念**

表2-4　人体各部位的正常菌群

| 部位 | 正常菌群 |
| --- | --- |
| 皮肤 | 葡萄球菌、类白喉棒状杆菌、铜绿假单胞菌、非致病性分枝杆菌、丙酸杆菌、白假丝酵母菌 |
| 鼻咽腔 | 葡萄球菌、甲型和丙型链球菌、肺炎链球菌、奈瑟菌、类杆菌、梭杆菌、腺病毒、真菌、支原体 |
| 口腔 | 表皮葡萄球菌、甲型和丙型链球菌、肺炎链球菌、奈瑟菌、乳杆菌、类白喉棒状杆菌、梭杆菌、螺旋体、白假丝酵母菌、放线菌、类杆菌 |
| 外耳道 | 葡萄球菌、类白喉棒状杆菌、铜绿假单胞菌、非致病性分枝杆菌 |
| 眼结膜 | 葡萄球菌、结膜干燥杆菌、类白喉棒状杆菌 |
| 大肠 | 大肠埃希菌、产气肠杆菌、变形杆菌、葡萄球菌、类杆菌、铜绿假单胞菌、类杆菌、白假丝酵母菌、粪链球菌、产气荚膜梭菌、破伤风梭菌、乳杆菌、双歧杆菌、腺病毒 |
| 尿道 | 葡萄球菌、棒状杆菌、非致病性分枝杆菌、大肠埃希菌、白假丝酵母菌 |

**2. 正常菌群的生理意义**

（1）营养作用：肠道中的正常菌群参与物质代谢并促进营养物质吸收。如大肠埃希菌能合成人体必需的 B 族维生素和维生素 K。

（2）拮抗作用：正常菌群构成机体黏膜的重要生物屏障。寄居在各部位的正常菌群可通过营养竞争、产生有害代谢产物等方式抵抗病原菌。阴道内的乳酸杆菌可保持阴道内酸性环境，不利于其他微生物生长。

（3）免疫作用：正常菌群具有刺激机体免疫系统发育成熟的作用，能激活巨噬细胞及 NK 细胞，增强其吞噬和细胞毒作用，还具有免疫原性，有激活 B 淋巴细胞产生多种抗体等功能。

**3. 正常菌群的病理意义**　正常菌群在正常情况下不致病，但在一定条件下，正常菌群中的某些细菌也可致病，称为条件致病菌（机会致病菌），由条件致病菌引起的感染称机会感染。

条件致病菌引起疾病的条件为：

（1）寄居部位发生改变：当机体某一部位的正常菌群进入其他部位或无菌器官时，可引起感染，如寄居于肠道的大肠埃希菌因外伤、手术等进入泌尿道时，可引起相应部位的炎症。

（2）机体免疫功能降低：大量应用抗肿瘤药物、放射治疗等，引起全身免疫功能低下，正常菌群可引起自身感染，如艾滋病患者由于免疫功能缺陷，往往死于条件致病菌感染。

（3）菌群失调：在正常情况下，人体和正常菌群之间及正常菌群各种细菌之间保持一定的生态平衡，若这种平衡被打破，则引起疾病。由于受某些因素的影响，正常菌群中各种细菌的种类、数量和比例发生较大改变，称为菌群失调。菌群失调严重时，机体出现一系列临床症状，称为菌群失调症。菌群失调症可见于长期使用广谱抗菌药物治疗的患者，其体内对抗生素敏感的细菌被大量杀死，而原来数量少又耐药的细菌趁机大量繁殖引起感染。由于这些疾病是在抗菌药物治疗原有感染疾病过程中产生的另一种感染，故又称二重感染。

**考点：正常菌群的医学意义**

**案例 2-1**

**头孢曲松治疗支气管肺炎致肠道菌群失调**

患者，女，2 岁 8 个月。因发热、咳嗽有痰就诊，临床诊断为肺炎。经头孢曲松治疗肺炎明显好转，但用药第 3 天，幼儿出现腹痛、腹泻，大便为黄色或黄绿色，以水样便为主。医生诊断为：抗生素头孢曲松治疗支气管肺炎致肠道菌群失调症。粪便涂片镜检可见大量革兰阳性芽孢杆菌。细菌培养和毒素试验鉴定为艰难梭菌。

分析：头孢曲松为国产第三代头孢菌素类抗生素，抗菌谱广，价格低廉，儿科应用广泛。但因其 40%～50% 经肠道排泄，肠道内对头孢曲松敏感的细菌被大量杀死，而少量耐药的艰难梭菌乘机大量繁殖，产生毒素，引起肠炎。

# 二、消毒与灭菌

## （一）基本概念

**1. 消毒**　杀灭物体上或环境中病原微生物的方法，但不一定能杀死细菌的芽胞。通常用化学方法来达到消毒目的，用于消毒的化学药物称消毒剂。

**2. 防腐**　防止或抑制微生物生长繁殖的方法。同一种化学药品在高浓度时为消毒剂，低浓度时为防腐剂。

**3. 灭菌**　杀灭物体上所有微生物的方法，包括细菌的芽胞。灭菌比消毒彻底，通常用物理方法来达到灭菌的目的。

**4. 无菌**　指没有活的微生物存在，经灭菌后就是无菌的物品。经灭菌的物品就是无菌物品。

**5. 无菌操作**　防止微生物进入机体或物体的操作技术称无菌操作或无菌技术，如外科

**考点：** 消毒与灭菌的相关概念

手术、微生物学实验均需无菌操作。

---

**护考链接**

能杀灭所有微生物及细菌芽胞的方法是

A. 清洁　　　　　　　B. 消毒　　　　　　　C. 抑菌

D. 灭菌　　　　　　　E. 抗菌

分析：灭菌是指杀灭所有微生物的方法，包括杀灭病原微生物、非病原微生物、细菌的繁殖体及芽胞，故答案为 D。

---

## （二）物理消毒灭菌法

物理消毒灭菌法是利用物理因素杀灭微生物的方法。

**1. 热力消毒灭菌法**　高温能使微生物的蛋白质和酶变性或凝固，新陈代谢受到影响而死亡，从而达到消毒与灭菌的目的。热力消毒灭菌法分为干热法与湿热法两大类。相同温度下，湿热灭菌比干热灭菌效果好，其原因是：①湿热中细菌菌体蛋白较易凝固；②湿热的穿透力比干热大；③湿热的蒸汽有潜热存在，水由气态变为液态时释放出潜热，可迅速提高被灭菌物体的温度。

（1）干热灭菌法：干热灭菌是通过脱水干燥和大分子变性而实现的。干热 $80 \sim 100℃$，经 1 小时可以杀死细菌的繁殖体，芽胞需 $160 \sim 170℃$ 经 2 小时方可杀死。

1）焚烧法：直接点燃或在焚烧炉内焚烧，仅适用于被病原菌污染且无保留价值的纸张、垃圾废弃物、人或动物尸体等。

2）烧灼法：直接用火焰灭菌，适用于实验室的接种环、试管口、瓶口等的灭菌。

3）干烤法：利用电热烤箱灭菌，将物品置于密闭烤箱中，利用热空气穿透物体达到消毒灭菌的目的。一般加热至 $160 \sim 170℃$ 经 2 小时可彻底灭菌。此法适用于高温下不变质、不损坏、不蒸发的物品如玻璃器皿、瓷器、粉剂、软膏等的灭菌。

---

**护考链接**

灭菌效果最佳的物理灭菌法是

A. 紫外线照射消毒法　　　　　　　B. 日光暴晒法

C. 燃烧灭菌法　　　　　　　　　　D. 高压蒸汽灭菌法

E. 煮沸消毒法

分析：高压蒸汽灭菌法适用于耐高温物品，如敷料、手术衣、手术器械、注射器、血清、生理盐水、普通培养基等的灭菌，是最常用最有效的一种灭菌方法，故答案为 D。

---

（2）湿热消毒灭菌法

1）巴氏消毒法：用较低温度杀灭液体中的病原菌，而仍保持液体中所需的不耐热成分不被破坏。其方法是：62℃加热 30 分钟或 71.7℃经 30 秒，现在一般用后者，主要用于酒类、牛奶等消毒。

2）煮沸消毒法：将水煮沸至 100℃，保持 5 分钟可杀灭细菌繁殖体，芽胞则需要 $1 \sim 2$ 小时才被杀灭。该法常用于食具、刀剪、注射器、饮水等的消毒。水中加入浓度 2% 碳酸氢钠时，可提高沸点达 105℃，能增强杀菌作用，也可防止金属器械生锈。

3）流通蒸汽消毒法：是利用 100℃的水蒸气进行消毒。该法常用的器具是阿诺消毒器，家用蒸笼具有相同的原理。细菌繁殖体经 $15 \sim 30$ 分钟可被杀灭，但不能杀灭芽胞。适用于不耐高温的食物、食具等的消毒。

4）间歇灭菌法：利用流通蒸汽间歇加热以达到灭菌的目的。将需灭菌物品置于流通蒸汽灭菌器内，100℃加热 15 ～ 30 分钟，杀死细菌繁殖体；取出后置 37℃温箱过夜，使芽胞发育成繁殖体，次日再加热一次，如此连续 3 次（消毒—过夜—消毒—过夜—消毒），可达到灭菌效果。该法适用于不耐高温的含糖、牛奶、血清等培养基的灭菌。

5）高压蒸汽灭菌法：是目前最常用最有效的灭菌方法。用高压灭菌器，在压力103.4kPa（1.05kg/cm²），温度达 121.3℃，维持 20 ～ 30 分钟，可杀灭包括细菌芽胞在内的所有微生物。常用于普通培养基、药品、手术敷料、手术器械、手术衣、生理盐水等耐高温耐湿物品的灭菌。

**考点**：热力消毒灭菌法的用途

**2. 辐射杀菌法**

（1）紫外线消毒法：紫外线杀菌与其波长有关，其杀菌波长为 200 ～ 300nm，其中波长为265 ～ 266nm 的紫外线杀菌力最强。紫外线主要作用于细菌的 DNA，干扰 DNA 的复制而致细菌死亡。但是紫外线穿透力差，不能透过普通玻璃、纸张、尘埃等，故只适用于手术室、实验室等空气的消毒或物体表面消毒。紫外线对人体的眼睛、皮肤有损伤作用，使用时需采取一定的防护措施。

**考点**：紫外线杀菌的特点及适用范围

（2）电离辐射灭菌法：应用 γ 射线、X 射线或高速电子等进行杀菌。电离射线有较高的能量和穿透力，在足够剂量时，可杀死各种微生物。它常用于一次性的医用塑料制品等的灭菌。

**3. 滤过除菌法** 用滤菌器除去液体或空气中的微生物。滤菌器有微细小孔，直径为0.22μm，只允许液体或气体通过，大于孔径的细菌等颗粒则不能通过。常用于不耐高温的血清、抗毒素及超净工作台等的除菌。

# （三）化学消毒灭菌法

**1. 化学消毒剂的概念、种类、作用机制、浓度和用途** 具有消毒作用的化学药物称为消毒剂。化学消毒剂对细菌和机体都有毒性，故只能外用。一般消毒剂在常用浓度下只能杀死细菌的繁殖体，不能杀灭芽胞。凡不适于物理消毒灭菌而耐潮湿的物品，如锐利的金属、刀剪、缝针和光学仪器及皮肤黏膜、患者的分泌物、排泄物、病室空气等均可用此法。常用消毒剂的种类、作用机制、浓度和用途见表 2-5。

表 2-5 常用消毒剂的种类、作用机制、浓度和用途

| 种类 | 作用机制 | 常用消毒剂及浓度 | 用途 |
|---|---|---|---|
| 醇类 | 蛋白质变性凝固 | 70% ～ 75% 乙醇 | 皮肤、体温计消毒 |
| 酚类 | 细胞膜损伤、蛋白质变性 | 3% ～ 5% 苯酚、2% 甲酚<br>0.01% ～ 0.05% 氯己定 | 地面、器具表面、皮肤消毒，术前洗手，阴道冲洗等 |
| 重金属盐类 | 氧化作用、蛋白质变性与凝固 | 1% 硝酸银、0.1% 硫柳汞 | 新生儿滴眼、预防淋球菌感染、皮肤消毒、手术部位消毒 |
| 氧化剂 | 氧化作用、蛋白质凝固 | 0.1% 高锰酸钾<br>0.2% ～ 0.3% 过氧乙酸<br>10% ～ 20% 含氯石灰 | 皮肤、尿道、蔬菜、水果、塑料、玻璃器材、地面、厕所与排泄物消毒 |
| 表面活性剂 | 蛋白质变性、细胞膜损伤 | 0.05% ～ 0.1% 苯扎溴铵<br>0.05% ～ 0.1% 度米芬 | 外科手术洗手，皮肤黏膜消毒，浸泡手术器械，皮肤创伤冲洗，金属器械、塑料、橡皮类消毒 |
| 烷化剂 | 蛋白质及核酸烷基化 | 10% 甲醛<br>50mg/L 环氧乙烷 | 物品表面、空气、手术器械、敷料等消毒 |
| 酸碱类 | 破坏细胞壁和细胞膜、蛋白质凝固 | 5 ～ 10ml/m³ 乙酸加等量水蒸发、生石灰（按 1 : 4 ～ 1 : 8 比例） | 空气、地面、排泄物消毒 |
| 染料 | 抑制细菌繁殖 | 2% ～ 4% 甲紫 | 浅表创伤消毒 |

链接

化学消毒剂的使用方法

1. 浸泡法　将待消毒的物品浸泡在消毒剂溶液中的方法。浸泡前将待消毒物品清洗干净，注意将物品轴节或套盖打开，浸泡在消毒液内，如有管腔需灌满消毒液。浸泡过程中如添加物品，要重新计时。浸泡过的器械使用前用无菌生理盐水冲洗净，方可使用，以免消毒剂刺激人体组织。

2. 擦拭法　是用化学消毒剂擦拭皮肤表面或污染物体表面的消毒方法。此法适用于易溶于水、穿透性强、无显著刺激性的消毒剂。

3. 熏蒸法　是利用消毒剂产生的气体进行消毒的方法，如手术室的空气消毒。临床常用熏蒸消毒剂有甲醛和环氧乙烷。

4. 喷雾法　将化学消毒剂均匀喷洒在物体表面和空气进行消毒的方法，如墙壁、空气、地面等的消毒。

**2. 影响消毒效果的因素**　许多因素会影响消毒剂的作用，而且各种消毒剂对这些因素的敏感性差异很大。

（1）消毒剂的浓度和作用时间：一般消毒剂的浓度越大，作用时间越长，效果越好。但乙醇例外，70%～75% 的乙醇溶液消毒效果最好。

（2）细菌的种类、状态和数量：不同种类、状态的细菌对消毒剂抵抗力不同。因此，进行消毒时必须区别对待。革兰阳性细菌比革兰阴性杆菌对消毒剂较敏感；细菌繁殖体易被消毒剂杀灭；细菌芽胞对消毒剂耐受力最强，用戊二醛、过氧乙酸才能杀灭芽胞。污染的微生物数量越多需要消毒剂的量就越大，作用时间也越长。

考点：影响消毒效果的具体因素

（3）有机物的存在：有机物在细菌的表面形成保护层，妨碍消毒剂与微生物的接触或延迟消毒剂的作用；有机物和消毒剂相互作用，形成溶解度比原来更低或杀菌作用比原来更弱的化合物；消毒剂与有机物作用后，降低了对微生物的作用浓度。

## 三、生 物 安 全

### （一）实验室生物安全

实验室生物安全是指在从事病原微生物实验活动的实验室中避免病原体对工作人员和相关工作人员的危害，避免对环境的污染和对公众的伤害，为了保证实验室研究的科学性，还要保护被试验因子免受污染。

WHO 在 2004 年正式发布《实验室生物安全手册》第 3 版，明确了生物安全操作规范。我国 2004 年 11 月由国务院颁布的《病原微生物实验室生物安全管理条例》、2008 年颁布的《实验室生物安全通用要求》（GB19489-2004/2008），标志着我国生物安全管理走上法制化的轨道。

### （二）病原微生物危害程度分级

依据我国《实验室生物安全通用要求》，根据微生物以及生物因子对个体和群体的危害程度将病原微生物危害程度分为Ⅰ～Ⅳ四个等级。

## （三）生物安全水平分级及实验室设备要求（表2-6）

表2-6 生物安全水平分级及实验室设备要求和个人防护

| 生物安全水平（BSL） | 危险等级 | 操作对象 | 实验室设备及个人防护 |
|---|---|---|---|
| BSL-1 | Ⅰ级 | 对人体和环境危害较低，不会引发健康成人疾病 | 开放实验台 |
| BSL-2 | Ⅱ级 | 对人体和环境有中等危害或具有潜在危险的致病因子 | 开放实验台、生物安全柜、洗眼设施、高压蒸汽灭菌器、黑暗出口标志 |
| BSL-3 | Ⅲ级 | 主要通过呼吸途使人传染上严重的甚至是致命疾病的致病因子。通常有预防治疗措施 | 在BSL-2基础上：增加出入控制、布局要分区、独立送排风系统、压力蒸汽灭菌器、设置带报警功能的室内压力显示装置、备用电源、洗手装置等 |
| BSL-4 | Ⅳ级 | 对人体有高度危险性，通过气溶胶途径传播或传播途径不明的微生物。尚无预防治疗措施 | 在BSL-2基础上增加：Ⅱ级、Ⅲ级生物安全柜，正压防护服，出口淋浴等 |

## （四）对生物恐怖的防范

利用强致病力的细菌、病毒等微生物攻击人群，主要是针对非武装的平民，是典型的生物恐怖活动。日军曾在我国多次使用细菌武器，造成大量的平民伤亡。生物恐怖活动往往采用隐蔽的方式进行。例如，利用感染者本身甚至"自杀感染者"在人群中扩散，或是通过供水、食物运输及通风系统中投毒。由于生物病原体致病有长短不一的潜伏期，当觉察到时，可能已经在相当多的人中间传播开来。因此，在此类事件中往往难以追踪到真正的传播源和（或）投毒者。疑似生物武器袭击的指征主要是人或动物出现某种相似症状，患病者数量突然增多。最可能的症状是流行性感冒类的上呼吸道疾病、胃肠道症状，发热及可疑的皮疹。

> **小结**
>
> 自然界的土壤、水、空气中存在着不同种类和数量的细菌，具有重要意义。正常菌群对机体有着拮抗、营养及免疫作用。但正常菌群在一定条件下可转化为条件致病菌，导致机会感染。消毒灭菌有物理和化学方法，物理杀菌法有热力、辐射和滤过除菌。其中热力杀菌是常用的消毒灭菌方法。紫外线常用于空气和物体表面的消毒。化学消毒灭菌法是用化学消毒剂来消毒，消毒剂的种类、浓度和作用时间、细菌种类和状态及环境中有机物的存在影响着消毒剂的杀菌效果。我国制定了相应的生物安全法规文件，根据生物因子对个体和群体的危害程度将其分为四级，生物安全水平分级不同对实验室设备有不同要求。

 **自测题**

**一、名词解释**

1. 正常菌群　2. 条件致病菌　3. 消毒　4. 灭菌
5. 无菌　6. 无菌操作

**二、填空题**

1. 湿热消毒灭菌法包括_____、_____、_____、_____。

2. 高压蒸汽灭菌是最有效的灭菌方法，通常在_____压力下，温度达_____，维持时间为_____。

3. 干烤法的灭菌温度为_____，维持时间_____。

**三、简答题**

1. 正常菌群有哪些生理作用？

2. 分析正常菌群的病理意义。

3. 相同温度下，为什么湿热灭菌比干热灭菌效果好？

（张仙芝）

# 第4节　细菌的致病性与感染

细菌的感染是指细菌突破机体的防御功能，侵入机体并生长繁殖、释放毒性物质，导致不同程度的病理变化过程。细菌侵入机体能否引起感染，取决于细菌的致病性和机体的免疫力。一般在机体免疫力降低时，细菌容易引起感染。

## 一、细菌的致病性

细菌能引起机体感染的能力称为细菌的致病性。具有致病性的细菌称致病菌或病原菌。不同的病原菌具有不同的致病性，如结核分枝杆菌感染人类引起结核，伤寒沙门菌感染引起伤寒。病原菌能否致病与细菌的致病因素及机体的免疫力、环境因素有关。病原菌的致病因素包括细菌的毒力、侵入数量和侵入门户。

### （一）细菌的毒力

考点：病原菌的致病因素

细菌的毒力是指细菌致病能力的强弱程度。不同细菌的毒力不同，同种细菌因菌型、菌株的不同使毒力有所差异，可分为强毒株、弱毒株和无毒株。构成毒力的物质基础是侵袭力和毒素。

**1. 侵袭力**　指病原菌突破机体防御功能，在体内定居、繁殖和扩散的能力。构成侵袭力的物质包括细菌的表面结构和侵袭性酶。

（1）菌体表面结构：①黏附素：是具有黏附作用的细菌特殊结构和有关物质，包括普通菌毛和革兰阳性菌的膜磷壁酸等。能黏附于机体细胞的受体上，这种黏附作用是引起感染的首要条件。有的细菌通过生化反应黏附于人体，如在龋齿形成上有重要意义的口腔变异链球菌和乳杆菌。②荚膜：具有抗吞噬、抗体内杀菌物质的作用，从而使细菌在体内存活并大量繁殖引起疾病。某些细菌的菌体表面结构，如A群链球菌的M蛋白、伤寒沙门菌的Vi抗原，某些大肠埃希菌的毒力抗原也具有抗吞噬作用。

（2）侵袭性酶：是细菌在感染过程中产生的保护细菌抵抗吞噬或协助细菌扩散的酶类。

考点：构成毒力的物质基础

不同的细菌可产生不同的侵袭性酶，有时同一种侵袭性酶可由不同的细菌产生，如金黄色葡萄球菌产生的血浆凝固酶，使血浆中的纤维蛋白原变为纤维蛋白，包绕在细菌表面，抵抗吞噬细胞吞噬；A群链球菌产生的透明质酸酶，能分解细胞间质的透明质酸，有利于细菌在组织中扩散。其他的侵袭性酶有链激酶、DNA酶和胶原酶等。

---

**护考链接**

以下与细菌侵袭力无关的致病因素是

A.磷壁酸　　　　　　B.血浆凝固酶　　　　　　C.菌毛

D.荚膜　　　　　　E.毒素

分析：细菌侵袭力的组成有细菌的表面结构和各种侵袭性酶，但不包括毒素，故答案为E。

**2. 毒素**　是细菌在代谢过程中产生的对机体有毒害作用的物质。它可分为外毒素和内毒素两种。

（1）外毒素：是细菌生长繁殖过程中产生并分泌到菌体外的毒性蛋白质。它主要由革兰阳性菌如白喉棒状杆菌、破伤风梭菌、金黄色葡萄球菌产生，少部分革兰阴性菌如霍乱弧菌、铜绿假单胞菌也能产生。

外毒素的化学成分是蛋白质（由 A、B 两个亚单位组成，A 亚单位为活性蛋白，B 亚单位为结合蛋白），性质不稳定，不耐热，易被蛋白酶分解。外毒素免疫原性强，能刺激机体产生抗毒素。外毒素经甲醛处理后可脱毒成类毒素。

外毒素的毒性极强，微量即可使易感动物死亡。如 1mg 纯化的肉毒梭菌毒素可杀死 2 亿只小白鼠，对人的致死量是 0.1μg，比氰化钾的毒性强 10 000 倍，是目前已知毒性最强的生物毒素。外毒素对机体的组织器官具有选择性的毒性作用，引起特殊的临床症状。例如，破伤风外毒素主要与中枢神经系统的抑制性突触前膜结合，阻断抑制性介质释放，引起骨骼肌强直性痉挛收缩。根据外毒素对细胞的亲和性及作用方式不同，可将其分为神经毒素、细胞毒素和肠毒素。

（2）内毒素：是存在于革兰阴性菌细胞壁中的脂多糖，细菌死亡裂解后才释放出来。其他微生物（如衣原体、立克次体、螺旋体等）的细胞壁也存在。

内毒素的化学成分是脂多糖，由特异性多糖、核心多糖和脂质 A 三部分组成，脂质 A 是其毒性成分。内毒素性质稳定、耐热，免疫原性弱，不能被甲醛脱毒成为类毒素。内毒素毒性较外毒素弱，对机体组织无选择性毒害作用，各种细菌的内毒素引起的临床表现基本相同，主要有：①发热反应。内毒素作为外源性致热原作用于粒细胞和单核细胞等，使之释放内源性致热原，作用于体温调节中枢所引起。②白细胞反应。内毒素进入血流后，白细胞数先急剧减少，数小时后增高，伤寒例外。③弥散性血管内凝血（DIC）。DIC 是内毒素引起的临床综合征。内毒素可激活凝血系统，形成微血栓，引起 DIC，使凝血因子和血小板大量消耗，进而又有出血现象，严重者可导致死亡。④内毒素休克。内毒素进入血液，引起 5- 羟色胺、激肽等血管活性介质释放，使末梢血管扩张、通透性增强，静脉回流减少，心排血量减低，有效循环血量不足，导致休克。

正常体内极小量内毒素对增强人体免疫功能、抗肿瘤等起十分重要作用。

外毒素与内毒素的主要区别见表 2-7。

表 2-7　外毒素与内毒素的主要区别

| 区别要点 | 外毒素 | 内毒素 |
| --- | --- | --- |
| 来源 | G⁺ 菌和部分 G⁻ 菌 | G⁻ 菌 |
| 产生方式 | 从活菌分泌出，少数菌崩解后释出 | 是细胞壁成分，菌体裂解后释放 |
| 化学成分 | 蛋白质 | 脂多糖 |
| 稳定性 | 不稳定，加热 60℃，30 分钟破坏 | 稳定，160℃，2 ～ 4 小时才被破坏 |
| 毒性作用 | 强，对机体组织器官有选择性毒害作用，引起特殊临床表现 | 较弱，各种细菌内毒素的毒性作用大致相同 |
| 免疫原性 | 强，可脱毒制成类毒素 | 较弱，不能制成类毒素 |

## （二）细菌的侵入数量

病原菌侵入机体后是否引起疾病，除取决于其毒力外还与侵入的数量有关。一般毒力

**考点：内、外毒素的作用特点** 强的细菌，少量即可引起感染如鼠疫耶尔森菌；而毒力弱的细菌需较大量才能致病，如沙门菌需食入数亿个才能引起食物中毒。

### （三）细菌的侵入门户

具有一定毒力和数量的细菌，还需要通过适当的侵入门户侵入机体才能引起感染，如痢疾志贺菌需要经过消化道，破伤风梭菌需侵入缺氧的伤口才可繁殖。也有的细菌可通过多种途径感染，如结核分枝杆菌可通过消化道、呼吸道和皮肤创伤等侵入机体。

## 二、细菌感染的发生、发展和结局

感染是在一定条件下，病原菌与机体相互作用所引起的不同程度的病理过程。

 **链接**

**感染病与传染病**

数十年来，国内习惯将"infectious disease"译为传染病，现将其译为感染病。后者是指各种病原体侵入机体引起的疾病。传染病是指能够在人群中引起流行的感染病，病原体具有较强的致病力和传播性。传染病是感染病的一部分，感染病不一定会传染。因此1999年将中华医学会传染病与寄生虫病学会改为感染病学会，使二者的内涵与国际接轨。

### （一）感染的来源和传播途径

**1. 感染的来源**

（1）外源性感染：指来自宿主体外的病原菌引起的感染，其感染源包括患者、带菌者、病畜及带菌的动物。

（2）内源性感染：指来自患者自身体内的正常菌群或隐伏状态的致病菌（如结核分枝杆菌）引起的感染。

**2. 传播途径**

（1）呼吸道感染：流行性脑脊髓膜炎（简称流脑）、肺结核、百日咳等呼吸道传染病就是通过患者或带菌者咳嗽、打喷嚏、大声说话时排出的飞沫飞扬到空气中经呼吸道感染他人。

**考点：感染的来源和传播途径** （2）消化道感染：伤寒、细菌性痢疾（简称菌痢）等消化道传染病，是患者的粪便污染饮食经消化道感染。苍蝇是消化道传染病的重要媒介。

（3）接触感染：如淋球菌可通过人—人的性接触感染引起性病。

（4）创伤感染：金黄色葡萄球菌、链球菌等可经皮肤、黏膜的细小损伤侵入机体，引起化脓性炎症。

（5）节肢动物媒介感染：通过节肢动物叮咬引起感染，如人类鼠疫由鼠蚤传播。

（6）多途径感染：如结核分枝杆菌可通过呼吸道、消化道、皮肤黏膜伤口感染引起肺结核、肠结核、皮肤结核等。

### （二）感染的类型

**1. 隐性感染** 又称亚临床感染，是指侵入机体的病原菌毒力较弱、数量较少，机体抗感染的免疫力较强，引起的病理损伤轻微，不出现明显的临床症状。隐性感染后，机体可获得适应性免疫。

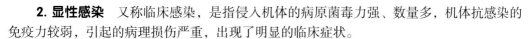

**2. 显性感染** 又称临床感染，是指侵入机体的病原菌毒力强、数量多，机体抗感染的免疫力较弱，引起的病理损伤严重，出现了明显的临床症状。

显性感染根据病情缓急分为：

(1) 急性感染：发病急，病程较短，只有数日至数周，如流脑、霍乱。

(2) 慢性感染：发病缓慢，病程较长，可持续数月至数年，如结核、麻风。

显性感染按感染部位及性质可分为：

(1) 局部感染：病原菌侵入机体后，在某一部位生长繁殖引起局部病变。如金黄色葡萄球菌引起的疖、痈等。

(2) 全身感染：病原菌或其毒性产物进入血流，向全身扩散，引起全身症状。临床上常见的有以下几种类型：①毒血症。病原菌只在宿主局部生长繁殖，不侵入血流，其产生的外毒素侵入血流，引起特殊的临床中毒症状，如白喉、破伤风等。②菌血症。病原菌在机体局部生长繁殖，一时性或间歇性地侵入血流，但并不在其中繁殖，如伤寒早期的菌血症。③败血症。病原菌侵入血流，并在其中大量生长繁殖，产生毒素，引起严重的全身中毒症状，如铜绿假单胞菌引起的败血症。④脓毒血症。化脓性病原菌在引起败血症的同时，通过血流扩散到其他组织和器官，产生新的化脓性病灶，如金黄色葡萄球菌引起的脓毒血症。⑤内毒素血症。革兰阴性菌侵入血流，并在其中大量繁殖、崩解后释放出大量内毒素；也可由病灶内大量革兰阴性菌死亡、释放的内毒素入血所致。

**考点：** 毒血症、菌血症、败血症、脓毒血症的概念

## 案例 2-2

### 自行挤压脓包的严重后果

患者，男，14 岁。因右脚感染形成一脓性疖肿，自行挤压脓包排出脓液。一天后头痛、高热，体温 42℃入院后出现昏迷，白细胞（WBC）计数 $12.6×10^9/L$。确诊为重度脓毒血症，感染性休克。经抢救无效死亡。实验室检查结果为多重耐药的金黄色葡萄球菌感染。病理解剖肝、肾等器官可见多发性脓肿病灶。

分析：局部化脓性感染处理不当会导致化脓性病原菌进入血液系统，在引起败血症的同时，通过血液系统扩散至其他组织和器官，产生新的化脓病灶。

**3. 带菌状态** 在显性感染和隐性感染后，病原菌未被及时清除，而在体内持续留存一定时间，与机体处于相对平衡状态，并经常或间歇排菌，称为带菌状态。处于带菌状态的人称为带菌者，带菌者是重要的传染源。

## （三）医院感染

医院感染的广义概念为所有的发生于医院内的感染，包括在医院中活动的所有人群，如患者、医务工作者、陪伴和探视者等。

医院感染的主要方式有：①交叉感染，由医院患者或医务人员直接或间接传播引起的感染。②医源性感染，在诊疗过程中所用器械消毒不严造成的感染。③内源性感染，由于机体免疫功能低下、抗生素不合理使用等使正常菌群成为条件致病菌。

医院感染常见的病原体见表 2-8。

表 2-8　医院感染的主要病原微生物

| 种类 | 常见微生物 |
|------|-----------|
| 革兰阳性球菌 | 葡萄球菌、微球菌、链球菌、肠球菌、厌氧性球菌 |
| 厌氧杆菌 | 梭状芽孢杆菌、无芽胞革兰阴性杆菌 |
| 革兰阴性杆菌 | 沙门菌、志贺菌、大肠埃希菌、变形杆菌、克雷伯菌、沙雷菌、肠杆菌、假单胞菌、黄杆菌、鲍曼不动杆菌 |
| 其他细菌 | 白喉棒状杆菌、产单核李斯特菌、结核分枝杆菌、流感嗜血杆菌 |
| 病毒 | 肝炎病毒、水痘病毒、流感病毒、单纯疱疹病毒、巨细胞病毒、麻疹病毒、风疹病毒、轮状病毒 |
| 真菌 | 白假丝酵母菌、荚膜组织胞浆菌、球孢子菌、隐球菌 |

医院感染的控制应采取综合措施：①加强医院管理。②严格执行无菌操作。③净化医院环境。④实施消毒隔离制度。⑤合理使用抗生素。

## 小结

细菌的致病因素由细菌的毒力、侵入数量及侵入机体的门户决定。构成细菌毒力的物质基础是侵袭力和毒素。侵袭力是由菌体表面结构和侵袭性酶决定的。毒素包括外毒素和内毒素两种，二者有不同的特点。感染的发生、发展和结局是病原菌的致病作用与机体的免疫力相互斗争的过程，其结果形成隐性感染、显性感染和带菌状态三种主要感染类型。全身感染的类型有毒血症、菌血症、败血症和脓毒血症等。近些年来医院感染率的上升，已引起高度重视，应采取综合措施加以预防和控制。

 自 测 题

### 一、名词解释

1. 毒力　2. 外毒素　3. 感染　4. 毒血症
5. 菌血症　6. 败血症　7. 脓毒血症
8. 带菌状态

### 二、填空题

1. 细菌的致病性是指细菌_____，细菌的毒力是指细菌_____。
2. 构成细菌侵袭力的物质基础是_____和_____。
3. 感染的来源有_____和_____。
4. 感染的类型有_____、_____和_____。
5. 感染的途径有_____、_____、_____、_____、_____和_____。

### 三、简答题

1. 决定细菌致病性的因素有哪些？
2. 分析全身感染的类型。
3. 比较细菌内外毒素的区别。

（裴　明）

# 第3章 常见病原菌

病原菌就是能使人和动植物发生疾病的细菌。根据感染途径及感染特点将其分为以下几类：化脓性细菌、消化道感染细菌、呼吸道感染细菌、动物源性细菌、厌氧性感染细菌。

## 第1节 化脓性细菌

化脓性细菌是一类主要引起化脓性炎症的细菌。化脓性细菌引起的感染在临床上有重要意义，常引起创伤感染和化脓性感染。常见的化脓性细菌有化脓性球菌和化脓性杆菌。化脓性球菌可分为革兰阳性和革兰阴性两类，主要有葡萄球菌、链球菌、肺炎球菌、脑膜炎奈瑟菌、淋病奈瑟菌等。化脓性杆菌以革兰阴性菌为多，如大肠埃希菌、铜绿假单胞菌等。本节主要介绍化脓性球菌。

**考点：**常见的化脓性细菌

## 一、葡萄球菌属

葡萄球菌属因常排列成葡萄串状而得名，广泛分布在自然界，是最常见的化脓性细菌。病原性葡萄球菌一般存在于人的皮肤和鼻咽部，鼻咽部带菌率可达 20% ～ 50%，医务人员带菌率高达 70%，是医院内交叉感染的重要传染源。

### （一）生物学特性

**1. 形态与染色** 球形或略呈椭圆形，大小 0.8 ～ 1.2μm，典型的葡萄球菌呈葡萄串状排列，在脓汁或液体培养基中常呈双或短链状排列，无鞭毛，无芽胞，革兰染色阳性（图 3-1）。

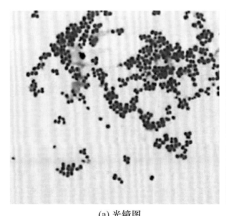
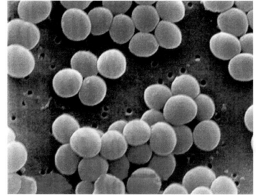

(a) 光镜图　　　　　　　　　　　　　　　(b) 电镜图

图 3-1　葡萄球菌形态图

**2. 培养特性** 为需氧或兼性厌氧菌，最适温度为37℃，最适 pH 为7.4，营养要求不高，在普通琼脂平板培养基上可形成圆形、凸起、表面光滑、湿润、边缘整齐、不透明、中等大小的菌落，因菌株产生不同颜色的脂溶性色素而使菌落呈现金黄色、白色、柠檬色。在血琼脂平板培养基上，多数致病菌株的菌落周围可形成透明的溶血环。

**3. 抗原结构** 有30余种，最重要的是葡萄球菌 A 蛋白（SPA）。SPA 是葡萄球菌细胞壁上的一种蛋白质，90%以上的金黄色葡萄球菌有此抗原结构。SPA 具有抗吞噬作用，与细菌的致病性有关，临床上用特异性抗体 Fc 段与 SPA 结合，作为诊断试剂，已广泛地用于多种微生物抗原的检出。

**4. 分类** 根据葡萄球菌产生的色素及生化反应的不同可将其分为三种，即金黄色葡萄球菌、表皮葡萄球菌、腐生葡萄球菌。其中金黄色葡萄球菌多为致病菌，表皮葡萄球菌偶尔致病，腐生葡萄球菌一般不致病。

**5. 抵抗力** 无芽胞细菌中抵抗力最强；对干燥、热的抵抗力强，在干燥的环境中可存活2～3个月；加热80℃30分钟才能被杀死；耐盐性强，在含10%～15%氯化钠的培养基上仍能生长；但对碱性染料敏感，对青霉素、头孢菌素、红霉素等抗生素敏感，但易产生耐药性。目前，90%以上的金黄色葡萄球菌对青霉素产生了耐药性，尤其是耐甲氧西林金黄色葡萄球菌（MRSA）已成为医院内感染最常见的致病菌。

## （二）致病性

**1. 致病物质** 金黄色葡萄球菌代谢过程中可产生多种毒素和酶，主要有以下几种。

（1）血浆凝固酶：是致病性葡萄球菌产生的能使含抗凝剂的人或兔血浆凝固的酶。该酶能使血浆中的纤维蛋白原转变成纤维蛋白，沉积在菌体表面，阻碍吞噬细胞对细菌的吞噬，并能保护细菌不受血清中杀菌物质的破坏，有利于细菌在体内繁殖。非致病性葡萄球菌则不能产生，故血浆凝固酶是鉴定葡萄球菌有无致病性的重要指标。

（2）溶血素：是一种外毒素，能溶解多种哺乳动物的红细胞，对白细胞、血小板和多种组织细胞均有损伤作用。

**考点：葡萄球菌常见的致病物质**

（3）杀白细胞素：破坏中性粒细胞和巨噬细胞，有增强细菌侵袭力作用。

（4）肠毒素：由金黄色葡萄球菌的某些菌株产生，是一种外毒素，耐热，煮沸30分钟不能完全破坏，可抵抗胃肠蛋白酶的水解。其作用机制是刺激呕吐中枢引起以呕吐为主要症状的食物中毒。

**2. 所致疾病**

（1）化脓性炎症：葡萄球菌可以通过呼吸道、消化道、皮肤等多种途径侵入机体，引起局部或全身性化脓炎症。

1）局部化脓性炎症：如疖、痈、鼻炎、鼻窦炎、中耳炎、乳突炎、脑膜炎、咽喉炎、气管炎、支气管炎、肺炎、脓胸等，其脓汁黄而黏稠，化脓灶多局限，与周围组织界线清楚（图3-2）。

2）全身化脓性炎症：如原发病灶处理不当，细菌经淋巴或血流向全身扩散，大量繁殖引起败血症；或转移到肝、肾、肺、脾等器官引起多发性脓肿，即脓毒血症。

（2）食物中毒：食入了含有肠毒素的食物，

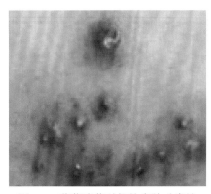

图3-2 葡萄球菌引起的疖肿（病灶局限）

引起胃肠炎。患者以呕吐为主要症状，继以腹痛、腹泻。一般发病急，常于进食后 1～6 小时发病，病程短，1～2 天内恢复。

（3）假膜性肠炎：是一种菌群失调症。正常人肠道中有少量金黄色葡萄球菌寄居。长期大量使用抗生素后，正常菌群被抑制，葡萄球菌因耐药而乘机大量繁殖，产生肠毒素，引起以腹泻为主的急性胃肠炎，排出水样大便和黏膜状物。其特点是肠黏膜被炎性假膜覆盖，此假膜由炎性渗出物、肠黏膜坏死组织和细菌组成。　**考点：** 金黄色葡萄球菌引起的疾病

**案例 3-1**

**课间餐引发的食物中毒**

2006 年 10 月 11 日，广东省某大学附属小学在课间餐后，有 185 名学生出现恶心、呕吐、腹痛、腹泻等症状，呕吐较明显，伴有低热、白细胞升高。取呕吐物及剩余食物进行微生物学检查，镜下检出革兰阳性球菌，呈葡萄状排列，普通培养基培养可见圆形、中等大小黄色菌落。

**问题：** 1. 初步诊断是什么病？由哪种细菌引起？

2. 如何防治？

分析：本病为金黄色葡萄球菌引起的食物中毒。同一群体同一时间进食同一来源的食物后，集体发病，症状相似，首先考虑食物中毒。微生物学检查提示食物被葡萄球菌污染，进食后在体内大量繁殖，产生了肠毒素。肠毒素耐热，可抵抗胃肠液中的蛋白酶，导致食物中毒。

## （三）微生物学检查

**1. 标本的采集**　根据不同的病情采集不同的标本。化脓性炎症取脓汁、渗出液；败血症、脓毒血症取血液；食物中毒取可疑食物、呕吐物、粪便；肠炎取粪便。

**2. 形态学检查**　取标本涂片、革兰染色后镜检，通过形态、排列、染色性做初步诊断。

**3. 分离培养和鉴定**　取标本接种在血琼脂平板培养基上，挑选可疑的菌落，通过形态学、毒素、酶、色素的检查进行鉴定。

**4. 葡萄球菌肠毒素的鉴定**　①动物试验：将培养可疑食物、呕吐物后的肉汤培养液过滤，注射在 6～8 周龄的幼猫腹腔中，4 小时左右出现呕吐、腹泻、死亡等症状，提示有肠毒素存在。②免疫学试验：应用酶联免疫吸附剂测定（ELISA）、琼脂扩散等试验检查肠毒素；用 DNA 基因探针杂交技术检查产生肠毒素的菌株。

## （四）防治原则

（1）讲卫生，保持皮肤清洁，创伤应及时消毒处理。严格无菌操作，防止医院内交叉感染。

（2）加强食品卫生监督管理，防止葡萄球菌引起的食物中毒。

（3）合理使用抗生素，必要时做药敏试验，防止耐药菌株的出现和菌群失调症的发生。

# 二、链球菌属

链球菌属是引起化脓性炎症的另一大类常见的病原性球菌。

## （一）生物学特性

**1. 形态与染色**　革兰染色阳性，直径 0.5～1.0μm，呈链状排列，无鞭毛，无芽胞（图 3-3）。

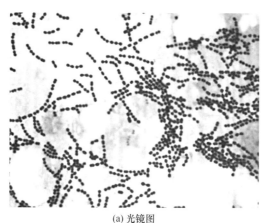
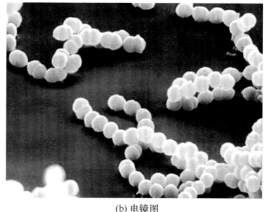

(a) 光镜图                                            (b) 电镜图

图 3-3    链球菌形态图

**2. 培养特性**    兼性厌氧菌，营养要求较高，需在含血液或血清的培养基中方可生长。在血琼脂平板培养基上，形成灰白色、凸起、表面光滑、边缘整齐的细小菌落，不同菌株的菌落周围出现不同的溶血现象，如透明溶血（β 溶血）、草绿色溶血（α 溶血）和不溶血。

**3. 分类**    链球菌的分类，常用以下两种方法。

（1）根据溶血现象分为三类：①甲型溶血性链球菌。菌落周围有狭窄的草绿色溶血环，又称草绿色链球菌，为条件致病菌。②乙型溶血性链球菌。菌落周围形成宽大透明的溶血环，又称溶血性链球菌，其致病性强，可引起多种疾病。③丙型链球菌。菌落周围无溶血环，又称不溶血性链球菌，无致病性。

考点：链球菌的分类

（2）根据抗原结构分类：因链球菌细胞壁中多糖抗原结构的不同，可将其分为 A、B、C、D 等 20 多个群，其中对人致病的 90% 属于 A 群。A 群链球菌多为乙型溶血性链球菌。

**4. 抵抗力**    链球菌的抵抗力不强，60℃ 30 分钟可被杀死，在干燥的尘埃中可存活数月。对青霉素、红霉素、磺胺等抗生素敏感，很少出现耐药菌株。

**（二）致病性**

**1. 致病物质**    A 群链球菌具有较强的侵袭力，产生多种外毒素和酶，主要有：

（1）菌体表面物质

1）M 蛋白：是 A 群链球菌细胞壁上的表面蛋白成分。一方面具有抗吞噬、抗消化的作用；另一方面与机体发生的超敏反应性疾病有关。

2）脂磷壁酸：能与细胞表面相应受体结合，增强其黏附力。

（2）毒素

1）链球菌溶血毒素：具有溶解红细胞、破坏白细胞、损伤血小板的作用。主要有溶血

考点：抗"O"试验的全称及意义

毒素 O（SLO）和溶血毒素 S（SLS）两种。SLO 易被氧化，但免疫原性强。链球菌感染机体后，85% 以上患者产生 SLO 抗体，病愈后可持续数月至数年，临床上测定患者血清中 SLO 抗体含量的试验称为抗链球菌溶血毒素 O 试验（ASO），简称抗"O"试验，可作为链球菌新近感染或风湿热及其活动性的辅助诊断；SLS 对氧气稳定，但免疫原性差，与血琼脂平板培养基上出现的溶血环有关。

2）致热外毒素：又称猩红热毒素、红疹毒素，是引起猩红热的主要物质。

（3）侵袭性酶：有以下几种。

1）透明质酸酶：又称扩散因子，能破坏细胞间质的透明质酸，使细菌易在其中蔓延扩散。

2）链激酶：又称链球菌溶纤维蛋白酶，可使血液中的纤维蛋白酶原转变为纤维蛋白酶，溶解血块或阻止血液凝固，帮助细菌蔓延扩散。

3）链道酶：又称脱氧核糖核酸酶，能溶解黏稠脓汁中具有高度黏性的 DNA，使脓汁稀薄，有利于细菌在其中蔓延扩散。 考点：链球菌<br>的致病物质

上述酶的作用，使链球菌的感染容易扩散且脓汁稀薄。

**2. 所致疾病**

（1）乙型溶血性链球菌所致疾病：90% 以上的链球菌感染由该类细菌引起，传染源是患者或带菌者，主要通过空气、飞沫、皮肤等途径侵入机体，引起的疾病可分为化脓性炎症、中毒性疾病和超敏反应性疾病三类。

1）化脓性炎症：①局部化脓性炎症。由皮肤伤口侵入，引起皮肤及皮下组织化脓性炎症（图 3-4），如疖、痈、丹毒、蜂窝织炎等。经呼吸道侵入，常有鼻炎、鼻窦炎、急性扁桃体炎、咽喉炎、气管炎、细支气管炎、肺炎，并蔓延周围引起中耳炎、脑膜炎等。经产道感染，引起产褥热。链球菌引起的化脓性病灶有明显扩散的倾向，脓汁稀薄带血。②全身性感染。细菌可沿淋巴管或血液扩散，引起败血症、脓毒血症等全身感染。

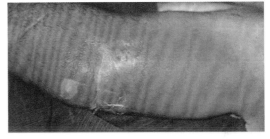

图 3-4　链球菌引起的皮下组织感染（蜂窝组织炎，病灶弥散）

2）中毒性疾病：即猩红热，是一种儿童急性呼吸道传染病，经飞沫传播，主要症状为发热、咽痛、全身弥漫性鲜红皮疹。

3）超敏反应性疾病：主要有风湿热和急性肾小球肾炎。风湿热临床表现以心肌炎和关节炎为主，发病机制不清，可能与链球菌感染后引起Ⅱ型、Ⅲ型超敏反应有关。急性肾小球肾炎多见于儿童和青少年，临床表现主要有蛋白尿、水肿、高血压等。其发病机制为：A 群链球菌感染后其 M 蛋白引起了Ⅱ型、Ⅲ型超敏反应（详见第 12 章第 3 节）。

---

### 护考链接

　　患儿，男，5 岁。猩红热病后 20 天，出现眼睑水肿，尿呈浓茶色，血压 130/100mmHg，应考虑该患儿可能发生了

　　A. 喉炎　　B. 肾炎　　　　C. 心肌炎　　　　D. 风湿热　　　E. 支气管炎

　　分析：猩红热是链球菌引起的疾病，而链球菌感染后会导致超敏反应性疾病的发生，主要有风湿热和急性肾小球肾炎，该患儿表现眼睑水肿，血尿。查体与实验结果检查符合急性肾小球肾炎的诊断，故答案为 B。

---

考点：链球菌<br>感染的途径<br>及其所致的<br>疾病

（2）甲型溶血性链球菌所致疾病：甲型溶血性链球菌是人类口腔、鼻咽部的正常菌群。当口腔内有伤口，如拔牙、摘除扁桃体时，细菌可乘机侵入血流引起菌血症，若心脏瓣膜已有缺陷或损伤，本菌可在损伤部位繁殖，引起亚急性细菌性心内膜炎。

## （三）防治原则

（1）讲究卫生，及时治疗患者和带菌者，控制或减少传染源。

（2）早期彻底治疗咽峡炎、扁桃体炎，防止急性肾小球肾炎、风湿热。

（3）治疗链球菌感染性的首选药物为青霉素。

# 三、肺炎链球菌

肺炎链球菌常寄居于正常人体的鼻咽部，只有少数可以致病，主要引起大叶性肺炎。

## （一）生物学特性

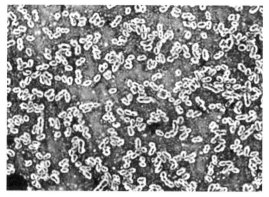

图 3-5 肺炎链球菌形态图（光镜图）

革兰染色阳性。菌体为矛头状或瓜子仁形，成双排列，钝端相对，在体内可形成厚的荚膜，是其特征之一（图 3-5）。本菌营养要求较高，在血琼脂平板菌落细小，菌落周围有狭窄的草绿色溶血环，且有自溶现象，抵抗力弱，56℃ 20 分钟可被杀死。

## （二）致病性

正常人群一般不致病，只形成带菌状态，由于某些因素导致机体免疫功能降低时可引起疾病，属内源性感染。肺炎链球菌的主要致病物质是荚膜，引起大叶性肺炎。患者突然发病，临床表现有高热、恶寒、胸痛、咳嗽、咳铁锈色痰，并可继发细菌性心内膜炎、中耳炎、胸膜炎、脑膜炎等，老年人、儿童易感。

**考点：**肺炎链球菌的致病性

## （三）防治原则

（1）锻炼身体，增强体质，提高机体免疫力。
（2）用荚膜多糖菌苗进行特异性预防。
（3）治疗可用青霉素、林可霉素等。

# 四、奈瑟菌属

## （一）脑膜炎奈瑟菌

脑膜炎奈瑟菌是流行性脑脊髓膜炎（简称流脑）的病原体。

**1. 生物学特性** 革兰染色阴性双球菌，肾形成双排列，凹面相对，有菌毛和微荚膜（图3-6）。营养要求较高，需在含血液或血清的培养基上才能生长，本菌为专性需氧菌，初次培养需提供 $5\% \sim 10\%$ $CO_2$，最适温度37℃，常用加热的血琼脂平板（巧克力色琼脂平板）培养，菌落呈露珠状：圆形、光滑、湿润、透明、微带灰蓝色。本菌抵抗力弱，对寒冷、日光、热力、干燥、紫外线及一般消毒剂均敏感，又

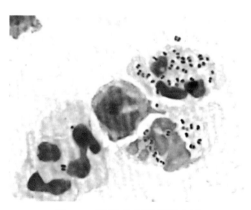

图 3-6 脑膜炎奈瑟菌形态图

可产生自溶酶，故标本应保温、保湿、立即送检，对磺胺、青霉素、链霉素、金霉素均敏感，但容易产生耐药性。

**2. 致病性与免疫性** 致病物质有荚膜、菌毛、内毒素。本菌通常寄居于正常人鼻咽腔，有 $5\% \sim 10\%$ 的健康人鼻咽部带有本菌，带菌者和患者是传染源。本菌经飞沫传播，也可

通过接触患者呼吸道分泌物污染的物品而感染。潜伏期 1 ～ 4 天。本病的发生和机体免疫力有密切的关系，当机体抵抗力低下时，侵入鼻咽腔的细菌大量繁殖，并侵入血流，引起菌血症和败血症，患者出现恶寒、发热、恶心、呕吐、皮肤上有出血性皮疹。少数患者可因细菌突破血 - 脑屏障作用于脑膜引起化脓性脑脊髓膜炎，出现头痛、恶心、喷射性呕吐、颈强直等脑膜刺激证。

考点：脑膜炎奈瑟菌的致病性

成人对脑膜炎球菌有较强免疫力，感染后仅 1% ～ 2% 的表现脑膜炎。儿童免疫力较弱，感染后发病率较高。因母体内抗体可通过胎盘传给胎儿，故 6 个月以内婴儿患流脑很少。

**3. 防治原则**

（1）对患者做到早发现、早隔离、早治疗。

（2）对儿童接种脑膜炎荚膜多糖疫苗，进行特异性预防；疾病流行期间可口服磺胺类药物进行预防。

（3）治疗可选用青霉素和磺胺药等。

## （二）淋病奈瑟菌

淋病奈瑟菌又称淋球菌，是人类淋病的病原体。淋病是我国目前发病率最高的性传播疾病。

淋球菌形态染色类似于脑膜炎奈瑟菌。本菌培养要求高，需在培养基中加入血液或腹水，专性需氧，初次分离需 5% ～ 10% $CO_2$。本菌抵抗力弱，不耐干燥和寒冷，对一般消毒剂敏感，对磺胺、青霉素较敏感，但易产生耐药性。

淋球菌的致病机制复杂，其毒力与菌毛、荚膜、脂多糖和外膜蛋白等的菌体表面结构有关。人类是淋球菌的唯一宿主，通过直接接触和间接接触被污染的毛巾、浴盆、衣物等传播。细菌侵入泌尿生殖系统繁殖，在局部引起化脓性感染，男性发生尿道炎，女性出现尿道炎、阴道炎。如果治疗不彻底，尚可累及生殖系统其他部位，引起前列腺炎、输卵管炎、盆腔炎等。胎儿可经产道感染引起新生儿淋病性急性眼结膜炎（脓漏眼）。

考点：淋病奈瑟菌的致病性

### 案例 3-2

#### "一夜情"的不良后果

患者，男，30 岁。自诉出差时在宾馆有过一次不洁性接触。1 周后出现尿道不适、轻度瘙痒、尿频、尿急、尿道烧灼样疼痛等症状，自己到药店购买广告上宣传的抗感染类药，服用 5 天，症状不见好转，反而逐渐加重，晨起尿道口有白色黏液分泌物出现，遂到医院就诊。实验室检查：取尿道脓性分泌物涂片革兰染色，镜下发现大量中性粒细胞，内有数量不等的革兰阴性双球菌。

**问题**：患者有可能感染什么细菌？通过什么途径感染？

人群对淋球菌缺乏免疫力，普遍易感，目前无有效的特异性疫苗。因而积极开展卫生宣传教育，禁止卖淫嫖娼，防止不正当的两性关系是预防淋病的重要措施。治疗选用青霉素、新青霉素、博来霉素等药物。为了避免耐药菌株的形成，必要时做药敏试验指导选择药物。

新生儿出生时，不论母亲有无淋病，都用 1% 硝酸银眼药水滴眼，以预防新生儿淋球菌性眼炎的发生。

## 五、铜绿假单胞菌

铜绿假单胞菌又称绿脓杆菌，广泛分布在自然界，是一种常见的条件致病菌。由于其在生长过程中会产生水溶性绿色色素，感染后的脓汁或敷料上出现绿色，故得名。铜绿假单胞菌为革兰染色阴性、中等大小的直或略弯的杆菌；无芽胞，有荚膜、鞭毛，临床分离的菌株常有荚膜；生长过程中产生绿色的水溶性色素；抵抗力较强，耐许多化学消毒剂和抗生素。其主要致病物质为内毒素。铜绿假单胞菌是人体的正常菌群，可经各种途径传播，易引起医院内感染。其感染多继发于烧伤、皮肤黏膜创伤后。免疫力降低时可引起角膜炎、中耳炎、尿道炎等，也可引起菌血症、败血症等。

### 小结

常见的化脓性细菌有化脓性球菌和化脓性杆菌，其生物学特性具有鉴别意义。金黄色葡萄球菌是引起化脓性感染最常见的细菌，能产生血浆凝固酶及多种毒素，引起化脓性炎症、中毒性疾病及菌群失调症。化脓性感染特点是：病灶局限，脓汁黄而黏稠。其治疗前需要做药敏试验来指导用药。A群链球菌也是引起化脓性感染的主要细菌，能产生多种侵袭性酶和毒素，引起化脓性感染、毒素性疾病和超敏反应性疾病。感染特点是容易扩散，脓汁稀薄。肺炎链球菌、脑膜炎奈瑟菌主要通过呼吸道侵入机体，分别引起大叶性肺炎和流行性脑脊髓膜炎。淋病奈瑟菌主要通过性接触传播，引起淋病。

## 自 测 题

### 一、名词解释
1. 血浆凝固酶　2. 透明质酸酶

### 二、填空题
1. 化脓性球菌主要包括革兰阳性球菌如_____、_____、_____和革兰阴性球菌如_____、_____。

2. _____是致病性葡萄球菌的重要标志。

3. 按溶血现象链球菌可分为_____、_____、_____三大类。

4. 培养脑膜炎奈瑟菌常用的培养基是_____。

5. 脑膜炎奈瑟菌致病物质主要是_____，所致疾病为_____。

6. 肺炎球菌的致病物质为_____，可引起_____；淋病奈瑟菌以_____方式传播，引起_____。

### 三、选择题
1. 下列哪种疾病通常不是由葡萄球菌引起的

A. 败血症　　　　　　B. 猩红热

C. 痈　　　　　　　　D. 假膜性肠炎

E. 脓胸

2. 下列哪种物质不是致病性链球菌产生的

A. 透明质酸酶　　　　B. 链激酶

C. 溶血毒素　　　　　D. 红疹毒素

E. 血浆凝固酶

3. 可增强链球菌扩散的物质是

A. DNA 酶　　　　　B. 红疹毒素

C. 血浆凝固酶　　　　D. M 蛋白

E. 以上都是

4. 下列哪项是脑膜炎球菌的特性

A. 产生柠檬色色素

B. 形成草绿色溶血环

C. 产生血浆凝固酶

D. 营养要求很高

E. 偶尔致病

## 四、简答题

葡萄球菌、链球菌引起的局部化脓性感染有什么特点？为什么？

（李三兰）

# 第 2 节　消化道感染细菌

消化道感染细菌是指通过饮水进食等经消化道传播，引起消化道甚至消化道以外器官疾病的一类细菌。其主要包括埃希菌属、沙门菌属、志贺菌属、弧菌属和幽门螺杆菌。

## 一、埃希菌属

大肠埃希菌为哺乳类动物肠道中的正常菌群，在肠道中能合成 B 族维生素和维生素 K 等供机体吸收利用，并能产生大肠菌素，抑制肠道致病菌的生长。但当机体免疫力降低或其侵入肠道外组织时，可引起肠道外感染。有些毒力强的菌株，可直接引起肠内感染。

### （一）生物学特性

革兰染色阴性，中等大小杆菌（图 3-7），有周鞭毛，能运动，多数有菌毛。能分解乳糖产酸，因而在肠道鉴别培养基上使指示剂变色，形成有颜色的菌落，以此和沙门菌、志贺菌等进行区别。大肠埃希菌有菌体 (O) 抗原、鞭毛 (H) 抗原、荚膜或泡膜 (K) 抗原三种抗原结构，与其分群和分型有关。

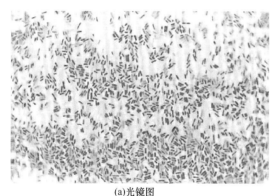
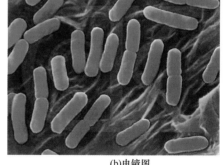

(a)光镜图　　　　　　　　　　　　　　(b)电镜图

图 3-7　大肠埃希菌形态图

### （二）致病性

**1. 致病物质**

（1）定居因子：又称黏附素，似菌毛，具有黏附肠黏膜细胞的能力。

（2）肠毒素：是外毒素，引起腹泻，是产毒型大肠埃希菌的主要致病物质，分耐热肠毒素和不耐热肠毒素两种。

（3）内毒素：细胞壁的脂多糖，其类脂 A 具有毒性作用，O 特异性多糖能抵抗宿主的防御功能。

（4）K 抗原：具有抗吞噬作用。

**考点：** 大肠埃希菌的致病物质

**2. 所致疾病**

（1）肠外感染：女性泌尿系统感染最多见，如尿道炎、膀胱炎、肾盂肾炎。也可引起胆囊炎、腹膜炎、阑尾炎、手术切口感染、老年人败血症、新生儿脑膜炎等。

（2）肠内感染：主要表现为腹泻。引起肠内感染的大肠埃希菌有以下五种类型：①肠致病性大肠埃希菌（EPEC），引起婴幼儿腹泻；②肠产毒性大肠埃希菌（ETEC），5岁以下婴幼儿及旅游者易感；③肠侵袭性大肠埃希菌（EIEC），引起痢疾样腹泻，较大儿童和成人易感；④肠出血性大肠埃希菌（EHEC），临床上表现为严重的腹痛和血便；⑤肠集聚性大肠埃希菌（EAEC），引起婴幼儿持续性腹泻。

**考点：致病性大肠埃希菌的五种类型**

### 链接

**欧洲"毒蔬菜"事件**

2011年5月下旬德国暴发流行急性肠出血性疾病，截至6月11日，德国一共检出3147人感染肠出血性大肠埃希菌。这一期间，除德国外世界上共有15个国家108人确诊感染了肠出血性大肠埃希菌。德国汉堡卫生研究所5月26日宣布在产自西班牙的黄瓜上检测出了EHEC病菌，此次德国的疫情以血便、急性肾衰竭等为主要表现，与20世纪暴发于美国、日本和中国等国家大肠埃希菌感染极为类似。罗伯特科赫研究所建议德国消费者谨慎生食西红柿、黄瓜和蔬菜色拉。受"毒蔬菜"事件影响，多数欧洲国家暂停进口西班牙蔬果。

## （三）卫生细菌学意义

**考点：大肠埃希菌的卫生细菌学意义**

大肠埃希菌存在于人和动物的肠道，不断随粪便排出，可污染周围环境、食物和水源。样品中检出细菌数量越多，说明污染越严重，并间接表明有肠道致病菌污染的可能。因此，卫生细菌学常以大肠菌群数作为环境、食物和水源被粪便污染的检查指标之一。食品中大肠菌群数系以每毫升（克）检样内大肠菌群最可能数（MPN）表示，我国卫生标准：每1000ml饮水中大肠菌群最可能数不得超过3个，每100ml瓶装汽水、果汁中不得超过5个。

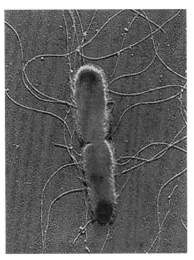

图3-8 沙门菌及鞭毛电镜图

鉴别培养基上形成无色半透明的菌落，可与非致病菌区别。

# 二、沙门菌属

沙门菌属，由Salmon于1885年首次分离成功，故被命名沙门菌。沙门菌属中型别繁多，其中仅有少数对人类致病，如伤寒沙门菌，甲、乙、丙型副伤寒沙门菌等。其他沙门菌一般仅对动物致病，但也可传染给人引起食物中毒或败血症，如猪霍乱沙门菌，鼠伤寒沙门菌和肠炎沙门菌等。

## （一）生物学特性

革兰染色阴性中等大小，多数有周鞭毛和菌毛（图3-8），能运动，无荚膜和芽胞；不分解乳糖，在选择、

沙门菌属的抗原结构主要有菌体（O）抗原和鞭毛（H）抗原，与细菌分群和分型有关。少数细菌表面还有Vi抗原，即毒力抗原，有抗吞噬作用。

## （二）致病性与免疫性

### 1. 致病物质

（1）侵袭力：菌毛可黏附于肠黏膜上皮细胞。Vi 抗原具有抗吞噬作用，它们构成了细菌的侵袭力。

（2）内毒素：是沙门菌的主要致病物质，可使宿主体温升高，白细胞数下降，大量内毒素可导致中毒症状和休克。

（3）肠毒素：某些沙门菌如鼠伤寒沙门菌可产生类似 ETEC 的肠毒素，主要引起急性胃肠炎。

**考点：** 沙门菌属的致病物质

### 2. 所致疾病

（1）伤寒和副伤寒：由伤寒和副伤寒沙门菌感染引起的疾病，又称肠热症。传染源为患者及带菌者，其发病机制和临床表现如图 3-9 所示。

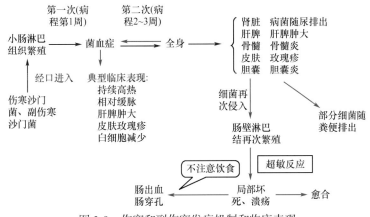

图 3-9　伤寒和副伤寒发病机制和临床表现

（2）食物中毒：沙门菌引起的食物中毒最多见。由食入猪霍乱沙门菌、鼠伤寒沙门菌和肠炎沙门菌污染的食物而引起，主要症状有发热、头痛、恶心、呕吐、腹痛、腹泻等，一般 2～4 天可恢复。

（3）败血症：多见于儿童或免疫功能低下的人群。常由鼠伤寒沙门菌、猪霍乱沙门菌、丙型副伤寒沙门菌、肠炎沙门菌等穿过肠黏膜进入血液引起，主要症状为寒战、高热、乏力、贫血等。

（4）无症状带菌者：伤寒或副伤寒患者病愈后，有部分人可继续从粪便和尿中排菌 3 周至 3 个月，称为恢复期带菌者。少数人可排菌达 1 年以上，称为长期带菌者。

带菌者是重要的传染源，不宜从事饮食业和保育工作。

**链接**

#### 伤寒 Mary——危险的带菌者

20 世纪初，Mary 是纽约长岛的一名厨师，她曾被许多家庭、组织雇用，并使多人染上伤寒。经检查发现她胆囊中含有大量的伤寒沙门菌，这些细菌不断从胆囊分泌到肠道，经粪便排出，但她本人并不发病，这使她成为危险的传染源。为了阻止她再度成为传染源，当地卫生部门对她隔离了 3 年，3 年后，她隐姓埋名，依旧在饭店和宾馆做厨师，再次引起了多起伤寒病的发生，5 年后，她再次被隔离 23 年，1938 年去世。

考点：沙门菌属感染的途径及其所致疾病

**3. 免疫性**　伤寒和副伤寒沙门菌为胞内寄生菌，机体对病原菌的杀灭和清除，主要依靠细胞免疫，病后可获得牢固的免疫力。

**（三）微生物学检查**

考点：不同时期标本的采集

**1. 标本**　伤寒和副伤寒因病程的不同采集的标本也不同。病程第 1 周，取外周血；第 2～3 周，取粪便、尿液；第 1～3 周，取骨髓。食物中毒取可疑食物或呕吐物、粪便；疑似败血症取血液。

**2. 分离培养和鉴定**　将标本接种于选择或鉴别培养基上，37℃孵育 24 小时，挑选无色半透明的菌落作为可疑菌落，进行生化反应和血清学鉴定。

考点：肥达反应的意义

**3. 血清学试验**　最常用的是肥达反应。用已知的伤寒沙门菌的 O 抗原、H 抗原，甲、乙、丙型副伤寒沙门菌 H 抗原，与患者的血清做定量凝集试验，测定受检者血清中有无相应的抗体及其效价，以辅助诊断伤寒或副伤寒。一般伤寒沙门菌 O 抗体的凝集效价≥1∶80，H 抗体的凝集效价≥1∶160，副伤寒沙门菌 H 抗体的凝集效价≥1∶80 时，有诊断意义。病程中，抗体的效价逐次递增者有诊断价值。

**（四）防治原则**

（1）早发现、早隔离、早治疗患者和带菌者，控制传染源。

（2）加强饮水和食品卫生管理，切断传播途径。接种伤寒、副伤寒疫苗为其特异性预防措施。

（3）治疗可用环丙沙星、氨苄西林、复方三甲氧烯胺等药物进行治疗。

 **案例 3-3**

**他为什么持续发热？**

患者，男，31 岁。发热 12 天，伴腹胀及食欲缺乏，体温为 38.5～39.5℃。查体：体温 39.5℃，脉搏 87 次／分，腹部有红色皮疹。肝肋下 1.5cm，脾肋下 2.0cm，白细胞 $5×10^9$/L，中性粒细胞 50%，淋巴细胞 46%。肥达反应"O"1∶80，"H"1∶160，ALT 200U（正常小于 40U）。

问题：患者可能被什么菌感染？

分析：伤寒由伤寒沙门菌引起。患者可出现发热、相对缓脉、皮疹、肝脾肿大等症状体征，肥达反应结果"O"≥1∶80，"H"≥1∶160，因此患者可能被伤寒杆菌感染。

# 三、志贺菌属

志贺菌属是细菌性痢疾的病原菌，俗称痢疾杆菌，1898 年由 Shiga（志贺）首先发现而得名。

**（一）生物学特性**

本菌属与其他肠杆菌所不同的是细菌无鞭毛。除宋内志贺菌能迟缓分解乳糖外，其他志贺菌均不分解乳糖，在肠道选择培养基上形成无色菌落。

志贺菌属的细菌只有 O 抗原和 K 抗原。根据 O 抗原可将志贺菌分为：A 群——痢疾志贺菌，B 群——福氏志贺菌，C 群——鲍氏志贺菌，D 群——宋内志贺菌。我国以 B 群志贺菌最为常见（图 3-10）。

志贺菌的抵抗力比较弱，加热 60℃ 10 分钟可被杀死，对酸和消毒剂敏感。粪便中，由于其他肠道杆菌代谢过程中产生的酸足以杀死本菌，故粪便标本应及时送检。本菌对诺氟沙星、链霉素、庆大霉素、利福平等药敏感，但易产生耐药性。

## （二）致病性与免疫性

### 1. 致病物质

（1）菌毛：具有黏附作用，构成了细菌的侵袭力。

（2）内毒素：可作用于以下结构。①肠壁黏膜，使其通透性增高，促进对内毒素的吸收，引起发热、意识障碍、中毒性休克等；②破坏肠黏膜，在局部形成炎症、溃疡，使患者出现黏液脓血便；③肠壁自主神经系统，引起肠功能发生紊乱，出现腹痛、腹泻、里急后重等症状。

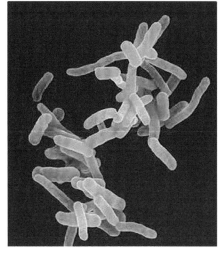

图 3-10　志贺菌电镜图

（3）外毒素：由 A 群志贺菌产生，也称志贺毒素。具有神经毒性、细胞毒性和肠毒性，可引起神经麻痹、细胞坏死和水样腹泻。

**考点：志贺菌属的致病物质**

### 2. 所致疾病
志贺菌属引起细菌性痢疾，简称菌痢。传染源是患者或带菌者，通过消化道传播，一年四季均可发生，夏季较多。常见的志贺菌属感染有三种类型：

（1）急性细菌性痢疾：起病急，病程短，主要症状有腹痛、腹泻、里急后重、黏液脓血便。

（2）慢性细菌性痢疾：病程超过两个月，多因急性菌痢治疗不彻底或症状不典型误诊所致。

（3）中毒性细菌性痢疾：儿童多见，起病急，常首先表现为全身中毒症状，如高热、谵妄、惊厥、昏迷等，继而出现消化系统症状，病情凶险，病死率高。

**考点：志贺菌属感染的途径及其所致疾病**

### 3. 免疫性
抗志贺菌感染的免疫以肠黏膜表面的 SIgA 为主，免疫力短暂，易反复感染。

## （三）微生物学检查

### 1. 标本
取黏液脓血便作为标本，粪尿不能混合，采集后立即送检。若不能及时送检，宜将标本保存在 30% 甘油盐水缓冲液中。疑是中毒性菌痢者取肛拭子。

### 2. 分离培养鉴定
标本接种在肠道选择或鉴别培养基上，37℃孵育 24 小时，取无色半透明菌落，通过生化反应、免疫学试验鉴定。

### 3. 快速诊断法
可采用免疫染色法、快速荧光球法、协同凝集试验、PCR 技术等方法快速诊断。

**案例 3-4**

### 吃不洁食物的教训

患者，男，20 岁。发热 1 天，腹泻 6 ～ 8 次，初为稀便，后转为黏液脓血便，伴腹痛、里急后重。病前生吃过未洗的黄瓜。大便常规检查：黏液便，红细胞、白细胞满视野，可见巨噬细胞。

问题：1. 该男性有可能感染了什么细菌？

2. 如何进一步明确病因？

分析：细菌性痢疾通过消化道传播，由痢疾志贺菌引起。其症状为发热、腹痛、里急后重、黏液脓血便，因而该患者有可能感染了痢疾志贺菌。为了进一步明确病因，可选黏液脓血便做分离培养鉴定或通过快速诊断法确诊。

## （四）防治原则

（1）及时发现患者和带菌者并进行治疗，以控制传染源。

（2）加强饮食卫生的监督和管理，防蝇灭蝇。春夏流行季节口服减毒活疫苗进行特异性预防，有一定的免疫效果。

（3）治疗可用诺氟沙星、庆大霉素、利福平、磺胺等药。本菌易产生耐药性，必要时做药敏试验，减少用药的盲目性，提高疗效。

# 四、霍乱弧菌

霍乱弧菌是霍乱的病原菌。霍乱是一种烈性消化道传染病，发病急、传播快、病死率高、波及面大，属国际检疫传染病。历史上先后发生过 7 次世界性大流行，死亡人数达数百万，是我国法定的甲类传染病。

霍乱弧菌有两个生物型：古典生物型和埃托（ELTor）生物型，属于 O1 群弧菌。1992年起在印度、孟加拉国发现一个新的流行株 O139 并很快传遍亚洲，我国部分地区也有病例发生。这是首次由非 O1 群霍乱弧菌引起的流行。

**链接**

### 霍乱"寻根"

霍乱因始发于气候炎热的印度而被列为热带病，因带菌者的移动而波浪式地蔓延到气候较冷的俄罗斯和北欧的一些地区，如英国的伦敦及德国的汉堡等地。目前认为，印度恒河下游三角洲是古典型霍乱的地方性疫源地，印尼的苏拉维西岛是埃托型霍乱的地方性疫源地。在 19 世纪，新交通工具如轮船、火车的发展及城市人口稠密、卫生条件恶劣等因素推动了霍乱的流行。迄今为止，霍乱已发生了 7 次全球性大流行。

## （一）生物学特性

**1. 形态与染色** 革兰染色阴性，呈弧形或逗点状，大小（1～3）μm×（0.5～1.5）μm，有单鞭毛，运动活泼。取患者米泔水样粪便做悬滴法观察，可见弧菌运动活泼，呈"穿梭"样运动，涂片染色检查弧菌为"鱼群状"排列，运动活泼。本菌有菌毛，无芽胞（图 3-11）。

**考点：最适宜的酸碱度、培养基**

**2. 培养特性** 专性需氧菌，营养要求不高，普通培养基生长良好，最适宜 pH 为8.8～9.0，常用碱性蛋白胨水或碱性琼脂平板培养基培养，分别形成菌膜和圆形、凸起、光滑的菌落。

**3. 抗原结构与分型** 霍乱弧菌有 O 抗原和 H 抗原。根据 O 抗原的不同将其分为 155个血清群，其中 O1 群和 O139 群能引起霍乱。O1 群因表型的不同又分可为两个生物型：古典生物型和 ELTor 生物型。

**4. 抵抗力** 本菌在自然界水中可存活 1～3 周，对热、干燥、日光、酸和消毒剂敏感，55℃湿热 15 分钟，100℃ 1～2 分钟可杀死细菌，在正常胃酸中仅存活 4 分钟，以 1∶4比例的含氯石灰处理患者排泄物或呕吐物、0.5% 含氯石灰澄清液或 0.1% 高锰酸钾浸泡水果、蔬菜均可达到消毒目的。

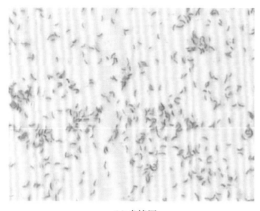

(a) 光镜图

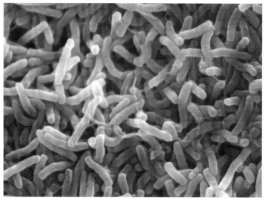

(b) 电镜图

图 3-11　霍乱弧菌形态图

## （二）致病性与免疫性

**1. 致病物质**

（1）菌体结构：①鞭毛：运动活泼的鞭毛有助于细菌穿过肠黏膜表面的黏液层，作用于肠黏膜细胞；②菌毛：借助菌毛使细菌黏附在黏膜表面。

（2）霍乱肠毒素：为外毒素，是目前已知最强烈的致腹泻毒素，由 A、B 两个亚单位组成。A 亚单位是其毒素的活化中心，B 亚单位是毒素的结合部分，后者可与小肠黏膜上皮细胞结合，把 A 亚单位带入细胞内发挥毒性作用，导致肠黏膜上皮细胞的分泌功能亢进，肠液大量分泌，引起严重呕吐与腹泻。 **考点：** 霍乱弧菌致病的物质

**2. 所致疾病**　霍乱，人是霍乱弧菌的唯一易感者，传染源是患者或带菌者，通过污染的水源或食物经口感染。细菌通过胃到达小肠后，在小肠黏膜表面迅速繁殖，霍乱弧菌并不侵入细胞内，其产生的肠毒素是主要致病因素。霍乱典型临床表现为剧烈的呕吐、腹泻，粪便呈米泔水样，病人多无发热现象。由于严重吐、泻导致水、电解质大量丢失，出现循环衰竭，引起代谢性酸中毒，严重者可因肾衰竭、休克而死亡。 **考点：** 霍乱弧菌的感染途径及其所致疾病

**3. 免疫性**　病后可获得牢固的免疫力，以体液免疫为主，肠道黏膜分泌的 SIgA 起主要作用，再感染者少见。

 **链接**

### 霍乱与迷信

霍乱始发于气候炎热的印度。目前认为印度恒河下游三角洲是古典型霍乱的地方性疫源地。霍乱在印度的高发流行除了病原体的存在外，还和人们的愚昧无知及盲目迷信有关。印度的恒河在当时被人们认为是"圣河"，喝了河里的水会长生不老，在河里洗浴会百病不侵，所以人们不断饮用恒河之水，蜂拥在河里洗浴。因此霍乱很快开始在这些愚昧和迷信的人群间蔓延。迄今为止，霍乱发生过 7 次世界大流行，死亡人数众多。

## （三）微生物学检查

（1）标本主要采集米泔水样粪便或呕吐物。注意粪、尿不能混合，送快检。若不能及时送检，应将标本存放于保存液中，标本要严密包装，专人运送。

（2）通过直接镜检、分离培养、荧光免疫和协同凝集实验进行病原学诊断。

**案例 3-5**

**他患的是菌痢还是霍乱**

患者，男，24 岁。腹泻、呕吐 3 小时，腹泻共 10 多次，初起含粪质，后为黄色水样，无发热、腹痛、里急后重。查体：血压 82/62mmHg，脉搏 106 次 / 分，呼吸 22 次 / 分，表情呆滞，呈中度脱水貌，心肺正常，腹软，无压痛反跳痛。

**问题：** 该患者是菌痢还是霍乱？如何确诊？

## （四）防治原则

(1) 加强检疫，做好疫情报告，做好饮水、食物、粪便的卫生管理。

(2) 及时发现、隔离、治疗患者。接种霍乱死疫苗，提高人群免疫力。

(3) 治疗以及时补充液体和电解质为主，并同时使用抗生素。

# 五、幽门螺杆菌

幽门螺杆菌是慢性胃炎的主要病原菌，与消化性溃疡、胃癌的发生密切相关。

## （一）生物学特性

革兰染色阴性，菌体细长弯曲，呈螺形、"S"形或"海鸥"状，在胃黏膜可呈鱼群样排列，一端或两端有 2 ～ 6 根鞭毛，运动活泼（图 3-12）。

本菌微需氧，营养要求较高，生化反应不活泼，不分解糖类，尿素酶丰富，可迅速分解尿素释放氨，是鉴定该菌的主要依据之一。

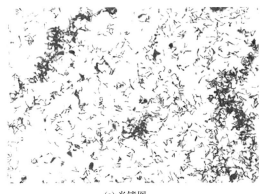
(a) 光镜图

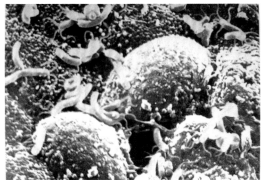
(b) 电镜图

图 3-12　幽门螺杆菌

## （二）致病性

幽门螺杆菌引起慢性胃炎、消化性溃疡，与胃癌的发生密切相关。幽门螺杆菌的传染源主要是人，在人群中的感染非常普遍，通过粪—口途径传播，其致病物质与致病机制目前尚不清楚，在胃炎、胃溃疡和十二指肠溃疡患者的黏膜中检出率高达 80% ～ 100%，与其发生关系密切，与胃癌的发生也可能有关。

## （三）防治原则

目前无有效的预防措施，疫苗正在研制中。治疗可用抗菌疗法，多采用在胶体铋制剂及抑酸剂的基础上，加两种抗生素的联合用药办法。

### 小结

大肠埃希菌是肠道正常菌群，在特定条件下可引起肠外感染。致病性大肠埃希菌也能引起肠内感染。沙门菌经消化道传播，能起肠热症、食物中毒、败血症等。常用肥达反应辅助诊断肠热症。志贺菌属引起细菌性痢疾，通过消化道感染。致病物质主要是菌毛、内毒素、外毒素。

霍乱弧菌通过消化道侵入机体，引起霍乱，霍乱是一种烈性消化道传染病。

幽门螺杆菌与胃炎、胃溃疡、十二指肠溃疡的发生关系密切，与胃癌的发生也可能有关。

## 目 测 题

### 一、名词解释

1. 肥达反应　2. 霍乱肠毒素

### 二、填空题

1. 致病性大肠埃希菌分为_____、_____、_____、_____、_____五型。

2. 疑似肠热症患者，做病原体分离培养采集标本时，发病 1 ~ 2 周，取_____，2 ~ 3 周取_____。

### 三、选择题

1. 我国卫生标准规定：瓶装汽水、果汁等饮料100ml 中大肠埃希菌不得超过
   A. 3 个　　　B. 5 个　　　C. 10 个
   D. 50 个　　　E. 100 个

2. 肠道杆菌中无动力的是
   A. 大肠埃希菌　　　B. 伤寒沙门菌
   C. 副伤寒沙门菌　　　D. 肠炎沙门菌
   E. 痢疾杆菌

3. 下列哪种培养基有利于霍乱弧菌生长

   A. 含有 10% ~ 15% 氯化钠的培养基
   B. 含有 3% ~ 5% 氯化钠的培养基
   C. 血琼脂平板培养基
   D. pH 7.2 ~ 7.6 蛋白胨水培养基
   E. pH 8.8 ~ 9.0 蛋白胨水培养基

4. 霍乱患者剧烈腹泻的机制是
   A. 内毒素引起肠细胞分泌功能增加
   B. 肠毒素激活腺苷环化酶引起肠细胞分泌增加
   C. 肠毒素使 cGMP 升高，引起肠黏膜细胞分泌增加
   D. 细菌产生的酶引起肠黏膜损害和炎症
   E. 细菌产生的毒素引起肠黏膜损害和炎症

### 四、简答题

1. 简述肠道杆菌的共同特性。
2. 试述痢疾杆菌的致病特点及防治原则。
3. 简述霍乱弧菌的致病机制及防治原则。

（李三兰）

## 第 3 节　呼吸道感染细菌

呼吸道感染细菌是指通过呼吸道传播，引起呼吸道器官及呼吸道以外器官病变的一类细菌。其主要包括分枝杆菌属的结核分枝杆菌和麻风分枝杆菌、白喉棒状杆菌、嗜肺军团菌、百日咳鲍特菌、流感嗜血杆菌等。

# 一、结核分枝杆菌

结核分枝杆属于分枝杆菌属。分枝杆菌属是一类菌体细长、稍弯曲的杆菌，因有分枝生长的趋势而得名。本属细菌细胞壁中含有大量脂质，革兰染色不易着色，常用抗酸染色法染色，因能抵抗盐酸乙醇的脱色作用故又称抗酸杆菌。分枝杆菌属的种类繁多，对人有致病作用的主要有结核分枝杆菌和麻风分枝杆菌。

结核分枝杆菌俗称结核杆菌，1882年由郭霍（Koch）发现，是引起结核病的病原菌，可侵犯身体多器官，以肺部感染最为多见。近年来，由于结核分枝杆菌多重耐药菌株的出现，艾滋病患者的增多，使得结核病在今天仍是我国严重的慢性传染病之一。

## （一）生物学性状

**1. 形态与染色**　细长略带弯曲的杆菌（图3-13），（1.0～4.0）μm×（0.3～0.6）μm。生长繁殖过程中常呈分枝状，无芽胞及鞭毛，近年来在电镜下观察发现具有荚膜。结核分枝杆菌革兰阳性，但通常难以着色。常用齐-尼抗酸染色法染色，在加温条件下经5%苯酚复红染色后不易被3%盐酸乙醇脱色，以亚甲蓝复染后，仍为红色，其他非抗酸菌和细胞杂质等均呈蓝色。抗酸性是鉴别结核分枝杆菌有价值的指标。

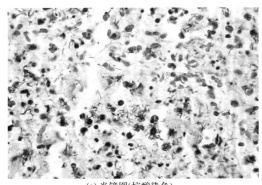
(a) 光镜图(抗酸染色)

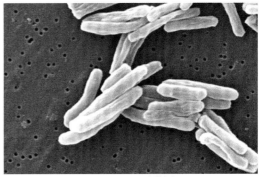
(b) 电镜图

图3-13　结核分枝杆菌形态图

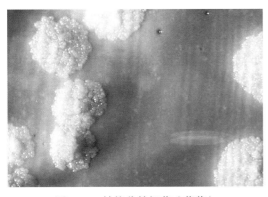

图3-14　结核分枝杆菌（菌落）

**2. 培养特性**　专性需氧，最适生长温度为35～37℃，最适pH为6.5～6.8。营养要求高，常用罗氏培养基培养。该菌生长速度缓慢，培养2～4周形成肉眼可见菌落。菌落干燥、表面粗糙，呈乳白色或米黄色的颗粒状或菜花状，不透明（图3-14）。由于抗结核药物的应用，患者标本中常培养出L型细菌，称为莫赫颗粒。

**3. 抵抗力**　结核分枝杆菌的抵抗力较强。尤其耐干燥，在干燥的痰液中可存活6～8个月，黏附在灰尘上可保持传染性8～10天；耐酸碱，在3%盐酸溶液、6%硫酸溶液或4%氢氧化钠溶液中30分钟仍然具有活力，所以常用酸、碱来处理标本中的杂菌。但结核分枝杆菌对湿热、紫外线及75%乙醇溶液敏感。在液体中加热60℃30分钟、日光直接照射数小时或75%乙醇溶液消毒数分钟即可被杀死。

**4. 变异性**　结核分枝杆菌因环境条件改变而易发生形态、菌落、毒力、免疫原性、耐药性等的变异。卡介苗（BCG）是将有毒的牛型结核杆菌经 13 年 230 次传代，毒力变异后获得的减毒活疫苗，广泛用于结核病的预防接种。

考点：结核分枝杆菌的变异

**（二）致病性**

**1. 致病物质**　结核分枝杆菌既不产生内、外毒素，也不产生侵袭性的酶类。其致病性可能是细菌在组织细胞内大量繁殖，菌体成分（荚膜、脂质和蛋白质）和代谢产物的毒性以及机体对菌体成分产生的免疫损伤有关。

（1）荚膜：主要成分是多糖，有助于细菌黏附在宿主细胞上，并有抗吞噬及保护菌体的作用。

（2）脂质：大约占细胞壁干重的 60%，主要成分有磷脂、索状因子、分枝菌酸、蜡质 D、硫酸脑苷脂等。磷脂可使结核分枝杆菌在吞噬细胞内长期存活，促进干酪样坏死及结核结节的形成；索状因子可引起慢性肉芽肿；分枝菌酸存在于细胞壁表面，与分枝杆菌的抗酸性有关，可减弱杀菌物质对结核杆菌的杀伤作用；蜡质 D 诱发机体产生迟发型超敏反应，并有免疫佐剂的作用；硫酸脑苷脂有助于细菌在吞噬细胞内长期存活。

（3）蛋白质：主要是结核菌素，并与蜡质 D 结合使机体发生超敏反应，并可促进结核结节的形成。免疫原性强，能刺激机体产生相应抗体。

**2. 所致疾病**　传染源是带菌的结核病患者。细菌主要通过呼吸道感染，也可经消化道或受损伤的皮肤黏膜等多种途径侵入机体，分别引起肺结核、肠结核、皮肤结核等，偶可引起肾、脑膜等处的结核病。在结核病中以肺结核最为多见。肺结核可分为原发感染和继发感染两类。

（1）原发感染：初次感染，多发生于儿童。结核分枝杆菌初次经呼吸道侵入肺泡后，被巨噬细胞吞噬，在其中生长繁殖，并最终导致细胞裂解，释放出的大量细菌在肺泡内形成以中性粒细胞及淋巴细胞浸润为主的渗出性炎症，称为原发病灶。初次感染的机体缺乏适应性免疫能力，原发病灶内的结核分枝杆菌可经淋巴管扩散至肺门淋巴结，引起淋巴管炎和肺门淋巴结肿大。原发病灶、淋巴管炎及肺门淋巴结肿大称为原发复合征。X 线胸片显示哑铃状阴影。原发感染 90% 能形成纤维化和钙化而自愈。极少数患者因免疫力低下，细菌可经血液、淋巴管扩散，扩散至骨、关节、肾、脑膜等其他部位，引起全身粟粒性结核或结核性脑膜炎等。感染灶易扩散为其特点。

（2）继发感染：再次感染，多发生于成人或较大儿童。感染可由潜伏于原发病灶内的细菌（内源性感染），也可为再次从外界吸入的细菌（外源性感染）引起。由于此时机体已建立了特异性的细胞免疫，病灶主要以局部组织损伤为特点，一般不累及邻近淋巴结，表现为慢性肉芽肿性炎症，形成结核结节，干酪样坏死，甚至液化形成空洞，痰中出现大量细菌，是重要的传染源。

**案例 3-6**

　　患者，女，20 岁。主诉：近 1 个多月来咳嗽，痰中有时带血丝。全身乏力，食欲缺乏，自觉午后微热。查体：体温 38℃。实验室检查：红细胞沉降率（简称血沉）为 70mm/h（正常值：女性 0～20mm/h）。X 线透视结果：右肺尖有多发小斑片状阴影，边缘模糊。结核菌素试验：红肿硬结直径 1.8cm。取清晨咳痰涂片抗酸染色结果：镜下见到红色细长略弯曲的杆菌。

**问题**：1. 引起本病最可能的病菌是什么？

2.此病例结核菌素试验结果如何？说明什么？

## （三）免疫性

**1. 有菌免疫** 结核分枝杆菌为胞内寄生菌，因此机体抗结核分枝杆菌的免疫以细胞免疫为主，也属于有菌免疫或传染性免疫，即结核分枝杆菌或其组分在体内存在时才有免疫力，一旦体内病菌或其组分消失，免疫力也随之消失。机体对结核分枝杆菌产生保护性细胞免疫的同时，也诱发机体产生了Ⅳ型超敏反应。

---

**护考链接**

患者，男，35岁。既往无结核病史，刚到大城市。与肺结核患者密切接触后出现低热、乏力、干咳、咯血等症状。该患者初次感染结核分枝杆菌后出现的是

A.原发型肺结核　　　　B.浸润型肺结核　　　　C.血行播散型肺结核

D.慢性纤维空洞型肺结核　　E.结核性胸膜炎

分析：患者为初进大城市的成年人，对结核分枝杆菌缺乏免疫力，感染结核分枝杆菌后常表现为原发性肺结核，故答案为A。

---

**2. 结核菌素试验** 是用结核菌素进行皮肤试验来测定机体对结核分枝杆菌是否存在Ⅳ型超敏反应的一种体内试验，用来判断受试者是否感染过结核分枝杆菌及机体免疫功能是否正常。

（1）原理：由于结核分枝杆菌产生的免疫属于有菌免疫，感染过结核分枝杆菌的机体在注射结核菌素之后会发生Ⅳ型超敏反应，局部表现为红肿、硬结。未感染过结核分枝杆菌的机体不会发生Ⅳ型超敏反应。

（2）试剂：常用的结核菌素有两种，一种为旧结核菌素（OT）；另一种为纯蛋白衍生物（PPD）。目前主张用PPD，每0.1ml含5个单位。

（3）方法：受试者前臂掌侧皮内注射0.1ml PPD，48～72小时后观察结果。注意局部有无硬结，不能单独以红肿为标准。

（4）结果及意义：①阴性反应：注射部位红肿、硬结直径小于5mm，表明机体未感染过结核分枝杆菌，对结核分枝杆菌无免疫力，但应考虑假阴性情况；②弱阳性反应：注射部位红肿、硬结直径为5～9mm，表明机体接种过卡介苗（BCG），对结核分枝杆菌有一定免疫力；③阳性反应：注射部位红肿、硬结直径为10～19mm，表明机体感染过结核分枝杆菌或可能为现患病，对结核分枝杆菌有一定免疫力；④强阳性反应：注射部位红肿、硬结直径达到或超过20mm，局部有水疱、坏死，表明机体可能有活动性结核，应进一步追查病灶。

**考点：结核菌素试验的意义及其应用**

（5）应用：结核菌素试验主要用于以下几个方面。①选择卡介苗接种对象及卡介苗接种后免疫效果的测定，阴性者应补种。②婴幼儿（未接种过卡介苗）结核病的辅助诊断。③测定机体细胞免疫的功能状态。④结核病的流行病学调查。

## （四）微生物学检查

（1）标本采集和集菌根据感染部位不同，采集不同标本，如痰、便、尿、脓汁、脑脊液、胸腔积液、腹水等。无杂菌标本直接离心沉淀集菌，有杂菌的标本须经4%氢氧化钠溶液处理15分钟后离心沉淀集菌。

（2）检查方法标本直接涂片后进行抗酸染色镜检，检查结核分枝杆菌。必要时可做人工培养、生化反应和动物试验进行鉴定。

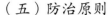

**（五）防治原则**

**1. 预防**　接种卡介苗是预防结核病的有效措施之一。目前，我国规定出生后 24 小时内必须接种卡介苗，7 岁时再复种一次。1 周岁以上应先做结核菌素试验，阴性者均应再次接种。接种后免疫力可维持 3 ～ 5 年。

**考点：** 卡介苗的预防接种

**2. 治疗**　对结核病患者治疗时采用"早期、适量、联合、全程、规律"的原则，联合用药可提高疗效并减少耐药性。目前常用药物有异烟肼、利福平、乙胺丁醇、链霉素、吡嗪酰胺等。

## 二、呼吸道其他病原菌（表 3-1）

表 3-1　呼吸道其他病原菌

| 名称 | 生物学特性 | 致病因素 | 所致疾病 | 预防原则 |
|---|---|---|---|---|
| 麻风分枝杆菌 | 形态、染色等方面类似结核分枝杆菌，但呈束状排列，是典型的胞内寄生菌。人工培养未成功 | 菌体成分，寄生于细胞内 | 经呼吸道、密切接触或破损皮肤、黏膜侵入机体。引起皮肤、神经、脏器等麻风病变，呈狮子面容 | 早发现、早隔离、早治疗是主要的防治措施 |
| 白喉棒状杆菌 | G⁺ 细长杆菌，一端或两端膨大呈棒状，异染颗粒明显。营养要求高，吕氏培养基生长良好。抵抗力强 | 白喉外毒素 | 呼吸道传播，引起白喉 | 百白破三联疫苗或白喉类毒素预防，白喉抗毒素进行紧急预防或治疗 |
| 百日咳鲍特菌 | G⁻ 小杆菌，新分离菌株有荚膜、菌毛。常用鲍金培养基培养。抵抗力较弱 | 荚膜、菌毛、内毒素及外毒素 | 呼吸道传播，引起百日咳 | 接种百白破三联疫苗预防，早期隔离患儿 |
| 流感嗜血杆菌 | G⁻ 短小球杆菌，毒力株有荚膜。营养要求高，需新鲜血液，抵抗力弱 | 荚膜、菌毛、内毒素 | 原发感染多见于婴幼儿；继发性感染多见于成人 | 接种流感杆菌荚膜多糖疫苗预防 |
| 嗜肺军团菌 | G⁻ 小杆菌，有鞭毛、菌毛、微荚膜，抵抗力较强 | 菌毛、多种酶类、毒素和溶血素 | 呼吸道传播，引起军团病 | 无特异性疫苗。对供水系统定期检查和消毒 |

**┃小结┃**

　　结核分枝杆菌：分散排列，营养要求高，生长缓慢，抵抗力强；多种途径侵入；引起多种类型结核病；可接种卡介苗防治。麻风分枝杆菌：束状排列，人工培养尚未成功；通过皮肤黏膜侵入；引起皮肤、神经、脏器等麻风病，一般性预防。百日咳鲍特菌：经呼吸道传播引起百日咳，可通过接种百白破三联疫苗特异性预防；白喉棒状杆菌：经呼吸道传播引起白喉，可接种百白破三联疫苗或白喉类毒素预防，注射白喉抗毒素紧急预防和治疗；嗜肺军团菌：经呼吸道传播引起军团病，无特异型疫苗。流感嗜血杆菌引起呼吸道的原发感染和继发感染，可接种荚膜多糖疫苗特异性预防。

## 自测题

### 一、名词解释
1. 结核菌素试验　2. BCG

### 二、填空题
1. 结核分枝杆菌常用＿＿＿＿＿＿＿染色，呈＿＿＿＿＿＿＿色；分离结核杆菌常用＿＿＿＿＿＿培养基。

2. 结核分枝杆菌细胞壁中含有＿＿＿＿＿＿，所以对外界抵抗力强，主要表现为耐＿＿＿＿＿＿、耐＿＿＿＿＿＿、耐＿＿＿＿＿＿，但对＿＿＿＿＿＿比较敏感。

3. 检测机体对结核是否具有免疫力，常用的体内试验是＿＿＿＿＿＿。

### 三、选择题
1. 结核分枝杆菌最常见的传播途径是
   A. 呼吸道传播　　　　B. 消化道传播
   C. 接触传播　　　　　D. 创伤传播
   E. 以上均不是

2. 结核分枝杆菌的主要致病物质是
   A. 内毒素　　　　　　B. 外毒素
   C. 侵袭性酶类　　　　D. 鞭毛
   E. 菌体成分

3. 结核菌素试验发生机制是
   A. Ⅰ型超敏反应　　　B. Ⅱ型超敏反应
   C. Ⅲ型超敏反应　　　D. Ⅳ型超敏反应
   E. 体液免疫

4. 关于结核分枝杆菌的生物学特性叙述错误的是
   A. 营养要求高　　　　B. 生长繁殖速度慢
   C. 菌落粗糙　　　　　D. 对多种抗生素敏感
   E. 革兰染色阴性

5. 下列关于结核菌素试验结果描述正确的是
   A. 结核菌素试验阴性即可除外结核
   B. 卡介苗接种成功，结核菌素反应多呈阳性
   C. 重症肺结核的结核菌素反应阳性
   D. 结核菌素试验阳性，肯定有结核病
   E. 初次感染结核4周后，结核菌素试验阳性

### 四、简答题
1. 简述结核菌素试验的原理、方法、结果及意义。
2. 简述麻风分枝杆菌、白喉棒状杆菌、嗜肺军团菌、百日咳鲍特菌、流感嗜血杆菌的所致疾病及预防措施。

（裴　明）

## 第4节　动物源性细菌

　　动物源性细菌是以动物作为传染源，能引起人和动物的某些传染病，该类传染病被称为人畜共患病。动物源性细菌通常以家畜或野生动物作为储存宿主，人类因通过接触病畜或其污染物及媒介昆虫叮咬等途径感染而致病，这些病主要发生在畜牧区或自然疫源地。常见动物源性细菌主要有布鲁菌、炭疽芽孢杆菌和鼠疫耶尔森菌（表3-2，图3-15～图3-18）。

表3-2　常见动物源性细菌

| 名称 | 生物学特性 | 致病因素 | 所致疾病 | 预防原则 |
|---|---|---|---|---|
| 布鲁菌 | G⁻小杆菌，专性需氧，营养要求高，抵抗力较强 | 内毒素 | 可通过接触、消化道、皮肤多途径传染，引起人及动物布鲁菌病（波浪热） | 消灭传染源，加强食品卫生管理，接种减毒活疫苗可预防 |
| 鼠疫耶尔森菌 | G⁻球杆菌、两端钝圆并浓染，有荚膜 | F1抗原、V/W抗原、鼠毒素、内毒素 | 主要经带菌的鼠蚤叮咬传播，引起腺鼠疫、肺鼠疫、败血症型鼠疫 | 灭鼠灭蚤，切断传播途径，也可接种减毒活菌苗 |

续表

| 名称 | 生物学特性 | 致病因素 | 所致疾病 | 预防原则 |
|---|---|---|---|---|
| 炭疽芽孢杆菌 | G⁺杆菌，致病菌中最大，呈竹节状排列，可形成荚膜、芽胞位于菌体中央，小于菌体宽度 | 荚膜、炭疽毒素 | 通过皮肤接触、呼吸道或消化道感染，引起人、畜炭疽病 | 加强家畜管理，病畜严禁解剖，尸体焚烧并深埋于地下 2m。接种炭疽减毒活菌苗 |

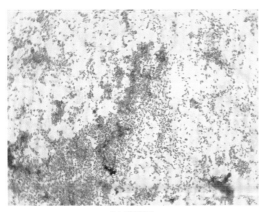

(a) 光镜图　　　　　　　　　　　　　(b) 电镜图

图 3-15　布鲁菌形态图

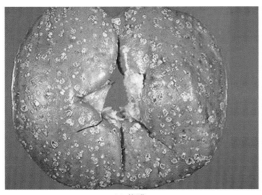

(a) 荚膜　　　　　　　　　　　　　(b) 两端浓染

图 3-16　鼠疫耶尔森菌形态图

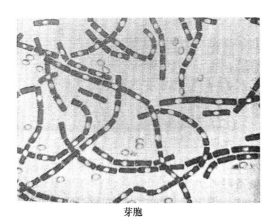

芽胞

图 3-17　炭疽芽孢杆菌芽胞（光镜图）

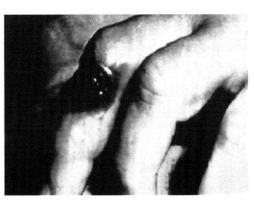

图 3-18　皮肤炭疽

## 小结

　　动物源性细菌是以动物作为传染源，能引起人和动物的某些传染病，该类传染病被称为人畜共患病。动物源性细菌通常以家畜或野生动物作为储存宿主，人类因通过接触病畜或其污染物及媒介昆虫叮咬等途径感染而致病，这些病主要发生在畜牧区或自然疫源地。其主要有布鲁菌、炭疽芽孢杆菌和鼠疫耶尔森菌等。布鲁菌感染家畜引起母畜流产，感染人引起波浪热、肝脾肿大，常伴有关节痛和全身乏力；炭疽芽孢杆菌可经皮肤、呼吸道、消化道侵入人体引起人类炭疽病；鼠疫耶尔森菌可通过人蚤或呼吸道引起人群间鼠疫的流行，致病性极强。

# 自 测 题

**选择题**

1. 下列哪种细菌是动物源性细菌

　　A. 结核杆菌　　　　B. 产气荚膜梭菌

　　C. 炭疽芽孢杆菌　　D. 霍乱弧菌

　　E. 伤寒杆菌

2. 感染动物后引起母畜流产的病原体是

　　A. 布鲁菌　　　　　B. 炭疽芽孢杆菌

　　C. 鼠疫耶尔森菌　　D. 钩端螺旋体

　　E. 立克次体

3. 炭疽芽孢杆菌的生物学特性不包括

　　A. 革兰阴性菌　　　B. 无鞭毛

　　C. 专性需氧　　　　D. 灰白色粗糙型菌落

　　E. 抵抗力强

4. 控制和消灭鼠疫的关键措施是

　　A. 对鼠疫患者早期诊断和治疗

　　B. 疫区人群普遍接种活菌疫苗

　　C. 灭鼠灭蚤

　　D. 疫区的流行病学监测

　　E. 疫区的现场消毒和隔离

# 第 5 节　厌氧性细菌

　　厌氧性细菌是一群必须在无氧环境条件下，才能生长繁殖的细菌。根据能否形成芽胞，可将厌氧性细菌分为厌氧芽孢梭菌属和无芽胞厌氧菌属两大类。

## 一、厌氧芽孢梭菌属

　　厌氧芽孢梭菌属是一群专性厌氧、能形成芽胞，芽胞直径比菌体宽，使菌体膨大呈梭状的革兰阳性大杆菌，广泛分布于土壤、动物和人体的肠道内。其多数为土壤中的腐物寄生菌，少数为致病菌，如破伤风梭菌、产气荚膜梭菌、肉毒梭菌等。在适宜条件下，芽胞发芽形成繁殖体，产生强烈的外毒素和酶，引起人类和动物疾病。本菌属对人主要引起破伤风、气性坏疽和肉毒中毒等严重疾病。

### （一）破伤风梭菌

　　破伤风梭菌是破伤风的病原体，当机体受到外伤、创口被污染或分娩时使用不洁器械剪断脐带等，本菌可侵入局部创面而引起外源性感染，发芽繁殖，产生外毒素，引起破伤风。常发生在战伤感染或产科感染，发病后病死率约为20%。

**1. 生物学性状**　革兰阳性细长杆菌，有周鞭毛，无荚膜。正圆形芽胞位于菌体顶端，宽于菌体，使细菌呈鼓槌状，为本菌典型特征（图3-19）。它专性厌氧，营养要求不高。不发酵糖类，不分解蛋白质。芽胞抵抗力强，在干燥的土壤和尘埃中可存活数十年。

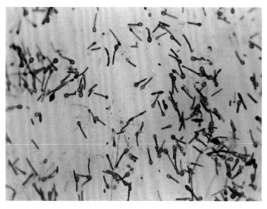

图 3-19　破伤风梭菌形态图

**2. 致病性与免疫性**

（1）致病条件：破伤风梭菌无侵袭力，其感染的重要条件是外伤及伤口局部形成厌氧微环境。伤口的厌氧微环境是细菌繁殖和致病的重要条件。一般致病条件是伤口窄而深，有泥土、异物污染；大面积创伤，伤口坏死组织多，局部组织缺血；同时伴需氧菌或兼性厌氧菌的混合感染的伤口；均易造成厌氧微环境，有利于破伤风梭菌繁殖。

考点：破伤风梭菌的致病条件

（2）致病物质：本菌能产生破伤风痉挛毒素和破伤风溶血毒素，破伤风痉挛毒素是主要致病物质。破伤风痉挛毒素是一种神经外毒素，毒性极强，仅次于肉毒毒素，用甲醛脱毒后成为类毒素，可用于预防接种。

破伤风痉挛毒素对脑神经和脊髓前角神经细胞有高度的亲和性，毒素进入细胞后能抑制正常存在的抑制性介质和抑制性神经元的协调作用，阻止了抑制性神经递质释放，导致骨骼肌的屈肌和伸肌同时呈强直性痉挛（图3-20）。

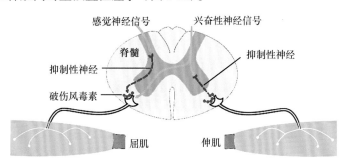

图 3-20　破伤风毒素的作用机制

（3）所致疾病：破伤风。破伤风潜伏期可从几天至几周，与原发感染部位距离中枢神经系统的长短有关，平均为 7 ～ 14 天。其典型症状有：咀嚼肌痉挛所造成的苦笑面容，牙关紧闭及持续性背部肌肉痉挛所造成的角弓反张（图3-21），严重者因呼吸肌痉挛窒息而死亡。

**3. 防治原则**　破伤风一旦发生，治疗效果不佳，故以预防为主，预防措施主要有：①正确处理伤口：用3%过氧化氢溶液正确清洗伤口，及时清创扩创，防止厌氧微环境的形成。

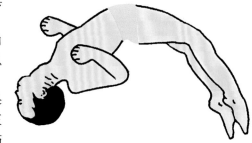

图 3-21　破伤风症状——角弓反张

②人工自动免疫：我国目前对3 ～ 6个月的儿童接种百白破三联疫苗（含百日咳杆菌死疫

考点：破伤风的防治原则

苗，白喉类毒素和破伤风类毒素）。对军人和其他易受伤的人群接种破伤风类毒素。③人工被动免疫：对伤口深且污染者注射破伤风抗毒素（TAT）作紧急预防。TAT亦可用于破伤风患者的特异性治疗，原则是早期足量，但使用前应进行皮肤试验，阳性者采用脱敏疗法。同时使用青霉素等抗生素抑制破伤风梭菌在局部病灶繁殖。

### 案例 3-7

#### 伤口处理不当带来的后患

患者，男，40岁，建筑工人。一周前在工地不慎被一锈铁钉刺破足底。伤口立即由卫生员处理包扎，但至今未愈。今天出现张口困难，全身抽搐而急诊入院。查体：T 38℃，P 80次/分。神志清楚，心肺无异常。牙关紧闭，若笑面容，颈强直。左足底有一个 2～3cm 的伤口，轻度化脓感染。体检时阵发痉挛一次，呈角弓反张，历时约10秒。初步诊断：破伤风。

**问题**：1. 患者是怎么感染上的破伤风的？

2. 应该采取什么措施？

### （二）产气荚膜梭菌和肉毒梭菌

产气荚膜梭菌广泛分布于自然界及人和动物的肠道中，产气荚膜梭菌具有荚膜，能产生10余种外毒素和侵袭性酶类，侵入创口后造成严重的局部感染即气性坏疽，表现为局部水肿、胀痛剧烈，触摸有捻发感，严重者可引起毒血症、休克，病死率高。也可因食入被本菌污染的食物，引起食物中毒，1～2天即可自愈（图3-22）。

肉毒梭菌广泛分布于土壤和动物粪便中，人因食入被肉毒毒素污染的食物，发生食物中毒。食物被本菌污染后，在厌氧条件下产生肉毒毒素，该毒素为嗜神经毒素，能选择性作用于脑神经核、外周神经肌肉接头及自主神经末梢，阻碍乙酰胆碱释放，影响神经冲动传递，主要为神经末梢麻痹，胃肠症状少见。表现为眼球肌肉麻痹、眼睑下垂、出现复视及斜视，继而咽肌麻痹，出现吞咽及咀嚼困难、口齿不清等，严重者导致呼吸肌麻痹、心肌麻痹而死亡也可因食入肉毒梭菌，引起婴儿肉毒病。（图3-23）。

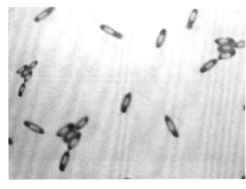 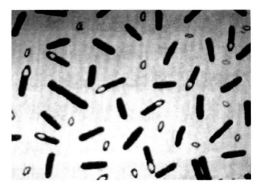

图 3-22　产气荚膜梭菌　　　　　图 3-23　肉毒梭菌

现将两种厌氧芽孢梭菌列表比较如下（表3-3）。

表 3-3　产气荚膜梭菌与肉毒梭菌的区别

| 细菌 | 形态特征 | 致病物质 | 传播途径 | 所致疾病 | 防治原则 |
|---|---|---|---|---|---|
| 产气荚膜梭菌 | G⁺ 大杆菌，芽胞椭圆形，位于菌体中央或次端，不大于菌体宽度（图3-22） | α- 毒素及酶 | 创伤感染 | 气性坏疽（局部伤口严重，病情凶险） | 正确处理伤口，多价抗毒素治疗 |
| 肉毒梭菌 | G⁺ 大杆菌，芽胞椭圆形，比菌体宽，位于次极端，使菌体呈网球拍状（图 3-23） | 肉毒毒素（毒性最强） | 经口感染 | 食物中毒（肌肉麻痹） | 加强食品监管，多价抗毒素治疗 |

# 二、无芽胞厌氧菌

无芽胞厌氧菌存在于人体口腔、上呼吸道、肠道及泌尿生殖道等处，与兼性厌氧菌共同构成人体的正常菌群，并且在数量上占绝对优势。在一定条件下成为条件致病菌。因其感染广、感染类型多，对多种抗生素不敏感，细菌学诊断较为困难，应给予充分重视。

无芽胞厌氧菌包括革兰阳性球菌、杆菌与革兰阴性球菌、杆菌。其中以革兰阴性无芽胞厌氧杆菌引起的感染最多见，如脆弱类杆菌、产黑色素类杆菌及核梭杆菌等，其中以脆弱类杆菌的感染在临床上居首位。

## （一）致病性

（1）致病条件：①寄居部位改变；②机体免疫力下降；③菌群失调；④ 若局部有厌氧微环境。

（2）致病物质：主要有荚膜、菌毛、侵袭性酶类和类毒素等。

（3）感染特征：多呈慢性感染，具有以下特征。①多引起口腔、鼻窦、胸腔、腹部、女性生殖道及盆腔等部位炎症、脓肿及其他深部脓肿；②分泌物为血色或棕黑色，有恶臭；③使用氨基糖苷类抗生素长期治疗无效；④分泌物直接涂片镜检可见细菌，但普通培养无细菌生长。

## （二）防治原则

现尚无特异的预防方法。手术时应防止体内无芽胞厌氧菌污染创口，外科清创引流是预防厌氧菌感染的重要措施。大多数无芽胞厌氧菌对青霉素、克林霉素、头孢菌素敏感，甲硝唑对厌氧菌感染也有很好的疗效，对氨基糖苷类抗生素不敏感。

> **小结**
>
> 厌氧性细菌是指必须在无氧条件下生长繁殖的细菌。其中重要的是三种厌氧芽胞梭菌，均为革兰阳性大杆菌，产生外毒素致病，引起特定的临床症状：①破伤风梭菌产生痉挛毒素，阻止抑制性介质释放，引起骨骼肌强直性痉挛。②产气荚膜梭菌产生多种外毒素及酶，破坏组织细胞，造成组织坏死崩解，引起气性坏疽。③肉毒梭菌产生肉毒毒素，作用于脑神经核及外周胆碱能神经，引起食物中毒。
>
> 无芽胞厌氧菌为人体正常菌群，可作为条件致病菌，引起内源性感染。其感染部位广泛，感染类型多，无特定的临床症状。

**自　测　题**

**选择题**

1. 破伤风梭菌的致病物质是
   A. 肉毒毒素　　　　　　　B. 内毒素
   C. 破伤风痉挛毒素　　　　D. 破伤风类毒素
   E. 细胞毒素

2. 破伤风的典型症状中以下哪项不是
   A. 牙关紧闭　　　　　　　B. 苦笑面容
   C. 颈强直　　　　　　　　D. 角弓反张
   E. 口吐白沫

3. 破伤风梭菌的感染途径是
   A. 伤口　　　　　　　　　B. 消化道
   C. 呼吸道　　　　　　　　D. 生殖道
   E. 泌尿系统

4. 目前已知生物毒素中毒性最剧烈的神经外毒素是
   A. 肉毒毒素　　　　　　　B. 外毒素
   C. 内毒素　　　　　　　　D. 破伤风梭菌毒素
   E. 抗毒素

5. 无芽胞厌氧菌的感染条件不包括
   A. 寄居部位改变
   B. 宿主免疫力下降
   C. 菌群失调
   D. 出现需氧微环境
   E. 出现厌氧微环境

（杨艳萍）

# 4

# 第4章　其他原核细胞型微生物

自然界中的原核细胞型微生物包括"四体两菌"，除了前面介绍的细菌外，还有支原体、衣原体、螺旋体、立克次体和放线菌，这些病原体各自有其独特的形态、繁殖方式和致病特点。他们是一些什么样的微生物呢？让我们共同来认识他们……

## 第1节　支　原　体

支原体是能在无生命培养基上生长繁殖的最小的原核细胞型微生物，可通过滤菌器，常给细胞培养工作带来污染的麻烦。

### 一、生物学特性

支原体无细胞壁，形态多样可呈球形、丝状（图4-1），在含10%～20%人或动物血清培养基中生长缓慢，菌落微小（图4-2）。它对热、干燥的抵抗力弱，容易被脂溶剂及苯酚、甲醛灭活，对两性霉素B、红霉素等敏感。

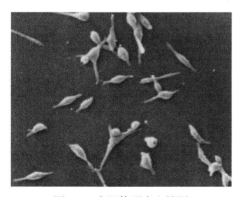
图4-1　支原体形态电镜图

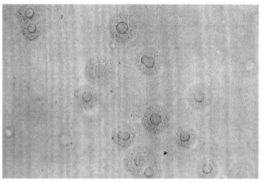
图4-2　支原体"油煎蛋"样菌落

### 二、致病性与免疫性

支原体在呼吸道或泌尿生殖道上皮细胞黏附并定居后，通过获取细胞膜上的脂质与胆固醇，释放神经毒素、过氧化氢等引起细胞损伤。

支原体在自然界分布广泛，种类多。与人类感染有关的主要是肺炎支原体和解脲脲原体。

**1. 肺炎支原体**　引起间质性肺炎，有时并发支气管肺炎，称为原发性非典型性肺炎。传染源是患者或带菌者，主要经飞沫传染，多发生于夏末秋初，青少年多见。其临床表现为头痛、咽痛、发热、咳嗽、淋巴结肿大等，重者可出现心血管、中枢神经系统症状，呼吸道分泌的SIgA对再感染有一定防御作用。治疗可选用红霉素、氯霉素等。

**2. 解脲脲原体** 通过性接触传播，引起非淋菌性尿道炎。治疗非淋菌性尿道炎首选阿奇霉素，也可用罗红霉素、多西环素等。

## 三、抵抗力

支原体对理化因素抵抗力弱，加热 55℃ 5 ～ 15 分钟即死亡，对青霉素、头孢菌素等不敏感，对多西环素、氯霉素等敏感。

### 案例 4-1

#### 非淋菌性尿道炎

患者，男，28 岁。近 1 周常有浆液或黏液脓性分泌物从尿道口流出，排尿时淋漓不尽，有"放射状疼痛"。追问病史承认有多个性伴侣。检查：尿道分泌物涂片革兰染色镜检和细菌培养无淋菌，尿液离心沉淀后培养检出支原体。

分析：非淋菌性尿道炎主要由衣原体、支原体引起。本病目前在欧美国家已超过淋病跃居性传播疾病首位，我国病例亦日益增多。患者如因症状不明显或不愿正视，不检查治疗，任其发展可引起附睾炎、前列腺炎、盆腔炎、宫颈炎、输卵管炎及不育症等。

## 第 2 节 立 克 次 体

立克次体是一类以节肢动物（蚤、虱、蜱、恙螨）为媒介，严格细胞内寄生的原核细胞型微生物。对人致病的立克次体多为人畜共患的病原体。

立克次体多为球杆状，以二分裂方式增殖。Giemsa 染色法染色呈紫色或蓝色（图 4-3）。它专性细胞内寄生，抵抗力较弱，在 56℃ 30 分钟、0.5% 苯酚溶液及 75% 乙醇中数分钟即可杀灭，在干燥虱粪中能保持传染性半年左右，对四环素和氯霉素敏感。

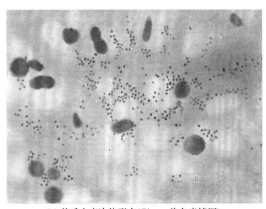
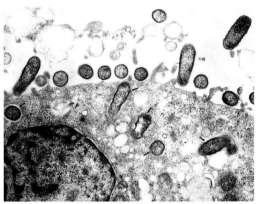

(a) 普氏立克次体形态(Giemsa染色光镜图)　　　　　　(b) 细胞内寄生的立克次体(电镜图)

图 4-3　立克次体形态图

致病物质是内毒素和磷脂酶 A。立克次体主要通过虱、蚤、螨、蜱等节肢动物的叮咬及其粪便传播，对人致病的主要有普氏立克次体、莫氏立克次体、恙虫病立克次体。其种类和致病特点见表 4-1。

表 4-1 主要致病性立克次体的致病特点

| 种类 | 传播方式 | 疾病名称 | 临床表现 |
|------|---------|---------|---------|
| 普氏立克次体 | 人虱叮咬 | 流行性斑疹伤寒 | 高热，肌肉痛，皮疹，伴神经系统、心血管系统或其他实质脏器损害的症状 |
| 莫氏立克次体 | 鼠蚤叮咬 | 地方性斑疹伤寒 | 与流行性斑疹伤寒相似，但症状较，病程较短 |
| 恙虫病立克次体 | 恙螨幼虫叮咬 | 恙虫病 | 高热，叮咬部位有焦痂，皮疹，全身淋巴结肿大，心血管系统及肝、脾、肺等损害症状 |

立克次体病后多可获得持久的免疫力，以细胞免疫为主。

用已知变形杆菌的某些菌株代替立克次体作抗原，与患者血清做定量凝集反应，测定患者血清中相应的抗体及其含量，这种交叉凝集试验称为外斐反应，可辅助诊断立克次体病。

预防立克次体病的关键是灭虱、灭蚤、灭鼠、灭螨。注意个人卫生，改善环境卫生，加强个人防护。斑疹伤寒可接种精制鼠肺疫苗进行特异性预防，免疫力维持一年左右。治疗可选用敏感抗生素。

**考点：** 立克次体病的传播媒介

# 第 3 节 衣 原 体

衣原体是一类严格细胞内寄生，具有独特发育周期，并能通过滤菌器的原核细胞型微生物。衣原体广泛寄生于人和动物，仅少数致病，其中引起人类疾病的有沙眼衣原体、肺炎衣原体、鹦鹉热衣原体等，本节主要介绍沙眼衣原体。

**链接**

### 衣原体之父——汤飞凡

汤飞凡是中国第一代微生物学家。在 1955 年他采用鸡胚卵黄囊接种法首次分离出沙眼衣原体 TE8（T 表示沙眼，E 表示鸡卵，8 即第 8 次试验）。为了证明该病原能在人的眼睛里引起沙眼，在 1957 年除夕他将 TE8 接种进自己的左眼，造成了典型的沙眼，并且为了观察全部病程，坚持了 40 多天才接受治疗，无可置疑地证明了 TE8 对人类的致病性。汤飞凡为人类战胜沙眼做出了巨大的贡献，并成为世界上发现重要病原体的第一个中国人，被誉为"衣原体之父"。

## 一、生物学性状

衣原体有独特的发育周期（图 4-4），光镜下可观察到两种形态，即原体和始体。原体小而致密呈球形，Giemsa 染色呈紫红色，无繁殖能力，有高度感染性。始体大而疏松，Giemsa 染色呈深蓝或暗红色，有繁殖能力，无感染性。原体吸附于易感细胞表面，经宿主细胞的吞饮作用进入细胞内，由宿主细胞包围原体并聚集形成空泡，在空泡内原体发育为始体。始体以二分裂方式繁殖产生大量子代原体并形成包涵体。子代原体成熟后释放出来，再感染新的易感细胞，开始新的发

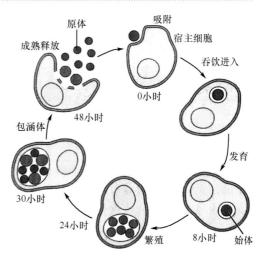

图 4-4 衣原体生活周期示意图

育周期。

沙眼衣原体抵抗力较弱，60℃仅能存活 5～10 分钟，2% 甲酚作用 5 分钟则失去活性，用 0.1% 甲醛溶液或 0.5% 苯酚溶液经 24 小时可被杀死，对四环素、氯霉素和红霉素等敏感。

## 二、致病性与免疫性

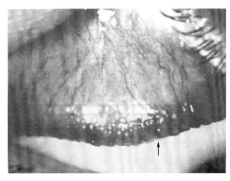

图 4-5　沙眼

致病物质是外膜蛋白、毒性代谢产物和内毒素样物质。沙眼衣原体引起的疾病主要有以下四种。

**1. 沙眼**　通过眼—眼、眼—手—眼传播。其发病缓慢，表现为流泪、黏液脓性分泌物、结膜充血、滤泡增生、乳头增生，最终结膜瘢痕、眼睑内翻、倒睫、角膜血管翳引起角膜损害、失明。沙眼是致盲的首位病因（图 4-5）。

**2. 包涵体结膜炎**　新生儿经产道感染，引起急性化脓性结膜炎，能自愈。成人可因两性接触、手—眼途径或来自污染的游泳池水，引起滤泡性结膜炎，一般经数周或数月痊愈，无后遗症。

**3. 泌尿生殖道感染**　经性接触传播，由沙眼生物变种引起，可引起非淋病性尿道炎、附睾炎、宫颈炎、输卵管炎及不育症。

**4. 性病淋巴肉芽肿**　由沙眼生物变种引起，通过两性接触传播，是一种性传播疾病。可侵犯腹股沟淋巴结，也可累及会阴、肛门、直肠及盆腔淋巴结，发生化脓性炎症和慢性肉芽肿。

考点：衣原体的传染途径和所致疾病

衣原体感染后，能诱导机体产生特异性细胞免疫和体液免疫，以细胞免疫为主。病后免疫力不强，常可造成持续感染、反复感染等。

## 三、防治原则

目前，预防沙眼尚无特异性方法，主要以加强个人卫生、不使用公共毛巾及脸盆、避免接触传染源等作为预防的主要措施。治疗沙眼可用利福平、氯霉素、红霉素。

# 第 4 节　螺　旋　体

螺旋体是一类细长、柔软、弯曲呈螺旋状、运动活泼的原核细胞型微生物，以二分裂方式繁殖，对抗生素敏感。

螺旋体广泛分布于自然界，种类繁多，对人和（或）动物致病的主要有 3 个属：①疏螺旋体属：如回归热螺旋体、伯氏螺旋体。②密螺旋体属：如梅毒螺旋体。③钩端螺旋体属：如钩端螺旋体。

## 一、钩端螺旋体

钩端螺旋体（简称钩体）能感染人和动物，引起人畜共患的钩端螺旋体病（简称钩体病）。本病是自然疫源性疾病，分布广，世界各地均有发生，严重危害人民的健康，为我国重点防治的传染病之一。

## （一）生物学性状

菌体纤细，长短不一，螺旋细密而规则，一端或两端弯曲呈钩状，常使菌体呈"C"、"S"、"8"等形状（图4-6）。在暗视野显微镜下可见形如细小闪亮的珍珠串，运动活泼（图4-6）。常用Fontana镀银染色法将菌体染成棕褐色。其营养要求较高，常用柯氏培养基培养，对热和酸均敏感，60℃ 1分钟即死亡，对常用化学消毒剂及青霉素敏感，但在中性的湿土和水中可存活数月。

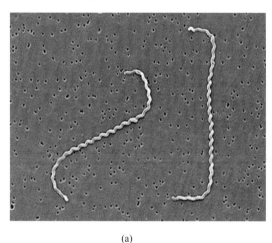
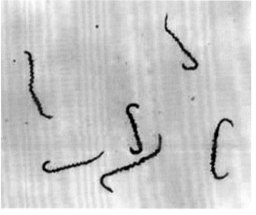

(a)    (b)

图4-6 钩端螺旋体光镜形态图

（a）暗视野显微镜下的钩端螺旋体；（b）Fontana 镀银染色

## （二）致病性与免疫性

致病物质是钩体产生的溶血素、细胞毒因子和内毒素样物质。

钩体病为人畜共患传染病，夏、秋季节不少农村地区有该病流行。鼠类、猪为主要的传染源和储存宿主。动物感染后不发病，但钩体在肾脏中长期繁殖，并随尿液不断排出，污染水源和土壤。人在参加田间劳作、防洪等接触疫水时，钩体经完整或破损的皮肤、黏膜进入机体而感染。

临床上患者可出现畏寒、发热、头痛、腰痛、腓肠肌痛、眼结膜充血等症状。由于钩体的毒力、数量不同及机体免疫力强弱不同，病程发展和症状轻重差异很大，临床常见的为流感伤寒型、黄疸出血型、肺出血型、脑膜炎型等。孕妇感染钩体后，也可通过胎盘感染胎儿导致流产。病后或隐性感染后，可获得对同型钩体的持久免疫，且以体液免疫为主。

## （三）微生物学检查

发病1周内取血，第2周以后取尿，脑膜脑炎型则取脑脊液。标本用暗视野显微镜检查活体或用镀银染色，必要时做分离培养及动物接种。也可用ELISA或显微镜凝集试验检查患者血清抗体进行诊断。

## （四）防治原则

主要是搞好防鼠、灭鼠工作，加强对带菌家畜的管理，保护好水源。钩体病发展快，对有接触疫水的人出现感冒样症状时，要早诊、早治，以防发展成危重的肺大出血型。易感人群可进行多价钩体死疫苗接种，治疗首选青霉素。

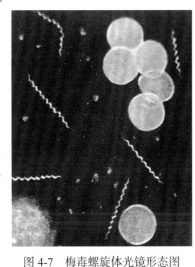

图 4-7　梅毒螺旋体光镜形态图
（Fontana 镀银染色）

# 二、梅毒螺旋体

梅毒螺旋体是引起人类梅毒的病原体。梅毒是一种危害性较为严重的性传播疾病。

## （一）生物学性状

菌体细长，两端尖直，螺旋致密而规则，运动活泼，Fontana 镀银染色法染成棕褐色（图 4-7）。人工培养较困难且易失去毒力。菌体抵抗力极弱，对冷、热、干燥均敏感，血液中 4℃ 3 天即失去感染性，故在血库冷藏 3 天以上的血液无传染梅毒的危险。对一般消毒剂和砷、汞制剂敏感，对青霉素、四环素、红霉素等敏感。

## （二）致病性与免疫性

**1. 致病物质**　梅毒螺旋体的致病因素及致病机制尚不十分清楚。现在认为可能与梅毒螺旋体表面的黏多糖、内毒素样物质等有关，梅毒中出现的组织破坏和病灶，主要是免疫病理损伤所致。

**2. 所致疾病**　即梅毒，人是梅毒螺旋体的唯一宿主，患者是传染源。梅毒分为先天性梅毒和获得性梅毒。先天性梅毒的传播途径为垂直传播，即母体通过胎盘传给胎儿，获得性梅毒的传播途径主要经性接触感染。

（1）先天性梅毒：又称胎传梅毒，可致胎儿全身感染，引起胎儿流产或死胎；出生后表现为锯齿形牙、马鞍鼻、神经性耳聋、间质性角膜炎等。

（2）获得性梅毒：以反复、潜伏和再发为特点，临床上分为三期：Ⅰ期（早期）梅毒，感染约 3 周后，常在患者外生殖器出现无痛性硬结及溃疡，称硬下疳，其溃疡渗出物中含有大量梅毒螺旋体，传染性极强。硬下疳常可自然愈合，经 2 ～ 3 个月无症状时期后进入第二期。Ⅱ期（中期）梅毒，患者全身淋巴结肿大，全身皮肤黏膜出现铜红色皮疹，密集不融合，称梅毒疹。在梅毒疹及淋巴结中有大量螺旋体。经 5 年或更久的反复发作，进入第三期。Ⅲ期（晚期）梅毒，此期表现为皮肤黏膜的溃疡性损害或内脏器官的肉芽肿样病变（梅毒瘤）。重者经 10 ～ 15 年后引起心血管及中枢神经系统损害，导致动脉瘤、脊髓

痨及全身麻痹等，危及生命，如图 4-8 所示。

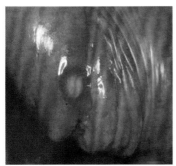
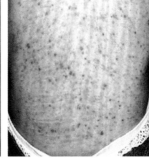
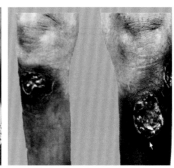

(a) Ⅰ期梅毒　　　　　　　　(b) Ⅱ期梅毒　　　　　　　　(c) Ⅲ期梅毒

图 4-8　获得性梅毒

机体对梅毒的免疫与感染同时存在，即有菌免疫，以细胞免疫为主。

护考链接

患者，男，36岁。3个月前生殖器冠状沟有不痛溃疡，自愈。近1个月来颈、腋淋巴结肿大，四肢躯干出现红色斑丘疹，曾治疗但病情反复。查体：全身皮肤黏膜皮疹，掌跖见硬性脓疱带鳞屑，生殖器无皮损。该患者可能患的疾病是

A. 单纯疱疹　　　　　　　B. 梅毒　　　　　　　　C.过敏性皮疹

D. 湿疹　　　　　　　　　E. 带状疱疹

分析：梅毒硬下疳出现后9～12周进展为二期梅毒，以皮肤黏膜损害为主，掌跖处皮损诊断意义更大。

## （三）微生物学检查

一期梅毒患者取下疳渗出物，二期梅毒患者取皮疹、脓疱病灶组织渗出液，直接在暗视野显微镜下观察或镀银染色后镜检。

诊断梅毒的血清学试验，一般在发病2周以上方出现阳性。

## （四）防治原则

梅毒是一种性传播疾病，预防的根本措施是加强性卫生的宣传教育和严格社会管理，目前尚无疫苗预防，对患者应早期确诊并彻底治疗，治疗多采用青霉素。

# 第5节　放　线　菌

放线菌是一类丝状、呈分支生长的单细胞原核细胞型微生物，介于细菌和真菌之间。其种类繁多，绝大多数放线菌为有益菌，至今已报道过的近万种抗生素中，约70%由放线菌产生。

对人致病的放线菌主要有衣氏放线菌，常寄生于人和动物口腔、上呼吸道、胃肠道和泌尿生殖道，属正常菌群。其在人体抵抗力减弱、口腔卫生不良、拔牙或外伤时引起内源性感染，导致软组织的化脓性炎症。感染多呈慢性无痛性过程，并常伴有多发性瘘管形成，瘘管排出的脓液中可找到肉眼可见的黄色小颗粒，称为硫磺样颗粒，实为放线菌在组织中形成的菌落。将颗粒压片镜检，呈菊花状（图4-9），作为放线菌病辅助诊断的指标。

机体对放线菌的免疫主要靠细胞免疫。

注意口腔卫生，预防牙病发生和牙病早日治疗是预防放线菌病的主要方法。对放线菌患者的治疗可采取外科手术切除脓肿瘘管，同时用大剂量青霉素或磺胺药做较长时间治疗。

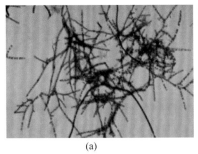
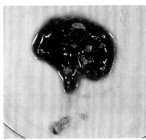
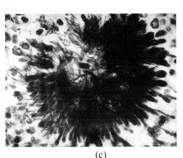

(a)　　　　　　　　　(b)　　　　　　　　　(c)

图4-9　放线菌形态图

(a)放线菌形态；(b)从患者病灶中取出的脓液内可见大小不等的硫磺样颗粒；(c)硫磺样颗粒用玻片制成压片并染色后镜检，可见大量向四周排列成放射状的放线菌菌丝，呈菊花状，菌丝末端有胶质样物质组成鞘包围，且膨大成棒状体

## 小结

支原体是一类没有细胞壁、呈高度多形性、可通过滤菌器、并能在无生命培养基中生长繁殖的最小原核细胞型微生物。对人致病的主要有肺炎支原体和溶脲脲原体（解脲脲原体），分别引起原发性非典型性肺炎和非淋菌性尿道炎。

立克次体是一类严格细胞内寄生的原核细胞型微生物，以节肢动物作为储存宿主或传播媒介，对多种抗生素敏感。

衣原体是严格真核细胞内寄生，具有独特发育周期的原核细胞型微生物。

螺旋体是一类细长、柔软、弯曲呈螺旋状、运动活泼的原核细胞型微生物。钩端螺旋体引起人畜共患钩体病；梅毒螺旋体可引起先天性梅毒和后天性梅毒。

放线菌介于细菌和真菌之间，衣氏放线菌为条件致病菌，引起软组织感染。

 自 测 题

**选择题**

1. 能在无生命培养基上生长繁殖的最小微生物是
   A. 细菌　　　　　　　B. 衣原体
   C. 支原体　　　　　　D. 立克次体
   E. 病毒

2. 下列哪种病原体不能通过性接触传播
   A. 梅毒螺旋体　　　　B. 钩端螺旋体
   C. 淋球菌　　　　　　D. 沙眼衣原体
   E. 溶脲脲原体

3. 性病淋巴肉芽肿的病原体是
   A. 支原体　　　　　　B. 立克次体
   C. 细菌　　　　　　　D. 衣原体
   E. 病毒

4. 人畜共患螺旋体病的病原体是
   A. 回归热螺旋体　　　B. 奋森螺旋体
   C. 梅毒螺旋体　　　　D. 钩端螺旋体
   E. 莱姆病螺旋体

5. 梅毒患者出现Ⅰ期临床症状，检查梅毒螺旋体的最适标本是
   A. 局部淋巴结抽出液　B. 梅毒疹渗出液
   C. 下疳渗出液　　　　D. 动脉瘤组织
   E. 脊髓痨组织

6. 下列对衣原体的描述，错误的是
   A. 有原体和始体两个发育阶段
   B. 始体以二分裂方式繁殖
   C. 原体有感染性
   D. 始体有感染性
   E. 对青霉素不敏感

7. 立克次体的传播途径是
   A. 节肢动物媒介传播　　B. 呼吸道传播
   C. 血液传播　　　　　　D. 消化道传播
   E. 接触传播

8. 引起原发性非典型肺炎的病原体是
   A. 肺炎支原体　　　　　B. 肺炎衣原体
   C. 立克次体　　　　　　D. 肺炎链球菌
   E. 冠状病毒

9. 地方性斑疹伤寒的传播媒介是
   A. 蚊　　　　B. 蝇　　　　C. 鼠蚤
   D. 恙螨　　　E. 蜱

10. 普氏立克次体的主要传播媒介是
    A. 蜱　　　　B. 鼠蚤　　　C. 蚊
    D. 体虱　　　E. 恙螨

（周　雪）

# 5

# 第5章 医学真菌学

　　真菌是一类不分根茎叶、不含叶绿素，具有典型细胞核和完整细胞器的真核细胞型微生物。真菌在自然界分布广泛，种类繁多，有10万余种。绝大多数真菌对人类不仅无害，甚至有益，如用于酿酒、制醋、生产抗生素、生产酶制剂等。与人类疾病有关的真菌有300余种，近年来，条件性真菌感染明显上升，这与滥用抗生素引起菌群失调和长期应用激素、免疫抑制剂、抗癌药物等导致机体免疫功能低下有关，应引起注意。

### 链接

#### 弗莱明与青霉素

　　英国微生物学家亚历山大·弗莱明（图5-1）在20岁时靠叔父留给他的250英镑进入医学院学习，毕业后留在圣玛利医院细菌室工作。1928年，弗莱明外出度假3周，当他回到实验室时，注意到一个与空气意外接触过的金黄色葡萄球菌培养皿中长出了一团青绿色霉菌。在用显微镜观察这只培养皿时，弗莱明发现，霉菌周围的葡萄球菌菌落已被溶解。这意味着霉菌的某种分泌物能抑制葡萄球菌。这引起了他的极大兴趣，立即设计了一系列试验，证明这种真菌是特异青霉菌（点青霉菌），把青霉菌产生的这种物质命名为青霉素。1940年英国病理学家弗罗里、德国生物化学家钱恩进一步研究改进，并成功的用于医治人的疾病，1944年，三人被授予诺贝尔生理学或医学奖。青霉素的发

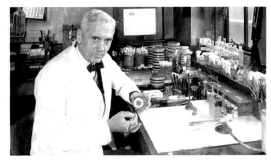

图5-1　英国微生物学家亚历山大·弗莱明

现，使人类找到了一种具有强大杀菌作用的药物，结束了传染病几乎无法治疗的时代；从此出现了寻找抗生素新药的高潮，人类进入了合成新药的新时代。

## 一、生物学性状

### （一）形态和结构

　　真菌按形态和结构不同可分为单细胞真菌和多细胞真菌两大类。

　　**1. 单细胞真菌**　呈圆形或卵圆形，如酵母菌，以出芽方式繁殖，其芽生孢子成熟后，脱离母细胞又成为一个新的个体。其对人致病的有白假丝酵母菌和新型隐球菌。

　　**2. 多细胞真菌**　又称丝状菌或霉菌，由菌丝和孢子组成，如皮肤癣菌。各种丝状菌长出的菌丝和孢子形态不同，是鉴别真菌的重要标志。

(1)菌丝：真菌的孢子在适宜的环境条件下长出芽管，逐渐延长呈丝状，称菌丝。菌丝又可长出许多分枝并交织成团称菌丝体。生长在培养基上的菌丝，如深入到培养基中吸取营养，称营养菌丝；露出于培养基表面，则称气中菌丝；气中菌丝中能产生孢子的称生殖菌丝。按其结构中是否有横隔可分为有隔菌丝和无隔菌丝。

菌丝有多种形态，如鹿角状、球拍状、螺旋状、结节状和梳状等（图 5-2）。

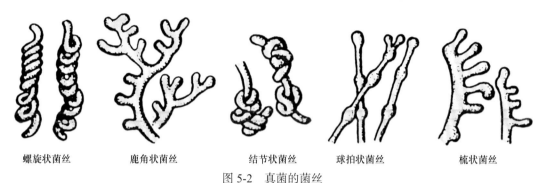

螺旋状菌丝　　　鹿角状菌丝　　　结节状菌丝　　　球拍状菌丝　　　梳状菌丝

图 5-2　真菌的菌丝

(2)孢子：是真菌的繁殖结构，一条菌丝可形成多个孢子。真菌孢子分有性孢子（两个细胞融合经减数分裂形成）和无性孢子（直接由菌丝上的细胞分化或出芽生成）两种。致病性真菌多为无性孢子，如分生孢子、叶状孢子、孢子囊孢子等（图 5-3）。

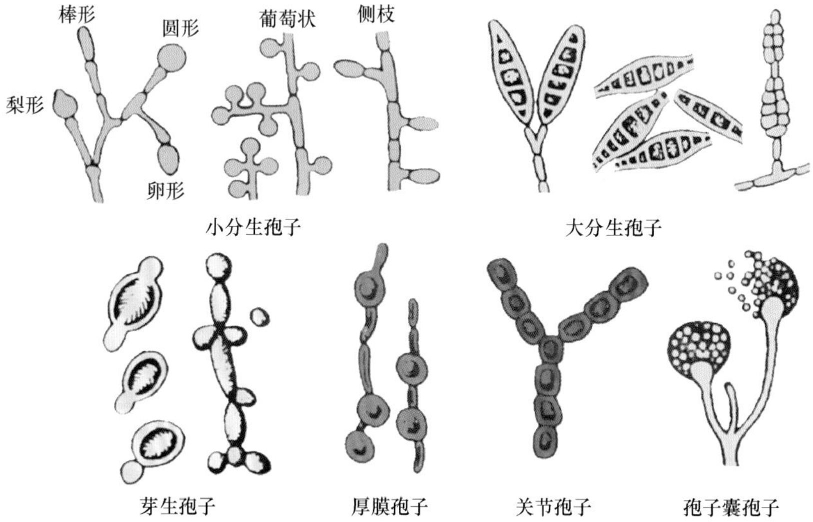

棒形　圆形　　葡萄状　侧枝

梨形

卵形

小分生孢子　　　　　　　　大分生孢子

芽生孢子　　　厚膜孢子　　　关节孢子　　　孢子囊孢子

图 5-3　真菌的无性孢子形态示意图

## （二）培养特性

大多数真菌营养要求不高，常用沙保培养基培养（含 4% 葡萄糖、1% 蛋白胨、2% 琼脂、0.5% 氯化钠），最适 pH 为 4～6，需较高的湿度与氧浓度，浅部真菌最适温度为 22～28℃，但深部真菌则以 37℃ 为宜。真菌以出芽、形成菌丝、产生孢子及菌丝断裂等方式进行繁殖。多数病原性真菌生长缓慢，丝状菌需 1～4 周，酵母型真菌则 1～2 天即可形成肉眼可见的菌落。

真菌菌落可分为两类：

**1. 酵母型菌落**　是单细胞真菌的菌落形式，与一般细菌菌落相似，光滑湿润，柔软致密，如新生隐球菌菌落。有些单细胞真菌如白假丝酵母菌出芽后，芽管延长形成假菌丝，伸入培养基内，外观与酵母型菌落相似，称类酵母型菌落。

**2. 丝状型菌落**　是多细胞真菌的菌落形式，由疏松的菌丝体组成。菌落呈棉絮状、绒毛状或粉末状，菌落可呈现不同的颜色。丝状型菌落的这些特征，有助于真菌鉴别。

## （三）抵抗力

真菌抵抗力不强，60 ～ 70℃ 1 小时即可杀死菌丝和孢子。其对干燥、日光、紫外线及一般消毒剂有较强的耐受力；对 2% 苯酚、2.5% 碘酊及 10% 甲醛等较敏感，用甲醛熏蒸被真菌污染的物品可达到消毒目的；对常用抗生素不敏感。灰黄霉素、制霉菌素、两性霉素 B 等对多种真菌有较强的抑制作用。

# 二、致病性与免疫性

## （一）致病性

 **链接**

### 真菌的毒力

真菌对人体具有一定的毒力，如白假丝酵母菌，具有黏附人体细胞的能力；新生隐球菌、荚膜组织胞浆菌等有抗吞噬作用；白假丝酵母菌、黄曲霉菌的细胞壁糖蛋白有内毒素样活性，能引起组织化脓性反应和休克等。

主要致病性真菌形态结构特点与致病性见表 5-1。

**表 5-1　主要致病性真菌形态结构特点与致病性**

| 名称 | 形态结构 | 致病性 |
| --- | --- | --- |
| 皮肤癣真菌 | 多细胞真菌 | 主要侵犯皮肤、毛发、指（趾）甲，引起癣病，如体癣、头癣等 |
| 白假丝酵母菌（白色念珠菌） | 单细胞真菌有假菌丝及厚膜孢子 | 内源性条件致病性真菌。多在免疫力下降或菌群失调等情况下引起皮肤黏膜、内脏器官感染，如鹅口疮、阴道炎等 |
| 新生隐球菌 | 单细胞真菌有厚荚膜 | 主要经呼吸道感染，引起肺或脑急性、亚急性或慢性感染 |
| 黄曲霉菌 | 多细胞真菌 | 污染花生、玉米、大米等，产生黄曲霉毒素，人食入后可引起中毒性肝炎、肝硬化、肝癌等 |

真菌可通过以下几种形式致病。

**1. 致病性真菌感染**　多为外源性真菌感染，可引起皮肤、皮下和全身各组织器官病变。例如，皮肤癣菌易在角质层内繁殖，通过机械刺激和代谢产物作用，引起局部炎症病变，如体癣、头癣、甲癣等。皮肤癣菌经直接或间接接触传播。深部真菌被吞噬细胞吞噬，在细胞内繁殖，引起组织慢性肉芽肿性炎症及组织坏死。

**2. 条件致病性真菌感染**　主要是内源性真菌感染引起，由致病力弱的人体正常菌群（如白假丝酵母菌、隐球菌、曲霉菌和毛霉菌等）在机体全身与局部免疫力降低或菌群失调的情况下引起感染。例如，肿瘤、糖尿病及免疫缺陷患者，在长期使用广谱抗生素、皮质激素、免疫抑制剂和放射治疗等过程中易伴发这些真菌感染，给临床治疗带来了困难。新生隐球菌（又称新型隐球菌）一般是外源性感染，主要传染源是鸽子，人因吸入鸽粪污染的空气而感染，主要引起肺炎或慢性脑膜炎等。

**3. 真菌超敏反应性疾病** 过敏体质者在接触、吸入或食入某些真菌的菌丝、孢子或代谢产物时引起各种类型的超敏反应，如荨麻疹、接触性皮炎、支气管哮喘和过敏性鼻炎等。

**4. 真菌性中毒症** 有些真菌如镰刀菌等在粮食或饲料上生长产生毒素，人、畜食后可导致急性或慢性中毒，称为真菌中毒症。使人、畜中毒可以是真菌本身，但更主要是真菌毒素。有的引起肝肾损害，有的引起血液系统、神经系统的损害，如黄曲霉菌可产生黄曲霉毒素，人进食该毒素污染的食物，如发霉的花生、玉米及大米等，可引起中毒性肝炎和肝硬化。

**5. 真菌毒素与肿瘤** 动物试验已证实多种真菌毒素与肿瘤有关。其中研究得最多的是黄曲霉毒素，其毒性很强，小剂量即有致癌作用，可引起原发性肝癌。

**案例 5-1**

足　　癣

患者，女，40 岁。自述双脚脚趾间奇痒疼痛，有水疱且溃烂 1 周。查体：患者双脚所有脚趾间有水疱，已糜烂，渗出液为白色，脚趾间皮肤红肿，伴有异味。

**问题：**初步诊断患者发生了什么感染？怎样进行防治？

**（二）免疫性**

**1. 固有免疫** 人体对真菌有较强的天然免疫力。其主要包括皮肤黏膜的机械屏障、分泌作用、正常菌群的拮抗作用、吞噬细胞的吞噬作用和体液中杀真菌物质的作用，如皮脂腺分泌的不饱和脂肪酸有抗真菌作用。学龄前儿童皮脂腺发育尚未完善，故易患头癣。

**2. 适应性免疫** 真菌感染的恢复主要靠细胞免疫。真菌感染也能刺激机体产生抗体，但抗体的抗真菌作用尚难肯定。

# 三、微生物学检查

（1）对各种癣症患者取其皮屑、指（趾）甲屑或病发放于玻片上，滴加 10% 氢氧化钾，微加热后镜检，若观察到菌丝或孢子即有诊断意义。

（2）对疑似白假丝酵母菌感染者可取阴道分泌物、痰、脑脊液等标本做涂片，染色后镜检。镜下可见菌体呈圆形或卵圆形，革兰染色阳性。假菌丝与厚膜孢子可通过玉米粉培养基进行鉴定。

（3）对疑似新生隐球菌感染者可取痰液、脑脊液等标本经墨汁负染后镜检，镜下可见黑色的背景中有圆形或卵圆形的透亮菌体，外包一层透明的荚膜。

直接镜检不能确诊时可用沙保培养基培养、观察，以进一步鉴定。

# 四、防治原则

真菌性疾病目前尚无特异性预防方法。皮肤癣菌感染的预防主要是注意皮肤卫生，保持皮肤清洁、干燥；保持皮肤黏膜完整性；避免直接或间接与患者接触，以切断传播途径。预防深部真菌感染，首先要除去诱因，合理使用抗生素。

体表癣病治疗以局部治疗为主，可用克霉唑软膏、5% 硫软膏等外用药。疗效不佳或深部真菌感染的治疗常用药物如两性霉素 B、制霉菌素等。

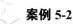**案例 5-2**

### 鹅口疮与艾滋病

患者，男，40 岁。主诉舌头及颊黏膜出现白斑 7 个月。病史中曾有多个性伴侣。查体：舌及颊黏膜充血发红，可见大小不等的白色膜状斑块，略高于黏膜表面，不易擦去。刮片后镜下可见大量真菌孢子及菌丝。接种于沙保培养基 3 天后出现酵母样菌落。镜检可见圆形或卵圆形孢子，革兰阳性，有假菌丝，鉴定为白假丝酵母菌。血清学检查：抗 HIV（+）。诊断：鹅口疮、艾滋病。

分析：白假丝酵母菌常存在于人的皮肤、上呼吸道、阴道和肠道，为条件致病性真菌，当机体出现菌群失调或免疫功能下降时，可引起各部位的感染。此患者抗 HIV（+），有艾滋病，机体免疫力低下，导致白假丝酵母菌感染口腔黏膜，其状如鹅口，称为鹅口疮。鹅口疮是艾滋病患者典型的临床表现之一。

---

## 小结

真菌是一类不分根茎叶、不含叶绿素的真核细胞型微生物。真菌可分为单细胞真菌（酵母菌）和多细胞真菌（霉菌）两大类，后者由菌丝和孢子组成。常用沙保弱培养基培养，致病真菌主要以芽生、裂殖等无性方式繁殖，对常用抗生素不敏感。近年来，条件性真菌感染明显上升。

 # 自 测 题

**选择题**

1. 真菌区别于细菌的本质特征是

　A. 具有真正的细胞核

　B. 有单细胞或多细胞等不同形态

　C. 有多种繁殖方式

　D. 对抗生素不敏感

　E. 细胞壁中无肽聚糖

2. 致病性真菌不包括

　A. 皮肤丝状菌　　　　B. 白假丝酵母菌

　C. 新生隐球菌　　　　D. 酵母菌

　E. 黄曲霉菌

3. 下列与原发性肝癌发病有关的是

　A. 青霉素　　　　　　B. 灰黄霉素

　C. 黄褐霉素　　　　　D. 串珠镰刀菌毒素

　E. 黄曲霉毒素

4. 以下为真核细胞型微生物的是

　A. 细菌　　　　　　　B. 真菌

　C. 支原体　　　　　　D. 衣原体

　E. 病毒

5. 下列哪种药物不能用于治疗真菌性疾病

　A. 制霉菌素　　　　　B. 克霉唑

　C. 灰黄霉素　　　　　D. 两性霉素

　E. 链霉素

（周　雪）

# 6

# 第6章　病毒概述

　　"病毒"，对大家来说并不陌生，许多疾病如麻疹、流感、甲肝、猩红热、脊髓灰质炎、艾滋病等，都是由病毒引起的，这些由病毒引起的疾病称为病毒性疾病。人类传染病中约75%是由病毒引起的，且具有传染性强、传播途径广泛、传播迅速、并发症复杂、后遗症严重、病死率高等特点。因此病毒与人类疾病关系密切，且对人类健康危害严重。人类在看到病毒、了解病毒的性质之前，对病毒病早就给予了极大的关注，但直到19世纪末叶，由于烟草种植业的蓬勃发展，人们对严重危害烟草生长的烟草花叶病病因进行了大量研究，才直接导致了病毒的发现。

　　病毒（virus）是一类体积微小、结构简单、只含一种类型核酸（RNA 或 DNA），必需寄生在活的易感细胞内以复制方式进行增殖的非细胞型微生物。

　　病毒在自然界分布广泛，包括植物病毒、动物病毒和噬菌体，其中对人类致病的病毒属于动物病毒。

## 一、病毒的基本性状

### （一）病毒的大小与形态

　　**1. 病毒的大小**　由于病毒极其微小，必须借助电子显微镜才能看到，因此以纳米（nm）作为测量单位。病毒根据种类的不同，大小各有所异。最大的病毒直径约为300nm，如痘病毒，而最小的病毒直径仅为20nm，如口蹄疫病毒。大多数病毒的直径介于 50 ～ 250nm。

**考点：病毒大小的计量单位**

　　**2. 病毒的形态**　病毒的形态常因种类不同而各式各样。多数病毒形态为球形或近似球形，个别为砖块状（如痘病毒）或弹状（如狂犬病病毒）；感染细菌的病毒（噬菌体）呈蝌蚪状；植物病毒（如烟草花叶病毒）多呈杆状（图 6-1）。

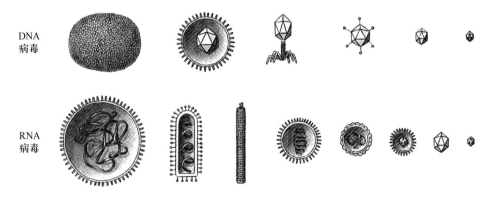

图 6-1　常见病毒的形态与结构示意图

## （二）病毒的结构与化学组成

病毒的基本结构很简单，由核心和衣壳组成，共同构成核衣壳，有些病毒在核衣壳外面还有一些辅助结构，如包膜、刺突等。核衣壳或核衣壳 - 包膜都是结构完整的具有传染性的病毒颗粒，统称为病毒体（图 6-2）。

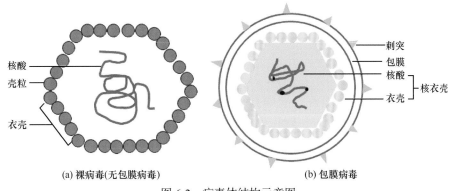

(a) 裸病毒(无包膜病毒)　　　　　　　　　　(b) 包膜病毒

图 6-2　病毒体结构示意图

考点：病毒的增殖过程

**1. 病毒的核心**　是病毒的中心结构，由一种核酸（RNA 或 DNA）组成，构成病毒的基因组。根据核酸类型不同可将病毒分为 RNA 病毒和 DNA 病毒两大类。核酸携带着病毒全部的遗传信息，决定着病毒的形态、增殖、遗传变异、传染性等特性。少数病毒的核心还有少量功能蛋白，如 DNA 聚合酶、反转录酶等。

**2. 病毒的衣壳**　是包围在病毒核心外面的一层蛋白质结构，由一定数量的壳粒（即蛋白质亚单位）组成，排列成不同的立体结构，主要有三种：二十面立体对称型、螺旋对称型、复合对称型，可作为病毒鉴定和分类的重要依据。

衣壳的主要作用是：①保护病毒核酸免受核酸酶和其他理化因素的破坏。②可与宿主细胞膜上的受体特异性结合，介导病毒穿入细胞，参与感染过程。这种特异性决定了病毒对宿主细胞的亲嗜性，如肝炎病毒对肝细胞的亲嗜性。③具有免疫原性，可诱导机体产生适应性免疫应答。

**3. 病毒的包膜**　包膜是包裹在病毒核衣壳外面的一层膜状结构，主要由蛋白质、脂类和少量多糖组成。包膜是某些病毒成熟过程中以出芽方式通过宿主细胞膜或核膜时获得的。在某些病毒的包膜表面还具有长短不一、呈放射状排列的钉状突起，称为刺突。

包膜的主要作用是：①维护病毒的结构完整性，保护核衣壳；②参与感染过程，与病毒的吸附、穿入宿主细胞有关；③病毒刺突（糖蛋白）具有免疫原性，可诱导机体产生免疫应答。

考点：病毒的基本结构

## （三）病毒的增殖

病毒以复制的方式进行增殖。病毒因缺乏完整的酶系统和细胞器，故不能独立生存，必须借助于活的易感宿主细胞提供的酶系统、原料及能量等，在病毒核酸的控制下完成病毒的自我复制，以双链 DNA 病毒为例，其增殖过程可分为以下五个步骤（图 6-3），病毒的这种增殖方式称为复制，完成上述过程称为一个复制周期。

**1. 吸附**　病毒与易感活细胞接触，吸附在细胞膜表面相应的受体上。

**2. 穿入**　通过胞饮作用或病毒包膜与宿主细胞膜的融合进入细胞。

**3. 脱壳**　病毒在细胞内脱去衣壳，核酸游离出来。

**4. 生物合成**　以亲代病毒核酸为模板，进行自我复制，合成许多子代病毒核酸与蛋白质。

**5. 装配与释放**　子代病毒核酸与蛋白质装配成大量的子代病毒颗粒，以出芽方式或细胞破裂的方式释放到细胞外。

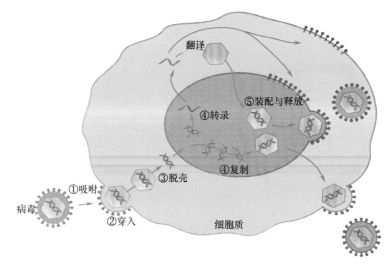

考点：病毒的基本结构

图 6-3　双链 DNA 病毒复制过程示意图

### （四）病毒的干扰现象

当两种病毒同时或先后感染同一宿主细胞时，可发生一种病毒抑制另一种病毒增殖的现象，称为干扰现象。异种病毒、同种及同型病毒之间、活的病毒与灭活病毒之间、完整病毒与缺损病毒之间均可发生干扰现象。因此，预防接种时应避免同时使用有干扰作用的两种病毒疫苗，以确保病毒疫苗的效果。有时病毒疫苗也可被宿主体内存在的病毒所干扰，故患病毒性疾病者应暂停接种。

### （五）病毒的抵抗力

采用物理方法或化学方法能使病毒失去感染性，称为病毒灭活。

**1. 温度**　大多数病毒耐冷不耐热，故病毒标本常在干冰温度（-70℃）和液氮温度（-196℃）条件下进行保存。多数病毒加热 55 ～ 60℃几分钟至十几分钟即被灭活，而乙肝病毒需加热 100℃ 10 分钟才能灭活。

**2. 射线**　γ 射线、X 射线及紫外线等都能将病毒灭活。

**3. 酸碱度**　多数病毒 pH 为 5 ～ 9，pH 在 5 以下或 pH 在 9 以上的强酸或强碱条件下可被灭活。

**4. 化学因素**　乙醚、氯仿等脂溶剂能灭活有包膜的病毒。甲醛能破坏病毒的感染性而对其抗原性影响不大，故常用于制备灭活疫苗。1% ～ 5% 苯酚、过氧化氢、高锰酸钾、含氯石灰、碘和碘化物、70% 乙醇能使大多数病毒灭活；过氧乙酸、次氯酸盐等对肝炎病毒有较好的消毒作用。

**5. 抗生素和中草药**　病毒对抗生素不敏感，但对干扰素敏感。中草药如板蓝根、大青叶、大黄、贯众等对病毒的增殖有一定的抑制作用。

### （六）病毒的变异

病毒的变异是指病毒在复制过程中出现某些性状的改变。病毒变异可以在自然或人工条件下发生。病毒的变异可表现在多个方面，在医学实践中有重要意义的主要有以下两种：

**1. 抗原性变异**　大多数病毒的抗原结构比较稳定，不容易发生变异，少数病毒的抗原易发生变异形成新的变异株，从而引发病毒性疾病的流行，这种变异对疾病的预防、诊断和治疗都带来了困难。

**2. 毒力变异**　指病毒对宿主致病能力的变异。通常是在自然条件下或采用人工的方法使病毒的毒力减弱或消失，制备成疫苗，如目前已在临床使用的麻疹减毒活疫苗、甲型肝炎减毒活疫苗等。但病毒的毒力也能由弱变强发生变异，从而使病情加重。

## 二、病毒的致病性与免疫性

### （一）病毒的传播方式

病毒的感染是指病毒侵入机体、在易感细胞内复制增殖并与机体相互作用的过程。病毒的感染方式有水平传播和垂直传播两种。多数病毒以一种途径进入机体，但也可见多途径感染的病毒，如人类免疫缺陷病毒、乙肝病毒。

**1. 水平传播**　是指病毒在人群不同个体之间的传播方式，为大多数病毒的传播方式。常见的传播途径包括通过黏膜表面的传播、通过皮肤传播和医源性传播。

（1）通过黏膜表面的传播：多种病毒可经呼吸道、消化道、泌尿生殖道等黏膜表面侵入机体。例如，如流行性感冒病毒通过呼吸道黏膜传播引起呼吸道疾病、甲型肝炎病毒通过肠黏膜传播引起肝脏病变，还有些病毒通过泌尿生殖道等黏膜引起性传播疾病。

（2）通过皮肤传播：有些病毒可通过昆虫叮咬或动物咬伤、注射或机械损伤的皮肤侵入机体而引起感染，如蚊虫叮咬可传播流行性乙型脑炎、狂犬咬伤可传播狂犬病病毒等。

（3）医源性传播：有些病毒可经注射、输血、拔牙、手术、器官移植引起传播，如人类免疫缺陷病毒、乙肝病毒、丙肝病毒等。

**2. 垂直传播**　指存在于母体的病毒经胎盘或产道由亲代传播给子代的方式，如乙型肝炎病毒、人类免疫缺陷病毒、风疹病毒、巨细胞病毒、疱疹病毒等。此外，产后哺乳和密切接触感染，病毒基因直接感染生殖细胞并经生殖细胞遗传（先天感染）也被列入垂直传播的范畴。垂直传播可致流产、早产、死胎或先天畸形等严重后果。

**考点：** 病毒的垂直传播

### （二）病毒的感染类型

由于病毒的种类、毒力及宿主免疫力的不同，病毒侵入机体后可表现出不同的感染类型，根据有无症状可分为隐性感染和显性感染。

**1. 隐性感染**　机体被病毒感染后未表现出明显临床症状，称为隐性感染。隐性感染虽然表现不出临床症状，但可使机体获得特异性免疫力。有些隐性感染者可向外界排出病毒，因不易被发现而成为疾病的重要传染源，应引起足够的重视。

**2. 显性感染**　病毒侵入机体后，可引起明显的临床症状者称为显性感染。根据症状出现的早晚和持续时间的长短又分为急性感染和持续性感染。

（1）急性感染：一般潜伏期较短，发病急，病程多为数日或数周。病愈后机体内不再有病毒存在且常获得适应性免疫，如流行性感冒、急性甲型肝炎等。

（2）持续性感染：一般病程较长，病毒可在体内持续存在数月至数年甚至数十年，出现或不出现临床症状，但长期携带者成为重要传染源，按病程可分四种：慢性感染、潜伏感染、慢发病毒感染、急性病毒感染的迟发并发症。

1）慢性感染：隐性或显性感染后，病毒未被完全清除，症状时有时无、迁延不愈，病程长达数月、数年或数十年，如慢性乙型肝炎等。

2）潜伏感染：原发感染后，病毒长期潜伏在特定组织细胞中，与机体处于相对平衡状态，不出现临床症状；若平衡被破坏，病毒即可大量增殖，引起急性发作，如水痘 - 带状疱疹等。

**考点：病毒的感染的类型**

3）慢发病毒感染：病毒感染后，潜伏期很长，可达数年甚至数十年，一旦发病出现症状，即表现为亚急性、进行性加重，最终导致死亡，如 HIV、狂犬病毒、朊粒等均可引起慢发病毒感染。

4）急性病毒感染的迟发并发症：急性感染后 1 年或数年，发生致死性的并发症，如麻疹病毒引起的亚急性硬化性全脑炎。

**案例 6-1**

#### 潜伏感染与口唇疱疹

患者，女，23 岁。因经常在口唇黏膜处出现水疱而就诊。患者发热时口唇周围常起针头大小成群的疱疹，自觉有轻度的痒和烧灼感，一周左右可自愈，发作时常伴有口腔溃疡、咽炎、舌炎等。反复发作多年。

分析：该患者初步诊断为单纯疱疹病毒 - Ⅰ型感染。病毒原发感染后，少数病毒不能被清除而潜伏在三叉神经节或颈上神经节内，与宿主细胞处于平衡状态。当机体发热、劳累过度、高度紧张、月经等因素导致免疫力下降时，病毒被激活而大量增殖，导致急性发作，使唇疱疹反复发作。

### （三）病毒的致病机制

**1. 引起宿主受染细胞的改变**　病毒损害宿主受染细胞的方式因病毒种类不同而异，主要有以下几种。

（1）杀细胞效应：由于病毒在宿主细胞内大量增殖，并阻断宿主细胞核酸和蛋白质合成，从而导致细胞代谢紊乱，出现病变、溶解或死亡，也可引起宿主细胞溶酶体膜功能改变，释放溶酶体酶，导致细胞自溶。

（2）细胞膜改变：有些病毒在宿主细胞内增殖缓慢，不引起细胞溶解或死亡，但能引起宿主细胞膜的改变。例如，①引起感染细胞与未感染细胞融合，病毒从感染细胞进入邻近正常细胞，形成多核巨细胞；②病毒在复制过程中能诱导宿主细胞膜成分改变，出现病毒编码的新抗原，从而引起免疫病理损伤；③细胞膜通透性异常。

**考点：包涵体的意义**

（3）形成包涵体：某些病毒在宿主细胞内增殖后，在胞质或核内形成光镜下可见的圆形或椭圆形斑块状结构，称为包涵体。包涵体破坏细胞的结构和功能，有时引起细胞的死亡。其形态、染色性及存在部位等特征随病毒而异，可作为病毒感染的诊断依据，如狂犬病毒的内基小体。

（4）细胞的增生与转化：某些病毒感染细胞后将其核酸全部或部分插入到宿主细胞的染色体中，称为整合。整合作用使细胞遗传特性发生改变，导致细胞的增生与转化。如果细胞转化为恶性细胞则引起肿瘤，如单纯疱疹病毒 - Ⅱ型和 EB 病毒等。如果是胚胎细胞则发生染色体畸变，可导致死胎、流产、先天性畸形或发育障碍等，如风疹病毒。

（5）细胞凋亡：是一种由基因控制的程序性细胞死亡。有些病毒可启动凋亡基因，使宿主细胞凋亡而致病，如人类免疫缺陷病毒感染机体后，作用于 $CD4^+$ T 细胞，通过信号传导作用，激活细胞凋亡基因，使 T 细胞发生凋亡，导致 $CD4^+$ T 细胞数量减少。

**2. 引起免疫病理损伤**　病毒某些结构、受染宿主细胞出现新的抗原、受病毒作用后变性的机体自身成分，均可诱发体液免疫损伤、细胞免疫损伤或抑制免疫系统功能，导致Ⅱ、Ⅲ、Ⅳ型超敏反应或免疫功能低下。有些病毒可损伤淋巴细胞或抑制淋巴细胞的转化，导致机体免疫系统受损或功能降低。

### （四）抗病毒免疫

抗病毒免疫有固有免疫和适应性免疫，二者相互协同发挥着极其重要的抗病毒感染作用。

**1. 固有免疫** 主要包括：机体的屏障结构、吞噬细胞、干扰素和 NK 细胞。健康完整的皮肤黏膜是机体抗病毒感染的第一道防线；血 - 脑屏障和胎盘屏障能阻止大多数病毒侵入中枢神经系统和胎儿；吞噬细胞可吞噬杀伤侵入的病毒；NK 细胞可杀伤带有病毒抗原的靶细胞；干扰素在病毒感染早期即可产生，可干扰病毒的复制，阻止病毒在机体内的扩散。本部分主要介绍干扰素的作用机制。

干扰素（IFN）：是在病毒或干扰素诱生剂作用下由宿主细胞产生的一种具有高度活性的多功能糖蛋白，是重要的细胞因子。干扰素主要由人的白细胞、成纤维细胞和 T 细胞产生，分别称为 α 干扰素、β 干扰素和 γ 干扰素。干扰素具有广谱抗病毒作用，通过诱导受染细胞产生抗病毒蛋白质来抑制多种病毒的增殖（图 6-4），此外干扰素还有抗肿瘤和免疫调节作用。

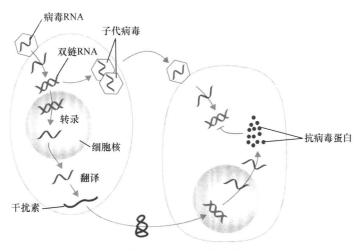

图 6-4 干扰素的产生及其作用机制示意图

**考点：干扰素概念及其抗病毒机制**

---

**护考链接**

干扰素的抗病毒作用是

A. 抑制或中和病毒的致病作用　　B. 阻止病毒吸附

C. 诱导细胞产生抗病毒蛋白　　D. 直接灭活病毒

E. 抑制病毒释放

分析：临床上干扰素用于治疗病毒感染性疾病。干扰素不直接杀灭病毒，不作用于病毒复制过程的各环节，干扰素作用于宿主细胞，使之产生抗病毒蛋白发挥抗病毒作用。因此干扰素的作用是间接性的，故答案选 C。

---

**2. 适应性免疫** 病毒抗原具有较强的免疫原性，病毒感染后能诱导机体产生适应性免疫应答，包括体液免疫和细胞免疫。

（1）体液免疫的抗病毒作用：病毒抗原能刺激机体产生具有保护作用的抗病毒抗体，主要为 IgG、分泌性 IgA 和 IgM，它们能阻止病毒的吸附和穿入易感细胞，保护细胞免受病毒感染，并有效地阻止病毒通过血流播散。抗体虽不能直接杀灭病毒，但可通过促进吞噬细胞吞噬、激活补体、激活 NK 细胞等发挥抗病毒作用。

（2）细胞免疫的抗病毒作用：感染细胞内病毒的清除主要依赖于细胞免疫，参与抗病毒细胞免疫的主要效应细胞有 $CD8^+Tc$ 细胞和 $CD4^+Th1$ 细胞。$CD8^+Tc$ 细胞可通过其抗原识别受体识别病毒感染的靶细胞，释放穿孔素和颗粒酶，通过细胞裂解与凋亡两种机制直接杀伤靶细胞。活化的 $CD4^+Th1$ 可分泌多种细胞因子激活 NK 细胞、巨噬细胞和 $CD8^+Tc$ 细胞，促进 $CD8^+Tc$ 细胞增殖分化而发挥抗病毒作用。

## 三、病毒感染的微生物学检查

### 病毒感染的微生物学检查

**1. 标本的采集、保存与送检**　病毒感染检查结果的成败关键在于标本的正确采集与合理送检。病毒的标本一般有鼻咽分泌液、痰液、粪便、血液、脑脊液、疱疹内容物等。标本采集要求：①必须根据病毒感染的特点采集标本，如流感患者采集鼻咽分泌液、病毒血症取血液；②尽可能在发病的早期采集标本，这样阳性检出率较高；③无菌操作，为避免杂菌污染，可在标本容器中事先放入适量抗生素；④检查病毒特异性抗体，采集血清标本，最好采集双份血清，急性期和恢复期各一份。

病毒对热敏感，在室温中容易灭活，故标本采集后注意冷藏并尽快送检。一般将标本置 50% 甘油盐水中送检，暂不能检查时，应将标本放在 -70℃ 低温冰箱内保存，血清标本置 4 ～ 20℃ 保存。

**2. 病毒感染的常用检查方法**

（1）形态学检查：由于大多数病毒体积较小，需用电子显微镜才能观察到。在光学显微镜下只能观察到体积较大的痘病毒或病毒感染后的细胞病理变化，如包涵体、多核巨细胞等。

（2）免疫学检查：应用抗原抗体反应的原理，用已知病毒抗原检测患者血清中的相应抗体，以诊断某些病毒性疾病或进行流行病学调查；也可用已知抗体检测未知病毒抗原，以鉴定病毒或快速诊断病毒性疾病。其常用方法有血凝抑制试验、酶联免疫吸附试验（ELISA）、免疫荧光技术、放射免疫法，除以上方法外还有补体结合试验、免疫电泳、反向间接血凝试验等。

（3）病毒核酸检测法：常用的方法有核酸杂交技术、聚合酶链反应（PCR）。广泛用于临床病毒性疾病的诊断，具有特异性强、灵敏度高等优点。

（4）病毒的分离培养：由于病毒只能在活的易感细胞内增殖，所以培养病毒必须提供活的细胞。其常用方法有动物接种、鸡胚接种和组织培养等，其中最理想的是组织培养，可通过细胞发生的各种病变鉴定病毒的种类。

## 四、病毒感染的防治原则

病毒为严格活细胞内寄生微生物，故要求抗病毒药物既能穿入细胞选择性地抑制病毒增殖，又不损伤宿主细胞，迄今尚无十分理想的药物，因此对病毒感染的预防显得尤为重要。

### （一）人工自动免疫

接种病毒疫苗可以特异性预防病毒性疾病。目前常用的疫苗有减毒活疫苗、灭活疫苗、亚单位疫苗等。

**1. 减毒活疫苗**　常用的有脊髓灰质炎疫苗、腮腺炎疫苗、麻疹疫苗、风疹疫苗及甲型肝炎疫苗等。

**2. 灭活疫苗**　常用的有乙型脑炎疫苗、狂犬病疫苗、森林脑炎疫苗等。

**3. 亚单位疫苗**　常用的有乙型肝炎血源疫苗。

## （二）人工被动免疫

注射人免疫球蛋白制剂可用于某些病毒性疾病的紧急预防。常用的生物制剂有胎盘丙种球蛋白、人血清免疫球蛋白、转移因子等。

## （三）药物和生物制剂治疗

**1. 化学疗剂**　由于病毒只能在活细胞内增殖，故对病毒有效的化学疗剂多数对机体细胞有一定损害作用，因此尚不能广泛应用于临床。目前疗效较好、毒副作用较小的药物有碘苷滴眼液、阿昔洛伟、拉米夫定等。

**2. 干扰素及干扰素诱生剂**　干扰素有广谱抗病毒作用且毒性小，对某些病毒性疾病的治疗有较好的效果，目前广泛用于治疗乙型肝炎、疱疹性角膜炎、疱疹性脑炎、艾滋病等。干扰素诱生剂如聚肌胞对乙型肝炎等有一定疗效。

**3. 中草药**　常用的有大青叶、板蓝根、金银花、贯众等对某些病毒性疾病有一定作用，有待于进一步研发。

---

### ▌ 小结 ▌

　　病毒是一类非细胞型微生物，主要特征有：①体积微小，可通过滤菌器，需借助电子显微镜观察；②结构简单，无完整细胞结构；③只含单一核酸（DNA 或 RNA）；④缺乏产生能量的酶系统，必须在易感的活细胞内寄生；⑤以复制方式增殖；⑥对抗生素不敏感，但对干扰素敏感。自然界中约75%的传染病是由病毒引起的。

　　病毒的传播方式有水平传播和垂直传播；病毒感染类型分为隐性感染和显性感染；病毒的致病机制主要包括直接损害宿主细胞和引起免疫病理损伤。对于机体而言，其既可通过屏障结构、吞噬细胞的作用、干扰素等固有免疫抑制病毒，也可通过体液免疫和细胞免疫消除病毒。

　　正确地采集和及时运送标本是保证检测成功的关键因素，采集的标本可经形态学检查、免疫学检查、核酸检测等方法对病毒感染做出快速诊断。对病毒感染的预防主要通过人工自动免疫实现，人工被动免疫可用于急性病毒性传染病的紧急预防和治疗，抗病毒药物阻断病毒复制周期的任何一个环节均可抑制病毒增殖。

---

 **自 测 题**

## 一、名词解释

1. 病毒　2. 包涵体　3. 垂直传播

4. 持续性感染　5. 干扰素

## 二、填空题

1. 病毒的基本结构由＿＿＿＿＿和＿＿＿＿＿组成，

某些病毒在基本结构外面还有一层＿＿＿＿＿结构。

2. 病毒的化学组成主要有＿＿＿＿、＿＿＿＿和＿＿＿＿。

3. 病毒的增殖周期包括＿＿＿＿、＿＿＿＿、

_____、_____和_____五个步骤。

4. 病毒的感染方式有_____和_____。病毒持续性感染的类型有_____、_____和_____。

5. 病毒对机体的致病作用包括_____和_____两个方面。

### 三、选择题

1. 关于病毒的描述，下列错误的是
   A. 属于非细胞型微生物
   B. 结构简单
   C. 核酸为 DNA 和 RNA
   D. 需在活的易感细胞内增殖
   E. 测量单位是 nm

2. 病毒严格在活细胞内寄生，原因是
   A. 体积太小
   B. 人工培养营养不足
   C. 在外界环境抵抗力不足
   D. 缺乏完整的酶系统及细胞器
   E. 以上都不是

3. 病毒性疾病的特异性预防方法常用
   A. 化学药物          B. 抗生素
   C. 干扰素            D. 疫苗
   E. 丙种球蛋白

4. 干扰素的作用机制是
   A. 干扰病毒的吸附作用
   B. 干扰病毒的穿入作用
   C. 直接杀灭
   D. 病毒诱导宿主细胞产生抗病毒蛋白质
   E. 直接干扰病毒 RNA 的转录

5. 下列病毒结构中，在光学显微镜下可见的是
   A. 包涵体            B. 衣壳
   C. 包膜              D. 核酸
   E. 病毒颗粒

6. 关于病毒标本的采集与保存，不正确的是
   A. 及早采取标本
   B. 污染标本要加消毒剂处理
   C. 标本采取后应立即送检
   D. 血清学检查应取急性期和恢复期双份血清
   E. 可置于 50% 甘油盐水中送检

### 四、简答题

1. 病毒的主要特征有哪些？
2. 简述病毒的一个完整复制周期及过程。
3. 病毒感染的主要传播方式有哪些？
4. 病毒性疾病防治原则是什么？

（高　原）

# 7

## 第7章　常见病毒

　　临床常见的病毒有呼吸道病毒、肠道病毒、肝炎病毒、虫媒病毒、出血热病毒、皮肤黏膜感染病毒、肿瘤病毒、人类免疫缺陷病毒、疱疹病毒、狂犬病毒等。由病毒引起的疾病称为病毒性疾病，病毒性疾病具有以下特点：①流行广泛，如流感病毒曾引起多次世界性流感大流行。②传染性强，如SARS冠状病毒引起的严重急性呼吸综合征（SARS），是一种烈性传染病，传染性极强。③有效药物少，临床治疗比较困难，如狂犬病毒引起的狂犬病，一旦发病，病死率几乎是100%。此外一些过去认为是非传染性的疾病如糖尿病、高血压、心肌病、肿瘤等，现发现也与病毒感染有关。近年又陆续出现寨卡病毒、登革热病毒等引起的严重病毒性疾病，因此，病毒感染已成为医学界关注的热点。

## 第1节　呼吸道感染病毒

　　呼吸道感染病毒是指由呼吸道侵入，引起呼吸道或其他组织器官病变的病毒。其主要包括：流行性感冒病毒、麻疹病毒、腮腺炎病毒、冠状病毒、风疹病毒等。据统计，90%～95%急性呼吸道感染由病毒引起。它具有传染性强、传播快、潜伏期短、起病急、可反复感染、易继发细菌感染等特点。

### 一、流行性感冒病毒

　　流行性感冒病毒简称流感病毒，是流行性感冒（简称流感）的病原体。流感病毒分为甲、乙、丙三型。甲型流感病毒在引起人类流感流行上最重要，是引起全球流行的病原体，如1918～1919年的世界流感大流行，导致世界人口（当时20亿）50%被感染，死亡人数至少有2000万，多于第一次世界大战死亡的人数。近几年新出现的禽流感是甲型流感病毒的新亚型（H5N1、H7N9），它可引起禽类流行性感冒简称禽流感，该病毒易在鸟类（尤其是鸡）之间流行，过去称鸡瘟。乙型流感病毒呈局部小流行，丙型流感病毒仅引起散发流行，主要侵犯婴幼儿。

#### （一）生物学特性

　　**1. 形态与结构**　流感病毒（图7-1）多呈球形或丝状，直径为80～120nm，有包膜的RNA病毒，由核衣壳和包膜组成。其从内到外可分为三层。

　　（1）病毒的核衣壳：位于病毒的核心，呈螺旋对称，由分节段的RNA和包绕其周围的核蛋白（NP）组成。基因组分为7～8个节段，分别控制编码病毒的各种蛋白质。其基因分节段的特点使病毒在复制中易发生基因重组，导致新病毒株的出现。

（2）病毒的包膜：分为两层，内层为病毒基因编码的基质蛋白（MP），抗原性较稳定，具有保护病毒核心和维持病毒外形的作用；外层为来自宿主细胞的脂质双层膜，其上镶嵌有两种糖蛋白刺突，即血凝素（HA）和神经氨酸酶（NA），构成流感病毒的表面抗原。① HA 是流感病毒的吸附蛋白，能与易感细胞膜上的受体结合，便于病毒的吸附和穿入，与病毒感染有关；具有较强的免疫原性，刺激机体产生具有中和作用的抗体。② NA 参与成熟病毒的释放，促进病毒的扩散；也具有较强的免疫原性，刺激机体产生相应的抗体。HA 与 NA 抗原极不稳定，常发生变异，是流感病毒亚型分型的重要依据。

**考点：流感病毒的形态结构特征**

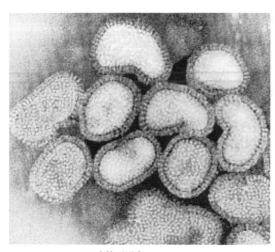

(a) 电镜下形态　　　　　(b) 结构示意图

图 7-1　流感病毒

**2. 分型与变异**　根据 NP 和 MP 的免疫原性不同，将流感病毒分为甲、乙、丙三型；甲型流感病毒根据其表面 HA 和 NA 免疫原性的不同，又分为若干亚型，乙型、丙型流感病毒至今尚未发现亚型。

甲型流感病毒表面抗原 HA 和 NA 易发生变异，HA 变异更快。流感病毒的抗原变异有两种形式：①抗原漂移：变异幅度小，即亚型内变异，属于量变，引起小规模的流感流行；②抗原转变：变异幅度大，属于质变，导致新亚型的出现。由于人群对新亚型尚未建立免疫力，故新亚型常引起流感的大流行，甚至世界性流行。甲型流感病毒已经历过数次重大变异情况见表 7-1。

**考点：抗原漂移、抗原转变的概念**

表 7-1　甲型流感病毒亚型与流行年代

| 病毒亚型 | 原甲型 | 亚甲型 | 亚洲甲型 | 香港甲型 | 新甲型 |
|---|---|---|---|---|---|
| 抗原类型 | H0N1 | H1N1 | H2N2 | H3N2 | H1N1 或 H3N2 |
| 流行年代 | 1918～1946 年 | 1946～1957 年 | 1957～1968 年 | 1968 年以后 | 1977 年以后 |

　**链接**

**甲型流感病毒——变异高手**

1977 年，H1N1 亚型毒株又重新出现，感染者大多为 30 岁以下的青年，表明过去感染有一定的保护作用，但此次 H1N1 出现并未完全取代 H3N2，而是与其共同流行。禽流感病毒与人流感病毒的受体有差异，不易感染人，但重配形成的新病毒可在人之间传播。感染人的禽流感病毒亚型主要有 H5N1、H5N2、H7N1、H7N2、H9N2 等。2013 年在我国上海、江苏、安徽、浙江等地相继出现人感染 H7N9 禽流感病例。禽流感病毒根据致病性强弱分为高致病性、低致病性和非致病性三种，其中 H5N1、H7N9 亚型毒株属于高致病性禽流感病毒。

**3. 抵抗力**　流感病毒抵抗力较弱，耐冷不耐热，56℃ 30 分钟即可灭活；室温下传染性很快丧失，在 0 ～ 4℃能存活数周，-70℃以下可长期保存，对干燥、日光、紫外线、脂溶剂、氧化剂、酸等均敏感。

## （二）致病性与免疫性

**1. 致病性**　流感病毒引起流行性感冒（简称流感），多好发于冬春季节。传染源为患者或隐性感染者，传播途径主要是病毒经飞沫、气溶胶通过呼吸道传播，传染性极强，人群普遍易感。病毒在呼吸道上皮细胞内增殖，引起局部病变，病毒仅在局部增殖，一般不入血。其潜伏期为 1 ～ 4 天，临床表现为畏寒、头痛、发热、肌痛、乏力、鼻塞、流涕、咽痛及咳嗽等症状，发热可达 38 ～ 40℃。流感属于自限性疾病，无并发症者，通常 5 ～ 7 天即可恢复。并发症多见于婴幼儿、老人和慢性病（心肺功能不全等）患者，一般为继发细菌感染引起的肺炎，病死率较高。

考点：流感的主要致病特点

**2. 免疫性**　病后机体对同型病毒可获得免疫力，免疫力不持久，对不同型流感病毒无交叉免疫，对新亚型也无交叉保护作用。呼吸道局部的 SIgA 在预防感染和阻止疾病发生中起重要作用。

## （三）防治原则

流感的一般预防措施：主要是加强自身锻炼增强免疫力。在流行期间，注意公共卫生和个人卫生，避免人群聚集，必要时戴口罩，保持室内空气流通，公共场所可用乳酸或食醋熏蒸进行空气消毒等。

流感的特异性预防：免疫接种流感疫苗是最有效的预防方法，但必须与当前流行株的型别基本相同，目前使用的疫苗多为灭活疫苗。

对于患者应早发现、早隔离、早治疗，流感的治疗以对症治疗和预防继发性细菌感染为主。奥司他韦（达菲）、盐酸金刚烷胺及其衍生物用于流感治疗，干扰素及中药板蓝根、大青叶等有一定疗效。

考点：流感的主要预防措施

### 链接

据美国 2013 年 1 月 10 日报道，流感风暴横扫美国 41 个州，一些地区医院被流感患者挤爆，人们都是从感冒、咳嗽开始，第二天转成整个身体疼痛、发热和更多流感症状。提前一个月到来的流感高峰让美国民众猝不及防，流感疫情大暴发对于抵抗力较弱的老年人和儿童构成威胁，目前已经造成 18 人死亡，疫情严重的波士顿已经进入公共卫生紧急状态。自本次流行季节开始以来，甲型流感 H3N2 病毒在全美范围内占主导地位，这类流感病毒容易造成严重症状甚至死亡，值得庆幸的是，这一病毒和当地准备的流感疫苗类型相匹配。目前，已经有超过 1 亿美国人接种了这类疫苗。

# 二、麻疹病毒

麻疹病毒是麻疹的病原体。麻疹是儿童常见的一种急性呼吸道传染病，因全身皮肤出现斑丘疹为临床特征称为麻疹，目前是发展中国家儿童死亡的一个主要原因，故 WHO 已将麻疹列为计划消灭的传染病之一。

## （一）生物学特性

麻疹病毒呈球形，为有包膜的 RNA 病毒。其核衣壳螺旋对称，病毒包膜表面有两种刺突，即血凝素（HA）和溶血素（HL）。麻疹病毒抗原性较稳定，只有一个血清型。其抵抗力较弱，对热、日光、紫外线、脂溶剂及一般消毒均敏感。

## （二）致病性与免疫性

**1. 致病性**　麻疹病毒引起麻疹，传染性极强，多好发冬春季节，易感者主要为儿童，6 个月至 5 岁的婴幼儿发病率最高。人是麻疹病毒唯一自然宿主，传染源是急性期患者（自潜伏期至出疹期均有传染性），病毒通过飞沫或污染的玩具、用具等传播。病毒侵入机体后，先在呼吸道黏膜上皮细胞增殖，然后侵入血流，形成第一次病毒血症。病毒随血流侵入全身淋巴组织和单核巨噬细胞系统，在细胞内增殖后再次入血，形成第二次病毒血症。此时，皮肤、眼结膜、口腔黏膜、呼吸道黏膜、消化道黏膜、小血管等均受染而产生病变，表现为发热、畏光、流泪、眼结膜充血、流涕、咳嗽等症状，口腔黏膜出现中心灰白、周围红色的黏膜斑，即 Koplik 斑（柯氏斑），有助于早期诊断。随后全身皮肤相继出现红色斑丘疹，从颈部、躯干至四肢，为麻疹的典型症状，病程约 1 周。年幼体弱患儿易发生并发症，以肺炎最常见，是麻疹患儿死亡的主要原因；最严重的并发症是亚急性硬化性全脑炎（SSPE），属于麻疹病毒急性感染后的迟发感染，表现为大脑功能渐进性衰退，一般在 1～2 年内死亡。

**考点：** 麻疹的易感人群、典型表现及并发症

---

**护考链接**

患儿，男，1 岁。发热，流涕，咳嗽 3 天就诊，体温 39.5℃，查体：耳后发际处可见红色斑丘疹，疹间皮肤正常，在第一白齿相对应的颊黏膜处可见灰白色黏膜斑。护士考虑该患儿为麻疹，最重要的体征是

A. 体温高热　　　　　　　　B. 疹间皮肤正常

C. 皮疹为红色斑丘疹　　　　D. 皮疹从耳后发际处开始出现

E. 在第一白齿相对应的颊黏膜处可见灰白色黏膜斑

分析：高热是临床呼吸道感染性疾病常见的症状，皮肤出现红色皮疹可见麻疹、风疹、猩红热等疾病，而口腔出现灰白色黏膜斑是麻疹早期的典型体征，故答案选 E。

---

**2. 免疫性**　病后机体可获得牢固免疫力，一般为终身免疫。来自母体的抗体能保护婴儿，故 6 个月内婴儿不易感染。

## （三）防治原则

**考点：** 麻疹的主要预防措施

预防麻疹的主要措施是隔离患者，对儿童接种麻疹减毒活疫苗进行特异性预防。对接触过麻疹患者的易感者，注射丙种球蛋白或胎盘球蛋白进行紧急预防，可防止发病或减轻症状，对患者以加强护理、对症治疗、预防感染为主。

# 三、腮腺炎病毒

腮腺炎病毒是流行性腮腺炎的病原体。腮腺炎病毒呈球形，是有包膜的 RNA 病毒，抗原性稳定，仅有一个血清型，抵抗力较弱。

**1. 致病性与免疫性** 流行性腮腺炎多好发冬春季节，人是腮腺炎病毒唯一储存宿主，传播源是患者和病毒携带者，传播途径主要通过飞沫经呼吸道传播，学龄儿童和青少年为易感者。病毒在鼻或呼吸道上皮细胞中增殖，随后入血引起病毒血症，扩散至唾液腺及其他器官，如胰腺、睾丸、卵巢、肾脏和中枢神经系统等。其临床表现主要为一侧或双侧腮腺肿大、疼痛，伴发热、乏力、肌肉疼痛等，病程 1～2 周。青春期感染者，易并发睾丸炎或卵巢炎，少数患儿还可并发病毒性脑膜炎、脑炎，是导致男性不育和儿童获得性耳聋的常见病因。病后可获牢固的免疫力，6 个月内婴儿因从母体获得抗体，故很少患腮腺炎。

**考点：**流行性腮腺炎的致病性

**2. 防治原则** 预防流行性腮腺炎的主要是隔离患者；接种腮腺炎减毒活疫苗进行特异性预防。目前尚无有效药物治疗，中草药有一定治疗效果。

# 四、冠状病毒和 SARS 冠状病毒

## （一）冠状病毒

冠状病毒是一类有包膜的 RNA 病毒，因包膜表面有间隔较宽、呈放射状排列的花冠状突起，形如皇冠，故名冠状病毒。其广泛分布于自然界，可感染人类、禽类和野生动物。该病毒对理化因素的抵抗力较弱，37℃数小时丧失感染性，对脂溶剂、紫外线、酸及一般消毒剂均敏感。冠状病毒可感染各年龄阶段人群，主要感染成人或较大儿童，引起普通感冒和咽喉炎，某些毒株还可引起成人腹泻或胃肠炎。它好发于冬春季节，主要通过飞沫传播，病后免疫力不强，可反复感染。

## （二）SARS 冠状病毒

SARS 冠状病毒是严重急性呼吸综合征（SARS）的病原体。SARS 自 2002 年 11 月在我国广东佛山市首次报告病例后，迅速流行，涉及 32 个国家和地区，平均病死率达 11%。2003 年 4 月 16 日 WHO 正式宣布 SARS 的病原体是一种新型冠状病毒，称为 SARS 病毒。其形态与普通冠状病毒相似，形状不规则，有包膜（图 7-2），对热的抵抗力较普通冠状病毒强，56℃ 30 分钟可被灭活，在粪便和尿中可存活 1～2 天，对脂溶剂、酸、普通消毒剂敏感。

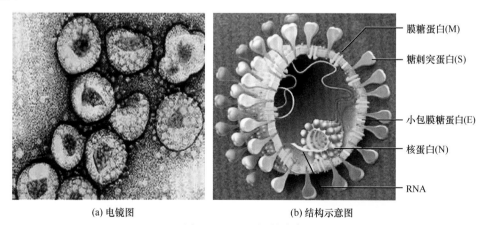

膜糖蛋白(M)
糖刺突蛋白(S)
小包膜糖蛋白(E)
核蛋白(N)
RNA

(a) 电镜图　　(b) 结构示意图

图 7-2　SARS 冠状病毒

SARS 的传染源主要是患者，传播途径以近距离飞沫传播为主，也可通过接触患者的呼吸道分泌物、消化道排泄物或其他体液而传播。其主要在冬春季节流行，人群普遍易感，

考点：SARS
冠状病毒的
传播途径和
临床表现

患者家庭成员和医护人员等密切接触者是本病高危人群，临床以发热为首发症状，体温高于38℃，可伴有头痛、乏力、关节痛等，继而出现干咳、胸闷气短等症状，严重者出现呼吸困难和低氧血症、休克、DIC等，病死率高。胸部X线检查可见肺部双侧或单侧出现明显阴影。大多数SARS患者能够治愈，WHO报告死亡率为14%，40岁以上或已有糖尿病、冠心病、肺气肿等原发性疾病患者，更易造成死亡，病后免疫力不强，再感染仍可发生。

对SARS预防主要是严密隔离患者，严格消毒，注意个人卫生，切断传播途径，加强锻炼提高机体免疫力，流行期间应尽量避免集会，公共场所保持空气畅通。目前尚无疫苗用于特异性预防，对患者的治疗主要采取支持疗法和对症治疗。

## 五、其他呼吸道病毒

其他呼吸道病毒的主要特征见表7-2。

表7-2 其他常见呼吸道病毒的主要特征

| 病毒名称 | 形态与结构 | 所致疾病 | 免疫性 | 特异性预防 |
| --- | --- | --- | --- | --- |
| 风疹病毒 | 球形有包膜的RNA病毒 | 风疹、先天风疹综合征 | 可获牢固的免疫力 | 风疹减毒活疫苗 |
| 呼吸道合胞病毒 | 球形有包膜的RNA病毒 | 婴儿支气管炎、支气管肺炎 | 所获免疫力不牢固 | 无疫苗 |
| 腺病毒 | 球形无包膜的RNA病毒 | 小儿肺炎 | 同型可获牢固免疫力 | 无疫苗 |

### ‖ 小结 ‖

呼吸道病毒是一大类以呼吸道为主要传播途径，引起呼吸道局部或呼吸道以外组织器官病变的病毒。其多为有包膜RNA病毒，好发冬春季节。流感病毒是流感的病原体，因甲型流感病毒易发生抗原性变异，可导致世界大流行。麻疹病毒是麻疹的病原体，易并发肺炎，甚至SSPE。腮腺炎病毒引起流行性腮腺炎，并可累及睾丸或卵巢，导致不育。冠状病毒主要引起普通感冒；SARS冠状病毒是一种新型冠状病毒，引起严重急性呼吸综合征（SARS），传染性极强。风疹病毒是风疹的病原体，最严重的危害是导致先天性风疹综合征，引起畸形。多数呼吸道病毒主要以接种疫苗是目前有效的预防措施。

 自 测 题

### 一、选择题

1. 流感病毒引起大流行的主要原因是

   A. 病毒毒力强

   B. 病毒抗原性弱

   C. 病毒HA和NA易发生变异

   D. 人对病毒免疫力低下

   E. 病毒不侵入血流

2. 麻疹病毒的致病性与免疫性，下列各项错误的是

   A. 通过呼吸道飞沫传播

   B. 易并发肺炎

   C. 病后免疫力不牢固

   D. 麻疹疫苗接种能有效预防感染

   E. 全身斑丘疹为其特点

3. 关于腮腺炎病毒，下列哪项是错误的

   A. 传染源是患者

   B. 经飞沫传播

   C. 有时病毒侵犯性器官

   D. 隐性感染后免疫力不牢固

   E. 一侧或两侧腮腺肿大

4. 甲型流感病毒抗原小幅度变异称为

   A. 溶原性转换　　　　B. 抗原性转换

   C. 抗原性漂移　　　　D. H-O变异

E. W-V 变异

5.关于流行感冒病毒，错误的是

　　A. 经呼吸道传染

　　B. 发病两日内传染性最强

　　C. 流感有明显的全身症状

　　D. 病后可获牢固免疫力，很少再次感染

　　E. 年老体弱者，多继发细菌感染

6.麻疹病毒除引起麻疹外，还可以感染中枢神经系统，成为下述哪一疾病

　　A. 硬化性脑炎

　　B. 感染后脑炎

　　C. 无菌性脑膜炎

　　D. 亚急性硬化性全脑炎

　　E. 以上都不是

7.麻疹病毒的致病性与免疫性，下列各项错误的是

　　A. 通过呼吸道飞沫传播

　　B. 易并发肺炎

　　C. 病后免疫力不牢固

　　D. 麻疹疫苗接种能有效预防感染

　　E. 全身斑丘疹为其特点

8.预防麻疹流行的最好办法是

　　A. 注射胎盘球蛋白

　　B. 注射丙种球蛋白

　　C. 注射成人全血

　　D. 注射恢复期患者血清

E. 接种麻疹疫苗

9.对未免疫而与麻疹患者密切接触的儿童可采用紧急预防措施有

　　A. 接种麻疹减毒活疫苗

　　B. 注射丙种球蛋白

　　C. 使用干扰素

　　D. 使用大剂量广谱抗生素

　　E. 以上都不是

10.孕妇在什么时期感染风疹病毒，胎儿患先天性风疹综合征的发病率最高

　　A. 妊娠期最初 3 个月　　B. 分娩前 1 周

　　C. 分娩前 1 个月　　D. 胎儿出生时

　　E. 妊娠期最后 3 个月

11.妊娠期受感染引起的畸胎的病毒主要是

　　A. 流感病毒　　　　B. 脊髓灰质炎病毒

　　C. 风疹病毒　　　　D. 冠状病毒

　　E. 麻疹病毒

12.儿童患流行性腮腺炎时常见的并发症是

　　A. 脑膜炎　　　　　B. 气管炎

　　C. 肺炎　　　　　　D. 肝炎

　　E. 睾丸炎或卵巢炎

**二、简答题**

简述甲型流感病毒变异与流行的关系。

（袁云霞）

## 第 2 节　肠道感染病毒

　　肠道感染病毒是一类经消化道感染，在肠道上皮细胞内增殖，并可通过血流侵犯其他器官，引起多种临床表现的病毒。目前将肠道病毒分为 67 个血清型，人类肠道病毒主要包括：脊髓灰质炎病毒、柯萨奇病毒、埃可病毒、轮状病毒、新型肠道病毒、急性胃肠炎病毒。

　　肠道感染病毒的共同特征：① 病毒呈球形，直径为 24 ～ 30nm，衣壳为二十面体立体对称，为无包膜最小的 RNA 病毒；② 在易感细胞中增殖，有明显致细胞病变效应；③ 对理化因素的抵抗力较强，耐酸、耐乙醚和耐去垢剂；④ 主要经粪—口途径传播，临床表现多样化；⑤病毒在肠道上皮细胞内增殖，却引起多种肠道外感染性疾病，如脊髓灰质炎、无菌性脑膜炎、心肌损伤、腹泻和皮疹等。

考点：肠道病毒的共同特征

 **链接**

### 世界脊髓灰质炎日

　　每年的 10 月 24 日，是美国 Jonas Salk 博士的诞生日，他的团队发明了脊髓灰质炎疫苗，这一天被定为"世界脊髓灰质炎日"。1955 年在该疫苗首次使用时，脊髓灰质炎是最可怕的疾病之一，由于缺乏有效的预防和治疗手段，每年有数千名儿童因病残疾。1988 年以来，

该疫苗被 WHO 推广使用，脊髓灰质炎病例数量减少了 99% 以上。2000 年我国被 WHO 证实实现了无脊髓灰质炎的目标，但是脊髓灰质炎在尼日利亚、巴基斯坦和阿富汗等国家又卷土重来。专家指出，彻底根除小儿麻痹症并非易事，脊髓灰质炎病毒可"长途旅行"，只要世界上还有国家存在脊髓灰质炎病毒，该病症依然有可能继续传播。因此，要在全球最终实现消灭小儿麻痹症的目标之前，坚决根除脊髓灰质炎，防止疾病死灰复燃。

# 一、脊髓灰质炎病毒

脊髓灰质炎病毒为脊髓灰质炎的病原体。病毒主要损害脊髓前角运动神经细胞，引起肢体的弛缓性麻痹，是儿童急性传染病，流行于全世界，又称为小儿麻痹症。2001 年 10 月，WHO 宣布我国已消灭脊髓灰质炎，但在非洲、中东和亚洲其他发展中国家仍有野毒株的存在，仍需继续加强疫苗接种，尽早实现全球消灭脊髓灰质炎的目标。

## （一）生物学特性

脊髓灰质炎病毒具有典型的肠道病毒形态（图 7-3），根据免疫原性不同分为Ⅰ型、Ⅱ型和Ⅲ型三个血清型，三型之间无交叉免疫。脊髓灰质炎病毒对外界的抵抗力较强，在饮食、冰箱、污水和粪便中可存活数周或数月。其在酸性环境中较稳定，不易被胃酸和胆汁灭活，耐乙醚，对热、干燥、紫外线敏感，加热 56℃ 10 分钟即可被灭活，-70℃ 可长期保存。各种氧化剂，如过氧化氢、高锰酸钾、含氯石灰、碘酊等均可使之灭活。

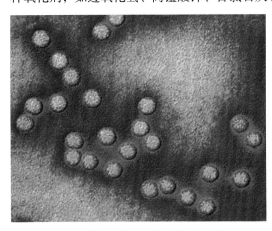

图 7-3　脊髓灰质炎病毒的形态电镜图

## （二）致病性与免疫性

传染源为患者或无症状的带毒者，主要通过粪—口途径传播，好发于夏秋季节，儿童为易感者。病毒侵入机体后首先在咽喉部、扁桃体、肠黏膜及肠系膜淋巴结中增殖，90% 以上感染者由于机体免疫力较强，表现为隐性感染或轻症感染，不出现症状或仅有轻微发热、咽痛、腹部不适等；约 5% 的感染者，病毒经淋巴释放入血引起病毒血症，发生顿挫感染，只出现发热、头痛、乏力、咽痛和呕吐等症状，并迅速恢复；约极少数感染者，由于免疫力较低，病毒可突破血-脑屏障到达中枢神经系统，在脊髓前角运动神经细胞中增殖，引起细胞病变，轻者表现为暂时性肢体麻痹，重者表现为永久性弛缓性肢体麻痹，以四肢尤其是下肢多见，极少数患者可发生延髓麻痹，导致呼吸、心脏衰竭死亡。

病毒感染后机体对同型病毒可获得持久的免疫力，以体液免疫为主，6 个月内的婴儿可从母体获得被动免疫，很少发病。

**考点：**脊髓灰质炎病毒感染途径、致病特点

## （三）防治原则

防治措施：隔离患者、消毒排泄物、加强饮食卫生、保护水源；对婴幼儿和儿童进行疫苗接种是预防脊髓灰质炎最有效的措施。目前，我国使用脊髓灰质炎减毒活疫苗糖丸（属三价混合疫苗），免疫后可获得抗三个血清型脊髓灰质炎病毒感染的免疫力。对未接种疫苗又与脊髓灰质炎患者密切接触者，可注射丙种球蛋白作紧急预防，以阻止或减轻症状。

对患者主要采取对症治疗，恢复期根据患者的肢体萎缩、畸形等后遗症进行手术矫正。

考点：脊髓灰质炎的特异性预防

## 二、柯萨奇病毒、埃可病毒、新型肠道病毒

柯萨奇病毒、埃可病毒、新型肠道病毒的生物学形状、感染及免疫过程与脊髓灰质炎病毒相似，这些病毒主要通过粪—口途径传播，也可经呼吸道及眼部黏膜感染。人体感染后，约60%呈隐性感染，出现临床症状时，由于侵犯的器官组织不同而表现各异。病毒在肠道增殖却很少引起肠道疾病，不同的肠道病毒可引起相同的临床综合征，同一种病毒也可引起不同的临床疾病。柯萨奇病毒、埃可病毒、新型肠道病毒的主要特征见表7-3。

表7-3　柯萨奇病毒、埃可病毒、新型肠道病毒的主要特征

| 病毒名称 | 传播途径 | 所致疾病 |
| --- | --- | --- |
| 柯萨奇病毒 | 消化道、呼吸道、垂直感染 | 无菌性脑炎、疱疹性咽峡炎、手足口病、流行性胸痛、心肌炎、类脊髓灰质炎、普通感冒等 |
| 埃可病毒 | 粪—口途径、呼吸道 | 无菌性脑炎、麻痹、腹泻、皮疹、普通感冒等 |
| 新型肠道病毒 | 污染游泳池水，污染毛巾、手等途径感染 | 急性出血性结膜炎、手足口病、脑膜炎及小儿肺炎和支气管炎 |

 **链接**

### 手足口病

2008年3月，安徽阜阳地区出现儿童手足口病，截至当年5月1日，累计报告3321病例，其中22例死亡，随后北京、重庆、广东、湖北、湖南、云南等地均发现疫情。手足口病是一种全球性传染病，主要由肠道病毒71型（EV71）和A组柯萨奇病毒（CoxA）的某些血清型所致，多见于5岁以下患者，以发热和手、足、口腔等部位出现皮疹或疱疹为主，少数患者出现心肌炎、肺炎、无菌性脑膜炎等严重并发症，病死率较高，目前尚无疫苗和特效治疗药物。2008年5月2日，我国已将手足口病列入丙类传染病进行管理。

## 三、急性胃肠炎病毒

胃肠炎是人类最常见的一种疾病，大多数由病毒引起，常见的有轮状病毒、杯状病毒、肠道腺病毒及星状病毒。它们所致的胃肠炎临床表现相似，主要为腹泻与呕吐，但流行方式分为两种：5岁以内的小儿腹泻和与年龄无关的暴发流行。本部分主要介绍轮状病毒。

轮状病毒是引起婴幼儿急性腹泻（急性胃肠炎）的主要病原体。该病毒1973年由澳大利亚学者首次发现。病毒呈球形，为无包膜RNA病毒，双层衣壳，内衣壳的壳粒沿病毒核心边缘呈放射状排列，如车轮状而得名（图7-4）。病毒对理化因素有较强的抵抗力，耐酸碱，耐乙醚、氯仿。55℃30分钟可被灭活，但在室温下相对稳定，粪便中可存活数天到数周。

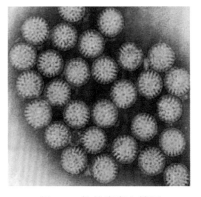

图7-4　轮状病毒电镜图

轮状病毒分为7个组，A～C组引起人类和动物腹泻，A组轮状病毒感染最为常见，

呈世界性分布，主要引起 6 个月~2 岁婴幼儿严重腹泻，占病毒性胃肠炎的 80% 以上。传染源是患者和无症状带病毒者，传播途径主要为粪—口途径，多好发秋冬季节，我国常称为"秋季腹泻"。其临床表现为突然发病，发热、水样腹泻、呕吐、腹痛等，一般为自限性，可完全恢复，重者可出现脱水、酸中毒而导致死亡。B 组轮状病毒引起成人腹泻，仅见于我国，多为自限性感染，病死率低；C 组轮状病毒感染的发病率低，多散发。轮状病毒感染后对同型可获免疫力，由于婴幼儿免疫系统发育尚不完全，抗体含量低，故病愈后可重复感染。

目前预防轮状病毒感染以控制传染源，切断传播途径为主，特异性疫苗正在研制中。对患者的治疗主要是对症治疗，及时补充水和电解质，纠正酸中毒，减少婴儿的死亡率。

## 小结

肠道感染病毒均为 RNA 型无包膜小球形病毒，经粪—口途径传播，在肠道内增殖，侵入血流、神经组织及其他组织，引起多种临床表现，抵抗力较强。肠道病毒主要有脊髓灰质炎病毒、柯萨奇病毒、埃可病毒、新型肠道病毒，其中脊髓灰质炎病毒是脊髓灰质炎的病原体，分为 3 个血清型，主要侵犯脊髓前角运动神经，导致肢体弛缓性麻痹，口服脊髓灰质炎减毒活疫苗是最有效的预防措施。轮状病毒主要引起婴幼儿急性腹泻，多好发秋冬季节，常称为"秋季腹泻"，是发展中国家婴幼儿死亡的主要原因之一。

# 自 测 题

**选择题**

1. 脊髓灰质炎的传播途径是

    A. 呼吸道感染      B. 粪—口途径

    C. 虫媒叮咬      D. 接触传染

    E. 皮肤黏膜感染

2. 脊髓灰质炎的特异性预防是

    A. 消灭苍蝇

    B. 隔离患者

    C. 注射丙种球蛋白

    D. 口服脊髓灰质炎减毒活疫苗糖丸

    E. 以上都对

3. 小儿麻痹的病原体是

    A. 脊髓灰质炎病毒      B. 柯萨奇病毒

    C. 埃可病毒      D. 麻疹病毒

    E. EB 病毒

4. 脊髓灰质炎病毒主要侵犯

    A. 三叉神经节      B. 脑神经节

    C. 脊髓前角神经细胞      D. 神经肌肉接头

    E. 海马回锥体细胞

5. 关于脊髓灰质炎病毒的致病性下列哪一项不正确

    A. 经粪—口途径传播

    B. 可形成病毒血症

    C. 多表现为隐性感染

    D. 可侵犯中枢神经系统导致肢体痉挛性瘫痪

    E. 5 岁以下幼儿易感

6. 下列肠道病毒共性中，哪一项是错误的

    A. 属于裸露的小 RNA 病毒

    B. 耐酸、耐乙醚

    C. 粪—口途径传播

    D. 只在肠道增殖并引起腹泻

    E. 临床表现多样化

7. 我国引起婴幼儿秋季腹泻的病毒主要是

    A. 脊髓灰质炎病毒      B. 新型肠道病毒

    C. 柯萨奇病毒      D. 埃可病毒

    E. 轮状病毒

（袁云霞）

## 第3节 肝炎病毒

肝炎病毒是指引起病毒性肝炎的病原体。病毒性肝炎是危害人类健康最严重的疾病之一。常见的人类肝炎病毒有甲、乙、丙、丁和戊型。这些病毒分属于不同的病毒科，其生物学特性、传播途径等有着明显的差异，但均引起病毒性肝炎。甲型和戊型均由消化道传播，可引起急性肝炎。乙型、丙型和丁型肝炎病毒均由输血、血制品或注射器污染而传播，既可导致肝炎，还可发展为慢性肝炎，并与肝硬化和肝癌相关，故危害性更为严重。另外，巨细胞病毒、EB 病毒、黄热病病毒等也引起肝炎，但因属于其全身感染后的部分症状，故不列入肝炎病毒范畴。

## 一、甲型肝炎病毒

甲型肝炎病毒（HAV）是引起甲型肝炎的病原体。甲型肝炎呈世界性分布。HAV 从感染者粪便排出，污染食品和水源可引起流行或散发感染，主要感染儿童和青少年。人类感染 HAV 后，大多数表现为隐性感染或亚临床感染，仅少数人发生急性甲型肝炎。急性甲型肝炎一般可以完全恢复，不转为慢性。

### （一）生物学特性

病毒呈球形，直径 27 ～ 32nm，为二十面体立体对称结构，无包膜，病毒基因组为单股 RNA，HAV 抗原性稳定，仅发现一个血清型（图 7-5）。

HAV 在自然界生活能力强，在粪便和污水中可存活数月，HAV 比一般肠道病毒更耐热，60℃1 小时不能将其灭活，在 25℃干燥条件下可保持传染性 1 个月。加热 100℃煮沸 5 分钟灭活，紫外线照射 1 小时可破坏其传染性，2% 过氧乙酸 4 小时、1 ∶ 4000 甲醛 72 小时等可消除其传染性。

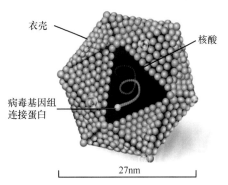

衣壳
核酸
病毒基因组
连接蛋白
27nm

图 7-5 甲型肝炎病毒结构模式图

### （二）致病性与免疫性

甲型肝炎的传染源主要是患者、隐性感染者，传播途径主要经粪—口传播，传染性极强。病毒通常由患者粪便排出体外，通过被污染的手、水、食物、食具等传染，严重时会引起甲型肝炎流行。

病毒感染后的潜伏期为 15 ～ 50 天，病毒经口侵入机体，先在口咽部及唾液腺中增殖，然后到达肠黏膜及其局部淋巴结内大量增殖，进而入血引起病毒血症，最终侵犯靶器官肝脏，HAV 在肝细胞内增殖引起肝炎。目前认为，肝细胞损伤除了病毒直接作用外，机体的免疫病理反应也是一个重要因素。临床表现以无黄疸型多见，患者出现发热、疲乏、食欲下降、肝脏肿大、肝区压痛及肝功能异常等。绝大多数患者都能完全恢复，无慢性病例或慢性病毒携带者。

显性或隐性感染后机体均可产生抗体，血中抗 HAV 的 IgM、IgG 及局部的 SIgA 均可阻止 HAV 的再感染，免疫力持久，特异性细胞免疫在消灭病毒、控制 HAV 感染中亦有重要作用。

考 点：HAV 的传染源、传播途径、所致疾病及临床表现

### （三）微生物学检查和防治原则

感染早期常检测患者血清中的抗 -HAV（IgM 类），其出现早、消失快，是诊断 HAV 近

期感染的重要指标。

为防止甲型肝炎的发生和流行，应重视保护水源，管理好粪便，加强饮食卫生管理，讲究个人卫生，饭前、便后要洗手。患者排泄物、食具、床单衣物等应认真消毒。

考 点：HAV 的特异性预防措施

特异性预防使用的疫苗有两种，包括甲型肝炎减毒活疫苗、甲型肝炎纯化灭活疫苗。凡是对甲肝病毒易感者，年龄在 1 周岁以上的儿童、成人均应接种。对于甲肝患者密切接触者，1 周内肌内注射丙种球蛋白紧急预防，可防止发病或减轻临床症状。

**链接**

### 1988 年的上海 "黄色风暴"

1988 年初，上海市暴发了甲肝大流行，患者出现发热、呕吐、厌食、乏力、脸色发黄等症状，患者不停地涌向医院，最后工厂和学校都摆满了病床。这场传染病持续了 3 个月，感染者近 30 万，死亡 11 人。

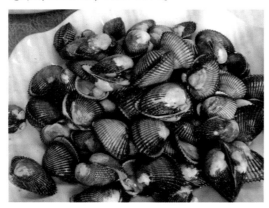

图 7-6　传播甲型肝炎的贝类——毛蚶

卫生防疫部门通过临床调查发现，85% 的甲肝患者在发病前都曾食用过毛蚶（图 7-6）。为了证实毛蚶的致病性，卫生科研人员赶赴毛蚶的原产地江苏启东。很快，他们在毛蚶体内找到了甲肝病毒，证实了毛蚶就是甲肝流行的罪魁祸首。那一年，启东海区环境受到了大量人畜粪便的污染，吸附力强的毛蚶将甲肝病毒聚集在体内，而上海人生食毛蚶的习惯更是让病毒轻而易举地进入消化道。再加之当时上海城区的居住环境较为拥挤，使病毒的传播更为快速。

# 二、乙型肝炎病毒

乙型肝炎病毒（HBV）是引起乙型肝炎的病原体。乙型肝炎为一种世界性疾病，分布于各年龄组。乙型肝炎的危害比甲型肝炎大，易发展为慢性肝炎，部分可演变为肝硬化或原发性肝细胞癌。我国是乙型肝炎大国，新生儿和儿童是乙型肝炎敏感群体，如果 1 岁以下婴儿感染 HBV 以后，80% ～ 90% 会发展为慢性乙型肝炎；30% ～ 50% 的 6 岁以下儿童感染者会发展成慢性乙型肝炎。全球有 2.4 亿慢性乙型肝炎患者，每年 68.6 万人死于乙型肝炎（包括乙型肝炎发展成的肝硬化和肝癌）。乙型肝炎是我国重点防治的严重传染病之一。

## （一）生物学特性

**1. 形态与结构**　HBV 在感染者血清中主要以三种形式存在（图 7-7）。

（1）大球形颗粒：即完整的 HBV 颗粒，也称 Dane 颗粒。其直径约 42nm，由双层衣壳和核心组成。①外衣壳相当于一般病毒的包膜，包括脂质双层和 HBV 表面抗原（HBsAg）。②内衣壳呈二十面体立体对称结构，相当于一般病毒的核衣壳，含有 HBV 核心抗原（HBcAg）。③核心含有双股环状非闭合的 DNA 和 DNA 多聚酶（图 7-8）。

（2）小球形颗粒：直径约 22nm，为一中空型颗粒，是病毒装配过程中过剩的衣壳蛋白，不含病毒 DNA 及 DNA 聚合酶，不具有感染性，为 HBV 最常见的颗粒。

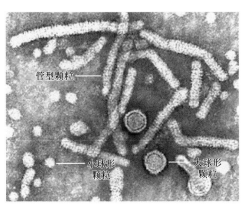

图 7-7　HBV 三种颗粒（电镜图）

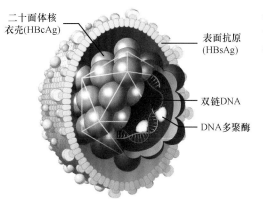

图 7-8　HBV（Dane 颗粒）结构模式图

考点：HBV 的形态结构特点

（3）管型颗粒：直径约 22nm，长度 100 ～ 500nm，成分与小球形颗粒相同，是一串聚合起来的小球形颗粒，亦无感染性。

### 2. 抗原组成

（1）HBsAg：即乙肝病毒表面抗原，存在于三种颗粒的表面。HBsAg 大量存在于感染者的血液中，是 HBV 感染的主要标志。HBsAg 能刺激机体产生抗体，即抗 -HBs。抗 -HBs 为中和抗体，具有防御 HBV 感染的作用，患者血清中出现抗 -HBs，是既往感染恢复或注射疫苗产生的免疫效应。

（2）HBcAg：即乙肝病毒核心抗原，存在于 Dane 颗粒核心结构的表面，为内衣壳成分，其外被 HBsAg 所覆盖，在血液中不易被检测到（仅存在于受染的肝细胞核内）。HBcAg 能刺激机体产生抗体（抗 -HBc），血清中查到抗 HBc-IgM，提示 HBV 正处于复制状态，此抗体无保护作用。

（3）HBeAg：即乙肝病毒 e 抗原，是 HBcAg 被蛋白酶裂解后形成的可溶性抗原，仅见于 HBsAg 阳性的血清，比 HBsAg 在血清中存在的时间短，消长与 Dane 颗粒及 DNA 聚酶基本一致，故 HBeAg 阳性可作为 HBV 复制及血液具有传染性的一个指标。HBeAg 可刺激机体产生抗 -HBe，抗 -HBe 能与受染肝细胞表面的 HBeAg 结合，对 HBV 感染机体有一定保护作用，抗 -HBe 出现是预后良好的征象。

考点：HBV 的抗原抗体组成及其意义

### 3. 抵抗力

HBV 对外界环境的抵抗力较强。其对低温、干燥、紫外线及一般消毒剂均有抵抗力，也不被 70% 乙醇灭活。高压蒸汽灭菌法、100℃煮沸 10 分钟或干热 160℃ 1 小时等方法可将其灭活。0.5% 过氧乙酸、3% 含氯石灰溶液、5% 次氯酸钠和环氧乙烷等均可灭活 HBV，消除其传染性。

考点：乙肝病毒的抵抗力特点

## （二）致病性与免疫性

### 1. 传染源

HBV 的传染源主要是患者和病毒携带者。乙型肝炎潜伏期较长，其中为 60 ～ 90 天较为常见，潜伏期、急性期或慢性活动期的患者血清都具有传染性。无症状的 HBV 携带者，血液中长期含有 HBV，是更危险的传染源。

### 2. 传播途径

（1）血源传播：人对 HBV 敏感，极少量病毒污染的血液进入人体即可引起感染。输血（包括血制品）、输液、注射、手术、针刺等可造成医源性传播；使用公用剃须刀、牙刷、皮肤黏膜微小损伤等均可引起传播。

考点：乙肝病毒的传播途径

（2）密切接触传播：精液、唾液、阴道分泌物、月经血中均可含有病毒，HBV 可通过破损黏膜进入密切接触者的体内。

（3）母婴传播：又称垂直传播。人群中约有 50% 的 HBV 携带者来自母婴传播。母体若为 HBV 携带者，孕期可经血液循环致胎儿宫内感染、分娩时可经产道感染新生儿、给婴儿哺乳也可感染婴儿。故乙型肝炎表现为以母体为核心的家庭聚集倾向。此外，生活密切接触也十分重要。感染者可通过生活密切接触（接吻、共用餐具、剃须刀等）传播给其他人。

**3. 致病机制** 一般认为，在肝细胞内增殖的 HBV 对肝细胞无明显损害作用，病毒感染后引起的免疫病理反应是肝细胞损伤的主要原因，肝细胞的损伤程度与免疫应答的强弱呈正相关。

（1）细胞免疫及其介导的免疫病理损伤。① HBV 在肝细胞内增殖可使肝细胞膜表面表达 HBsAg、HBcAg、HBeAg，被激活的特异性 Tc 细胞攻击带有病毒抗原的肝细胞，在清除病毒的同时也造成肝细胞的损伤。②特异性 Th1 细胞分泌多种细胞因子发挥抗病毒效应，但同时也对肝细胞损伤了造成了直接或间接的损伤作用。

（2）体液免疫及其介导的免疫病理损伤。机体产生的抗 -HBs 等抗体，一方面发挥免疫保护作用，清除细胞外病毒；另一方面与病毒抗原形成抗原抗体复合物，沉积于肾小球基膜或关节滑膜等处，通过 Ⅲ 型超敏反应机制引起损伤，导致乙型肝炎的肝外病变。免疫复合物沉积于肝内，可使毛细血管栓塞，导致急性重型肝炎。

由于病毒侵入数量不同，机体免疫应答强弱的差异，导致乙型肝炎患者临床表现多样化：无症状的 HBV 携带者、急性乙型肝炎、慢性乙型肝炎、重症乙型肝炎，并可引起肾小球肾炎、多发性关节炎等肝外病变。少数慢性乙型肝炎可转变为肝硬化或肝癌。

**4. 免疫性** 乙型肝炎病毒感染机体后，部分受染者体内可产生抗 -HBs，抗 -HBs 为中和抗体，对机体有重要保护作用，主要是清除细胞外的病毒，可使机体免受 HBV 的再感染；而清除细胞内的病毒，则依赖细胞免疫、干扰素、NK 细胞的协同作用。

（三）微生物学检查

考点："HBV 两对半"检测结果分析

**1. HBV 抗原抗体系统的检测** 主要采用血清学方法检测，包括 HBsAg、抗 -HBs、HBeAg、抗 -HBe、抗 -HBc 五项，简称"乙肝五项"或"乙肝两对半"。检测结果需要结合临床综合分析各项指标，方能做出明确诊断（表 7-4）。

表 7-4 HBV 抗原抗体检测结果的临床分析

| HBsAg | HBeAg | 抗 -HBs | 抗 -HBe | 抗 -HBc | 结果分析 |
|---|---|---|---|---|---|
| + | − | − | − | − | HBV 感染者或无症状携带者 |
| + | + | − | − | − | 急性或慢性乙型肝炎，或无症状携带者 |
| + | + | − | − | + | 急性或慢性乙型肝炎（传染性强，"大三阳"） |
| + | − | − | + | + | 急性感染趋向恢复或慢性肝炎（"小三阳"） |
| − | − | + | + | − / + | 乙型肝炎恢复期 |
| − | − | + | − | − | 既往感染或接种过疫苗，有免疫力 |
| − | − | − | − | + | 既往感染 |

**2. 血清 HBV–DNA 检测** 常用 PCR 或核酸杂交技术进行检测。HBV-DNA 阳性表明血清中存在完整的 HBV 颗粒，HBV 正在复制，传染性强。

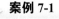 案例 7-1

他要义务献血，为什么会被拒绝？

患者，男，来自偏远农村。城里一家公司录用了他，他按公司要求在医院进行了体检，

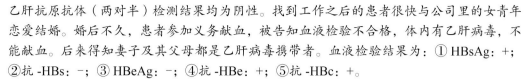

乙肝抗原抗体（两对半）检测结果均为阴性。找到工作之后的患者很快与公司里的女青年恋爱结婚。婚后不久，患者参加义务献血，被告知血液检验不合格，体内有乙肝病毒，不能献血。后来得知妻子及其父母都是乙肝病毒携带者。血液检验结果为：① HBsAg：+；②抗 -HBs：-；③ HBeAg：-；④抗 -HBe：+；⑤抗 -HBc：+。

**问题**：1. 患者目前处于 HBV 感染的何种状态（提示：是大三阳还是小三阳）？

2. 患者体内的 HBV 是以何种途径感染的？

**分析**：患者是 HBV 感染的"小三阳"，其体内的病毒主要源于和妻子的性接触。

## （四）防治原则

乙型肝炎的预防应针对其传播途径采取综合性防治措施。

**1. 一般预防** 严格筛选献血员，严格消毒医疗器械、患者的分泌物、排泄物，隔离患者，防止医源性传播；加强育龄妇女 HBsAg 的监测，阻断母婴传播；加强对 HBsAg 携带者的检出和随访，严格控制传染源。

**2. 人工自动免疫** 接种乙肝疫苗是预防乙型肝炎的最有效方法。接种对象为：新生儿、医护人员、HBsAg 阳性者的配偶和子女等高危人群。

**3. 人工被动免疫** 对接触 HBV 的易感者，注射含高效价抗 -HBs 的人血清免疫球蛋白（HBIg）进行紧急预防和用于阻断母婴传播。

**4. 治疗** 迄今为止治疗乙型肝炎仍无特效药物。常用的治疗方法是抗病毒药物和免疫调节药物的联合治疗。常用抗病毒药物如干扰素、拉米夫定、阿糖腺苷及清热解毒、活血化瘀的中草药等。

**考点**：乙肝的预防措施

# 三、其他肝炎病毒

其他几种肝炎病毒相对甲肝、乙肝病毒比较少见。各种肝炎病毒的主要特性见表 7-5。

**表 7-5 各种肝炎病毒的重要特性**

| 比较项目 | HAV | HBV | HCV | HDV | HEV |
| --- | --- | --- | --- | --- | --- |
| 发现 / 命名年代 | 1973 | 1963 | 1989 | 1977 | 1989 |
| 核酸类型 | RNA | DNA | RNA | RNA 缺陷病毒，与 HBV 伴随感染 | RNA |
| 传播途径 | 粪—口 | 血源、垂直、性接触 | 同 HBV | 同 HBV | 同 HAV |
| 无症状携带者 | 罕见 | 多见 | 多见 | 多见 | 罕见 |
| 慢性肝炎 | − | + | + | + | − |
| 肝癌 | − | + | + | − | − |
| 疫苗 | 有 | 有 | 无 | 无 | 无 |

**小结**

肝炎病毒是引起病毒性肝炎的病原体。肝炎病毒包括五种：HAV、HBV、HCV、HDV、HEV。这些病毒分属于不同的病毒科，其生物学特性、传播途径等有着明显的差异，但均引起病毒性肝炎。甲型和戊型均由消化道传播，可引起急性肝炎。乙型、丙型和丁型肝炎病毒均由输血、血制品或注射器污染而传播，既可导致肝炎，还可发展为慢性肝炎，并与肝硬化和肝癌相关。丁型肝炎病毒是一种缺陷病毒，它必须在 HBV 辅助下才能复制。肝炎病毒引起的免疫病理反应是引起肝细胞损伤的主要原因。甲型肝炎的预防应以加强卫生宣传教育、加强粪便管理、保护水源、搞好食品卫生为主要措施，可通过甲肝疫苗进行预防。接种乙肝疫苗是预防乙型肝炎最有效的方法。

# 自 测 题

## 一、选择题

1. 甲型肝炎病毒的致病性，下列哪项不正确

　A. 传染源主要是患者

　B. 粪—口途经传播

　C. 很少转化成慢性肝炎

　D. 患者粪便或血中长期携带病毒

　E. 易引起散发或暴发流行

2. 在乙肝病毒感染者血中不易检测到的是

　A. HBsAg　　　　　　　B. HBcAg

　C. HBeAg　　　　　　　D. 抗 -HBs

　E. 抗 -HBc

3. 如果在血清学检测时出现 HBsAg 阳性，则

　A. 人体对乙肝病毒有免疫力

　B. 无传染性

　C. 无症状携带者

　D. 需要立即注射乙肝疫苗

　E. 应结合肝功检查做出携带者或患者的诊断

4. 乙型肝炎患者血清检出成分中，提示病毒大量复制，传染性极强的是

　A. HBsAg　　　　　　　B. HBeAg

　C. 抗 -HBc　　　　　　 D. 抗 -HBs

　E. 抗 -HBe

5. 我国规定新生儿和易感人群全面接种乙肝疫苗，接种的间隔为

　A. 0 个月、1 个月、3 个月

　B. 0 个月、2 个月、4 个月

　C. 0 个月、1 个月、6 个月

　D. 0 个月、3 个月、6 个月

　E. 0 个月、6 个月、12 个月

6. 乙肝和丙肝的传播途径有

　A. 血源传播　　　　　　B. 性传播

　C. 母婴传播　　　　　　D. 伤口传播

　E. 以上途径皆可传播

## 二、简答题

1. 请比较各类肝炎病毒的主要特性。

2. 乙肝病毒的"五项指标"是指哪些？各有什么临床意义？

# 第 4 节　反转录病毒

反转录病毒是一组含有反转录酶的 RNA 病毒，其中对人有致病的主要是人类免疫缺陷病毒（HIV）和人类嗜 T 淋巴细胞病毒（HTLV）。

# 一、人类免疫缺陷病毒

人类免疫缺陷病毒（HIV）是获得性免疫缺陷综合征（AIDS，艾滋病）的病原体。HIV 于 1983 年被发现至今，已迅速蔓延至全世界。该病毒损伤人体的免疫系统，引起致死性条件致病菌感染或引发肿瘤，严重威胁着人类的健康，被视为"20 世纪瘟疫"。目前，AIDS 已成为全球最重大的公共卫生问题之一，WHO 将每年的 12 月 1 日定为"世界艾滋病日"。

## （一）生物学特性

**1. 形态结构**　HIV 直径约 120nm，大致呈球形，属于反转录病毒。

病毒最外层是包膜，系脂质双层蛋白膜，其上嵌有两种病毒特异性的糖蛋白 gp120 与 gp41，称为包膜糖蛋白。gp41 是跨膜蛋白，gp120 是包膜表面刺突并与 gp41 结合。向内是由两种蛋白构成的半锥形衣壳。衣壳内含有病毒的 RNA 基因组、酶（反转录酶、整合酶、蛋白酶）（图 7-9、图 7-10）。

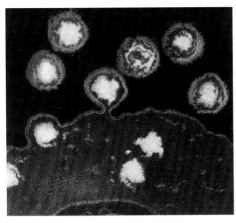

图 7-9 HIV 病毒电镜图　　　　　图 7-10 HIV 病毒的结构模式图

gp120 分子能与表面具有 CD4 分子的人体细胞特异性结合，因此能够特异性地吸附、穿入该细胞内，进行感染和增殖。此包膜蛋白易发生抗原漂移，极易变异，故使 HIV 容易逃避免疫系统的识别清除而潜伏体内，同时也给疫苗的研制带来极大困难。

**考点：HIV 的形态结构特征**

**2. 抵抗力**　HIV 对外界环境的抵抗力较弱，56℃加热 30 分钟、0.2% 次氯酸钠、0.1% 含氯石灰，0.3% 过氧化氢、70% 乙醇、0.5% 来苏处理 5 分钟均可灭活病毒，但其对紫外线不敏感。干燥时数小时病毒活性可下降 90% ～ 99%，在 20 ～ 22℃室温下的液体环境中病毒活性可保持 15 天，所以，含有 HIV 的离体血液可以造成感染。WHO 推荐对艾滋病病毒灭活加热 100℃持续 20 分钟或高压蒸汽灭菌 20 分钟。

**考点：HIV 的抵抗力特点**

## （二）致病性与免疫性

**1. 传染源与传播途径**　AIDS 的传染源主要是 HIV 无症状携带者及 AIDS 患者。前者是一群容易被忽视的重要传染源。病毒主要存在于血液、精液、唾液、尿液、阴道分泌液、眼泪、乳汁中。其主要传播途径包括：①性接触传播：通过异性或同性之间的性接触而感染，是艾滋病传播的主要途径；②血液传播：通过输入带有艾滋病病毒的血液或血制品、移植 HIV 感染者的组织器官或体外受精、与 HIV 感染者共用注射器和针头、污染 HIV 的医疗器具（内窥镜、手术器械）或理发美容工具等；③母婴传播：感染 HIV 的女性在怀孕、分娩或哺乳时可将病毒经胎盘、产道或母乳传播给胎儿或婴儿。

在日常生活和工作中，与 HIV 无症状携带者及 AIDS 患者握手、拥抱、共同进餐等一般性接触不会感染艾滋病。

**考点：AIDS 的传播途径**

**2. 致病机制与临床表现**

（1）致病机制：HIV 主要侵袭 CD4$^+$ T 淋巴细胞和单核 - 巨噬细胞等，引发机体免疫系统的进行性损伤。HIV 选择性的作用于 CD4$^+$ T 淋巴细胞和单核 - 巨噬细胞，病毒潜伏于细胞内以较低水平增殖形成慢性或持续性感染状态。当机体受到某些因素刺激，则激发潜伏的病毒大量增殖，引起 CD4$^+$ T 淋巴细胞和单核 - 巨噬细胞大量死亡、功能受损，机体出现严重的细胞免疫功能和体液免疫功能缺陷，造成机体免疫功能全面低下，从而出现一系列综合症状，如淋巴结肿大、发热、关节痛、乏力、腹泻和神经症状，并易继发细菌、病毒、真菌、原虫的致死性感染。部分患者可并发肿瘤，如卡波西（Kaposi）肉瘤和恶性淋巴瘤，一旦发病，病死率极高。

（2）临床表现：从 HIV 感染到发病有一个完整的过程，临床上将此过程分为四个时期，即急性感染期、无症状潜伏期、AIDS 相关综合征、典型艾滋病期。

1）急性感染期：HIV 初次感染机体后病毒大量增殖引起病毒血症。患者出现淋巴结肿大、发热、咽炎、皮疹、肌肉疼痛等类似感冒的症状，一般 2 ～ 3 周症状自然消失，转入无症状感染期。

2）无症状感染期：此期可长达半年至 10 年或更长（平均 6 ～ 8 年）。在此期间可以没有任何临床症状，或症状轻微，有无痛性淋巴结肿大。外周血中 HIV 数量很少，但 HIV 仍处于活跃增殖状态，在受染的 CD4$^+$ T 淋巴细胞和单核 - 巨噬细胞中继续复制增殖。此期艾滋病病毒抗体检测结果为阳性。

3）AIDS 相关综合征：随着病毒大量增殖，免疫系统的损伤进行性加重，各种症状开始出现，如淋巴结肿大、发热、盗汗、乏力倦怠、体重下降、腹泻等，随后出现特殊性或复发性的非致命性感染，症状逐渐加重。

考点：HIV 所致 AIDS 的临床表现

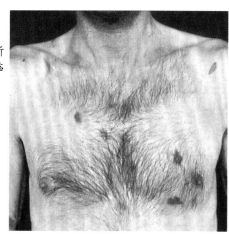

图 7-11　卡波西（Kaposi）肉瘤

4）典型艾滋病期：出现中枢神经系统等多器官多系统损害，发生各种致命性机会感染和恶性肿瘤。常见的机会感染有：白色念珠菌、卡氏肺孢子菌等真菌感染；结核分枝杆菌等细菌感染；巨细胞病毒、单纯疱疹病毒、水痘带状疱疹病毒引起的感染。常见的恶性肿瘤有：恶性淋巴瘤、卡波西肉瘤（图 7-11）等。由于机体免疫系统全面崩溃，患者出现严重的综合征，死亡多发生于临床症状出现后的 2 ～ 3 年。

**3. 免疫性**　HIV 感染机体后可产生多种抗体，包括抗 gp120 抗体等中和抗体，在感染初期可降低血清中病毒抗原含量，而不能控制病情。HIV 感染可刺激机体产生细胞免疫应答，细胞毒性 T 细胞的杀伤作用也不能清除 HIV，故一旦感染 HIV 便终生携带病毒。

## （三）微生物学检查

HIV 检测已被列入常规医疗检测范围。HIV 检测主要用于 AIDS 的诊断，指导用药、筛查或确认 HIV 感染，以阻断 HIV 的传播途径。

考点：AIDS 的临床检测方法

一般 HIV 感染 2 ～ 3 个月（或更长）后均可检出 HIV 抗体，但在检测出抗体之前，感染者已具有传染性。检测抗体对筛查和确认 HIV 感染非常重要。检测 HIV 抗体常用 ELISA 法作为 HIV 感染筛选方法，如连续两次阳性，再经过特异性高的免疫印迹试验（WB/IBT）及 RNA 结合蛋白免疫沉淀试验（RIP）证实即可确诊。初次感染后 HIV 抗体的滴度缓慢升高。

 **链接**

### 何谓艾滋病的窗口期？

人体感染 HIV 后，一般需要 2 周左右才能逐渐产生 HIV 抗体。"窗口期"是指从人体感染 HIV 后到血清中能够检测出 HIV 抗体的这段时间，一般为 2 周～ 3 个月。在此期间，

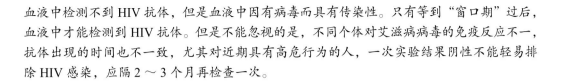

血液中检测不到 HIV 抗体，但是血液中因有病毒而具有传染性。只有等到"窗口期"过后，血液中才能检测到 HIV 抗体。但是不能忽视的是，不同个体对艾滋病病毒的免疫反应不一，抗体出现的时间也不一致，尤其对近期具有高危行为的人，一次实验结果阴性不能轻易排除 HIV 感染，应隔 2～3 个月再检查一次。

### （四）防治原则

AIDS 是一种全球性疾病，由于 AIDS 具有惊人的蔓延速度和高致死性，故 WHO 和许多国家都已采取预防 HIV 感染的综合性措施，主要包括：①开展全民预防控制 HIV 感染的宣传教育，普及 AIDS 知识，增强自我保护和防病意识，消除对携带者和患者的歧视；②严厉打击卖淫、嫖娼、贩毒、吸毒行为，倡导自尊自重、自爱自强，遵守性道德是预防性接触传播艾滋病的基础；③建立 HIV 感染的监测系统，及时掌握疫情，加强对高危人群的监测，严格管理艾滋病患者和 HIV 无症状携带者；④坚决取缔地下采血交易，确保血液和血液制品的安全性，对献血者、献器官者和献精液者必须进行严格的 HIV 抗体检测；⑤HIV 抗体阳性的女性应避免怀孕或哺乳；⑥禁止共用注射器、注射针、牙刷及剃须刀等；⑦严格医疗器械的消毒灭菌，防止医源性感染。

对于 HIV 的治疗，尚无可以彻底治愈的有效药物。目前采用多种药物综合治疗，即通过 3 种或 3 种以上的抗病毒药物联合使用来治疗艾滋病，每一种药物针对艾滋病毒繁殖周期中的不同环节，从而达到抑制或杀灭艾滋病病毒的目的，此疗法又被形象地比喻为"鸡尾酒疗法"。经过治疗，70%～80% 的患者体内病毒会随着治疗明显下降，可以延缓发病，延长生命。但目前这种治疗方法尚无法清除整合在 CD4$^+$ T 细胞染色体上的前病毒，因此不能彻底清除 HIV。我国对于确诊为艾滋病病毒感染者，免费发放药物进行治疗。

在特异性预防方面，1986 年全球开始研制 HIV 疫苗，但是由于 HIV 变异性大，研制 HIV 疫苗遇到了前所未有的难度，目前仍处于试验阶段。

**考点:** AIDS 的综合预防措施

## 二、人类嗜 T 淋巴细胞病毒

人类嗜 T 淋巴细胞病毒（HTLV）是人类 T 细胞白血病及淋巴瘤的病原体，于 20 世纪 80 年代初，从 T 细胞白血病患者的外周血淋巴细胞中分离出的一种反转录病毒，是引起人类恶性肿瘤的 RNA 肿瘤病毒。

电镜下 HTLV 呈球形，直径约 100nm。病毒包膜的表面有 gp120 特异性糖蛋白刺突，能与细胞表面 CD4 分子结合，与病毒的感染、侵入细胞有关。病毒衣壳含两种结构蛋白，中心为 RNA 及反转录酶。人类嗜 T 淋巴细胞病毒分为 HTLV- Ⅰ 型和 HTLV- Ⅱ 型。

HTLV- Ⅰ 型仅感染 CD4$^+$T 淋巴细胞并在其中生长，使受染细胞转化，最后发展为 T 细胞白血病。HTLV 感染潜伏期长，多无临床症状，发病一般见于 40 岁以上的成人，可经输血、注射或性接触等传播，也可通过胎盘、产道或哺乳等途径垂直传播。HTLV- Ⅰ 的流行有明显的地区性，主要集中在日本西南部、西非、加勒比海、南美等地区。我国已在 10 多个省市发现了 HTLV 的感染病例，并且发现在沿海的福建和广东某些地区有集中流行的现象，如福建莆田地区献血人群血清 HTLV- Ⅰ 抗体阳性率已达到 0.55%，因此我国 HTLV 的流行状况值得关注。目前 HTLV- Ⅱ 型的致病情况很少了解。

微生物学检查方法通常用酶联免疫吸附试验（ELISA）和明胶颗粒凝集法（PA），如检测到血液中 HTLV- Ⅰ/Ⅱ 抗体存在即可诊断为该病毒感染。至今尚无有效防治措施。预防

HTLV 感染的措施包括：像预防 HIV 感染一样，加强卫生知识的宣传、避免危险性行为，对供血者进行 HTLV 抗体检测，保障血液制品的安全。

## 小结

　　HIV 是 AIDS 的病原体。病毒呈球形，外层为包膜，其中嵌有 gp120 和 gp41 两种特异性的糖蛋白，核心部分含 RNA、反转录酶和核衣壳蛋白。AIDS 的传染源主要为无症状携带者和艾滋病患者，其主要传播途径为：血源传播、性传播、母婴垂直传播。HIV 感染机体后，潜伏期长短不一，一般为 3 个月至数年。其感染的过程分为四个阶段：急性感染期、无症状感染期、AIDS 相关综合征和典型艾滋病期，病人因而死于严重的感染和肿瘤，病死率极高，目前尚无特效治疗药物。因此，广泛开展社会宣传教育、禁毒、确保血液及血液制品的安全，建立 HIV 感染的监测系统，对高危人群进行 HIV 抗体检测及加强监控等综合性措施仍然是预防艾滋病最有效的办法。

# 自 测 题

**选择题**

1. HIV 致病的关键因素是

　　A. HIV 基因可以和宿主基因整合

　　B. HIV 易变异，逃避免疫系统的攻击

　　C. 可合并各种肿瘤而致死

　　D. 侵犯 CD4$^+$T 细胞，造成严重的免疫缺陷

　　E. 可发生各种严重感染而致死

2. HIV 包膜上可与 T 淋巴细胞表面的 CD4 分子结合的是

　　A. 反转录酶　　　　　　B. P17

　　C. P24　　　　　　　　D. gp120

　　E. gp41

3. HIV 的传播途径不包括

　　A. 同性或异性间的性行为

　　B. 吸毒者共用污染 HIV 的注射器

　　C. 输血和器官移植

　　D. 母婴垂直传播

　　E. 日常生活中的一般性接触

4. 在艾滋病发病期，患者可以出现

　　A. 原因不明的持续不规则低热

　　B. 原因不明的持续全身淋巴结肿大

　　C. 慢性腹泻

　　D. 肺部感染

　　E. 以上症状都可能出现

5. 人类嗜 T 淋巴细胞病毒（HTLV）Ⅰ型主要导致

　　A. 卡波西肉瘤

　　B. 艾滋病（AIDS）

　　C. CD4$^+$T 细胞减少

　　D. 成人 T 淋巴细胞白血病

　　E. 严重的感染

6. 人类嗜 T 淋巴细胞病毒（HTLV）的传播方式是

　　A. 输血、注射　　　　B. 性接触

　　C. 胎盘、产道　　　　D. 哺乳

　　E. 以上皆可

（潘晓军）

# 第 5 节　其他病毒

## 一、虫媒病毒

　　虫媒病毒是一群由吸血节肢动物为媒介而传播的病毒。病毒在节肢动物体内增殖，不出现症状，叮咬易感动物后造成传播。故节肢动物既是传播媒介，又是储存宿主。因昆虫生长的特点，其所致疾病有明显的季节性和地方性。目前发现至少有 100 多种虫媒病毒对

人致病。我国常见的虫媒病毒有流行性乙型脑炎病毒、森林脑炎病毒、登革病毒等，详见表 7-6。

考点：乙脑病毒、登革病毒的传播途径及防治

表 7-6 虫媒病毒的致病性与防治原则

| | 流行性乙型脑炎病毒 | 森林脑炎病毒 | 登革病毒 |
|---|---|---|---|
| 传播媒介 | 蚊 | 蜱 | 蚊 |
| 流行季节 | 夏秋季 | 春季 | 夏季 |
| 传染源 | 带病毒的猪等家畜和家禽 | 带病毒的兽类和鸟类 | 患者，灵长类动物 |
| 所致疾病 | 流行性乙型脑炎（乙脑） | 森林脑炎 | 登革热 |
| 传染途径 | 带病毒蚊虫叮咬人体 | 带病毒的蜱叮咬人体 | 带病毒蚊虫叮咬人体 |
| 临床表现 | 高热、头痛、惊厥、昏迷 | 高热、头痛、昏睡 | 发热、肌肉关节疼痛、出血 |
| 防治原则 | 防蚊灭蚊，接种乙脑疫苗 | 防蜱灭蜱，接种疫苗 | 防蚊、灭蚊，尚无疫苗 |

# 二、狂犬病病毒

狂犬病病毒是引起狂犬病的病原体。狂犬病又名恐水病，是人畜共患的自然疫源性传染病，目前尚无有效的治疗方法，一旦发病，几乎 100% 死亡，所以预防狂犬病的发生尤其重要。

我国是狂犬病流行较为严重的国家，2013 年统计资料显示：中国狂犬病发病数仅次于印度而位于全球第二，疫情较严重的省份 / 自治区是广西、广东、贵州等。

## （一）生物学性状

狂犬病病毒呈弹头状，为有包膜的 RNA 病毒（图 7-12）。狂犬病病毒具有嗜神经细胞性，病毒经伤口进入人体后，主要沿神经系统传播和扩散。病毒在易感动物或人的中枢神经细胞内增殖时，在胞质内形成包涵体，称内基小体，有助于死后的组织病理学检查和病理诊断（图 7-13）。

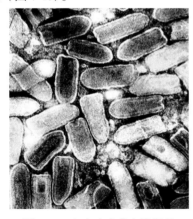

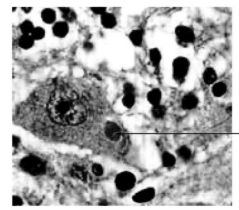

内基小体

图 7-12 狂犬病病毒电镜照片　　图 7-13 内基小体

病毒抵抗力不强，对热敏感，60℃经 30 分钟或 100℃经 2 分钟即可灭活，易被强酸、强碱、乙醇、乙醚等灭活。肥皂水等去垢剂亦有灭活作用。

考点：内基小体的意义

## （二）致病性

传染源与传播途径：带有病毒的犬、猫是人发生狂犬病的主要传染来源。另外，狐、狼、

蝙蝠等野生动物、家畜等也可发生狂犬病病毒的自然感染与传播，所以也可成为本病的传染源。

患病动物通过咬伤、抓伤或密切接触等形式感染人类而引起狂犬病。人被狂犬咬伤，发病率为 30%～60%，咬伤后能否发病，与受伤部位、伤势程度及病畜唾液中的病毒量有关。狂犬病潜伏期通常为 3～8 周，短者 10 天，长者可达数年。

潜伏期感染者没有任何症状。患者在发病初期，会有发热、头痛、乏力、周身不适等症状，对痛、声、光等刺激较敏感，并有咽喉紧缩感，有些患者伤口部位及其附近还会有麻木或蚁走感。

其发作期临床表现为神经兴奋度增高，如躁动不安，部分患者出现特殊的恐水症状，在饮水、见水、流水声或谈及饮水时，可引起严重咽喉肌痉挛、呼吸困难等，故称为"恐水症"。随后，部分患者出现精神失常、幻觉、谵妄等，病程很快进入麻痹期，患者的痉挛减少或停止，出现弛缓性瘫痪，神志不清，最终因呼吸麻痹和循环衰竭而死亡，很难救治，病死率接近 100%。

## （三）防治原则

**1. 犬类管理** 捕杀野犬，加强家犬管理，接种犬用狂犬疫苗，是预防狂犬病的主要预防措施。

**2. 人被动物咬伤后，应采取下列措施**

（1）伤口处理：立即以 20% 肥皂水或 0.1% 苯扎溴铵或清水彻底清洗。冲洗后涂以 75% 乙醇或 2%～3% 碘酊，且伤口不宜缝合。

（2）疫苗接种：因狂犬病潜伏期较长，及时接种狂犬病灭活疫苗，使机体产生抗体，可以预防发病或减轻症状。

（3）被动免疫：用高效价抗狂犬病病毒血清于伤口周围及底部注射。本病目前尚缺乏有效的治疗手段。

# 三、出血热病毒

出血热病毒是一类不同种属的多种病毒的总称，引起以发热、出血为主要临床特征的自然疫源性传染病。我国出血热病毒主要病原体有汉坦病毒（肾病综合征出血热病毒）、克里米亚 - 刚果出血热病毒（新疆出血热病毒）、有时亦将登革热病毒也纳入出血热病毒的范畴，详见表 7-7。

表 7-7 出血热病毒的致病性与防治原则

|  | 汉坦病毒 | 克里米亚 - 刚果出血热病毒 |
|---|---|---|
| 传播媒介 | 鼠 | 蜱 |
| 所致疾病 | 肾综合征出血热 | 克里米亚 - 刚果出血热（新疆出血热） |
| 传染途径 | 病毒通过鼠的分泌物、排泄物经呼吸、消化道进入或直接接触感染动物 | 带病毒的蜱叮咬人体 |
| 临床表现 | 高热、出血、肾脏损害 | 高热、疼痛、出血 |
| 防治原则 | 防鼠、灭鼠，接种灭活疫苗 | 防蜱、灭蜱，接种灭活疫苗 |

# 四、疱疹病毒

疱疹病毒是一组有包膜的、中等大小的 DNA 病毒（表 7-8），已发现 100 多种，与人类感染有关的称为人类疱疹病毒（HHV），主要有单纯疱疹病毒、水痘带状疱疹病毒、巨细胞病毒、EB病毒等，因单纯疱疹病毒能引起匐行性疱疹而得名。

疱疹病毒的共同特征是：①病毒为球形，大小均匀，直径150～200nm，核心为双链线状DNA，衣壳呈二十面体对称，有包膜，其表面有刺突。②感染类型有增殖感染、潜伏感染、整合感染、先天性感染。③病毒可通过呼吸道、消化道、泌尿生殖道、胎盘等多种途径造成感染。④病毒感染后产生的免疫不能消灭潜伏感染的病毒，不能阻止复发。

**考点：** 疱疹病毒的种类、传播途径及致病

**表 7-8　疱疹病毒的致病性与防治原则**

| | 传染途径 | 所致疾病 | 潜伏感染部位 | 防治 |
| --- | --- | --- | --- | --- |
| 单纯疱疹病毒 I 型（HSV-1） | 直接密切接触、呼吸道、垂直感染 | 疱疹性齿龈口腔炎、唇疱疹、角膜炎、胎儿畸形等 | 三叉神经节和颈上神经节 | 阿昔洛韦、脱氧鸟苷、干扰素 |
| 单纯疱疹病毒 II 型（HSV-2） | 性接触 | 生殖器疱疹、新生儿疱疹 | 骶神经节 | 同上 |
| 水痘带状疱疹病毒（VZV） | 呼吸道、直接接触 | 原发：水痘（儿童）皮肤出现丘疹、水疱疹<br>再发：带状疱疹（沿神经走向分布，呈带状） | 脊髓后根神经节或脑神经的感觉神经节 | 减毒活疫苗、阿昔洛韦、阿糖腺苷、干扰素 |
| EB 病毒（EBV） | 唾液、血液 | 传染性单核细胞增多症，与非洲儿童淋巴瘤、鼻咽癌相关 | B 淋巴细胞 | 阿昔洛韦、干扰素 |
| 巨细胞病毒（CMV） | 垂直传播、接触、呼吸道、输血等 | 先天性畸形、单核细胞增多症、肝炎 | 腮腺、乳腺、肾、白细胞 | 阿昔洛韦、更昔洛韦 |

## 五、人乳头瘤病毒

人乳头瘤病毒（HPV）呈球形，二十面体立体对称，为双股DNA型无包膜病毒，现已发现100多个型，不同型别的HPV侵犯的部位和所致疾病不相同。

人乳头瘤病毒对皮肤和黏膜上皮细胞有高度亲和性，病毒感染上皮细胞后能诱导上皮增殖，表皮变厚，伴随棘层增生和一定程度表皮角化，上皮增生形成乳头状瘤，也称为疣。

HPV的传播方式是通过直接接触和间接接触。机体感染HPV后产生的抗体中和能力弱，对预防再感染意义不大。

HPV可引起性传播疾病，进行安全性行为的教育和社会管理，对控制感染、减少生殖器疣和宫颈癌的发生有重要意义。目前尚无安全有效的疫苗。对寻常疣和尖锐湿疣可采用局部涂擦药物氟尿嘧啶（5-FU）治疗或使用冷冻、电灼、激光或手术等疗法去除疣体，但不能彻底根除周围正常组织中的病毒，因此常有复发（图7-14～图7-16）。

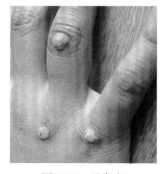
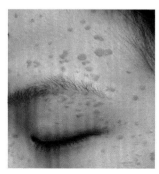
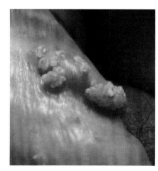

图 7-14　寻常疣　　　　图 7-15　扁平疣　　　　图 7-16　生殖器尖锐湿疣

# 六、朊　　粒

朊粒，也称朊病毒，是一类能侵染哺乳动物和人并在宿主细胞内复制的小分子无免疫性疏水蛋白质，是唯一不用 DNA、RNA 作遗传物质的病毒。它不是传递遗传信息的载体，也不能自我复制，繁殖方式至今不明。单个朊粒体积小，大小约 25nm，电镜下见不到病毒粒子的结构。其对热、多数化合物和光化学反应有非常强的抵抗性，但可被强碱溶液灭活。

对于人类而言，朊蛋白 PrP$^{SC}$ 的传染有两种方式。其一为遗传性的，即家族性传染；其二为医源性的，如角膜移植、脑电图电极的植入、不慎使用污染的外科器械以及注射取自人垂体的生长激素等。

**考点：朊粒的概念**

现已知朊粒可引起人的震颤病、人类克雅病、致死性家族性不眠症等。另外，人类慢性退化性功能紊乱，如阿尔茨海默病（老年痴呆）、多发性硬化症、牛海绵状脑病（疯牛病）等，也与朊粒感染有关。WHO 将朊粒所致疾病和艾滋病并列为世纪之交危害人类的顽疾，它的发现，提示在传统的病原微生物和寄生虫之外，又增加了一种全新类型的病原因子。

目前朊粒病的诊断除了根据特有的临床症状及病理学镜检外，主要是应用免疫学和分子遗传学方法检查致病因子 PrP$^{SC}$。实验室可采用特异性抗体作为免疫印迹法和免疫组化法检测 PrP。

由于朊粒病尚无有效的治疗方法，因此只能积极预防，措施主要有：①消灭已知的感染牲畜，对患者进行严格隔离；②严禁从疯牛病疫区进口动物源性饲料、生物制品和与牛相关制品；③神经外科的操作及器械进行消毒要严格规范化，脑部眼部组织移植手术时要排除供者患病的可能。

 **链接**

### 阿尔茨海默病被证明与朊蛋白感染有关

美国耶鲁大学研究者发现，引起疯牛病以及人类克雅病（CJD）的朊蛋白和阿尔茨海默病也有一定的关联，朊蛋白除了在动物和人的海绵状脑病中被发现外，还是 β- 淀粉样蛋白的主要分子受体之一。

《自然》杂志上发表的这项新研究提供了强有力的证据证明 β- 淀粉样蛋白的受体之一就是朊蛋白。研究发现 β- 淀粉样蛋白需要朊蛋白才能干扰神经元的工作。研究数据还表明，β- 淀粉样蛋白和朊蛋白的相互作用可以影响学习和记忆能力，之前没有人认为朊蛋白也能影响记忆。而这些能力正是阿尔茨海默病患者所缺乏的。人们希望，抗朊蛋白的单克隆抗体将能在阿尔茨海默病的治疗方面发挥作用。

**▍ 小结 ▍**

狂犬病毒通过发病的犬科动物咬伤的伤口造成感染，经过潜伏期后发作时引起中枢神经系统病理性损伤。其临床表现为兴奋性增高、躁动不安、吞咽或饮水或闻水声时喉头肌发生痉挛，病死率高，又称"恐水病"。其用疫苗和抗病毒血清进行预防。

流行性乙型脑炎病毒由蚊虫叮咬人体后，可引起脑实质和脑膜病变，临床表现为脑膜刺激症状，致残率和致死率较高。防蚊灭蚊是预防本病的有效措施，用疫苗可用于预防。

**自 测 题**

**选择题**

1. 可引起出血热的病毒是
   A. EB 病毒　　　　　B. 巨细胞病毒
   C. 汉坦病毒　　　　　D. 人乳头瘤病毒
   E. 疱疹病毒

2. 单纯疱疹病毒 I 型可引起
   A. 生殖器疱疹　　　　B. 水痘带状疱疹
   C. 齿龈炎、唇疱疹　　D. 出血热
   E. 传染性单核细胞增多症

3. 人乳头瘤病毒可引起
   A. 生殖器疱疹　　　　B. 水痘和带状疱疹
   C. 齿龈炎、唇疱疹　　D. 尖锐湿疣
   E. 登革热

4. 可造成潜伏性感染的病毒有
   A. 单纯疱疹病毒　　　B. EB 病毒
   C. 水痘带状疱疹病毒　D. 巨细胞病毒
   E. 以上都是

5. 关于乙脑病毒及致病的叙述，错误的是
   A. 水平传播
   B. 主要流行季节是冬春季
   C. 节肢动物媒介传播
   D. 可用乙脑疫苗特异性预防
   E. 临床表现为高热、头痛、惊厥、昏迷

6. 在神经细胞内发现"内基小体"，有助诊断的疾病是
   A. 肾综合征出血热　　B. 乙脑
   C. 麻疹　　　　　　　D. 狂犬病
   E. 登革热

7. 下列疾病以蚊为传播媒介的是
   A. AIDS　　　　　　　B. 单纯疱疹病毒 II 型
   C. 脊髓灰质炎　　　　D. EB 病毒
   E. 登革病毒

8. 被狂犬咬伤后，最正确的处理措施是
   A. 注射狂犬病病毒免疫血清 + 抗病毒药物
   B. 注射大剂量丙种球蛋白 + 抗病毒药物
   C. 清创 + 抗生素
   D. 清创 + 接种疫苗 + 注射狂犬病病毒免疫血清
   E. 清创 + 注射狂犬病病毒免疫血清

（潘晓军）

第 二 篇

人体寄生虫学

# 第8章　人体寄生虫学概述

有一种体形微小的生物,他们在生命的某种阶段以人的身体作为生存环境,具有"潜伏"在人体内或寄居在体表的独特本领,对人的身体造成伤害,使人患上不同的疾病,他们就是人体寄生虫。寄生虫病不仅给人类健康带来极大危害,也会给家庭和社会造成沉重的经济负担,是引起各国普遍关注的公共卫生问题。

人体寄生虫学是研究人体寄生虫的形态结构、生活史、致病性、实验诊断、流行规律和防治原则的一门科学。人体寄生虫包括医学原虫、医学蠕虫和医学节肢动物。人体寄生虫学作为病原生物学的重要内容,几乎涉及预防医学和临床医学各学科。我们学习人体寄生虫学的目的是控制或消灭寄生虫病,防制和消灭传播疾病的节肢动物,以保障身体健康。

## 第1节　寄生现象与生活史

### 一、寄生现象

**1. 寄生生活**　简称寄生,指两种生物共同生活在一起,一方获利,另一方受害。营寄生生活的两种生物既可以永久性也可以暂时性地在一起,如人体与人体寄生虫。

**2. 寄生虫**　指营寄生生活中获利的低等动物称为寄生虫,寄生在人体的寄生虫称人体寄生虫。按寄生部位的不同,可将寄生虫分为体内寄生虫和体外寄生虫,如寄生于小肠内的蛔虫和寄生于体表的蚊。

**3. 宿主**　指被寄生虫寄生并遭受其损害的人或动物(图 8-1)。依寄生虫不同发育阶段所寄生的宿主,可将宿主分为:

(1) 终宿主:指寄生虫成虫或有性生殖阶段所寄生的宿主称为终宿主。

(2) 中间宿主:指寄生虫幼虫或无性生殖阶段所寄生的宿主称为中间宿主,如果某些寄生虫需要两个以上中间宿主,则按其寄生的先后顺序称为第一中间宿主、第二中间宿主。

(3) 保虫宿主或储存宿主:被寄生虫寄生的除人体外的脊椎动物称为保虫宿主或储存宿主。例如,华支睾吸虫的成虫寄居在人或脊椎动物猫、狗的体内,幼虫先后寄居在豆螺、淡水鱼和虾体内进行发育,故人即为华支睾吸虫的终宿主,豆螺为华支睾吸虫的第一中间宿主,淡水鱼和虾为其第二中间宿主,猫、狗为其保虫宿主。

考点:寄生虫和宿主的概念

### 二、寄生虫生活史及感染阶段

**1. 寄生虫生活史**　寄生虫完成一代生长、发育、繁殖的整个过程及其所需要的外界环境,称为寄生虫的生活史。寄生虫的生活史具有多样性,不仅需要适宜的宿主,也需要适宜的外界环境条件,有的比较简单,有的比较复杂。

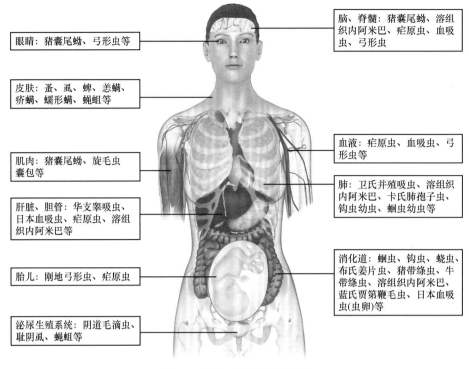

图 8-1　寄生虫与宿主示意图

**2. 感染阶段**　指寄生虫的生活史中具有感染人体能力的发育阶段，如血吸虫生活史中有虫卵、毛蚴、母胞蚴、子胞蚴、尾蚴、童虫和成虫等发育阶段，但只有尾蚴才能够感染人体。因此血吸虫的感染阶段是尾蚴。

不同种类的寄生虫可以在宿主体内或体表不同部位寄生；某些种类不同的寄生虫也可以在宿主体内同一部位或同一系统寄生

## 第2节　寄生虫与宿主的相互关系

寄生虫与宿主之间的关系，包括寄生虫对宿主的致病作用和宿主对寄生虫的防御作用，其结果取决于两者的强弱。如果宿主的防御功能强，就可将寄生虫杀灭；如果寄生虫与宿主之间形成一种平衡状态，寄生虫便可在宿主体内存活，宿主不出现明显的临床症状，称为带虫状态；如果宿主的抵抗力弱或寄生虫致病力强，就会导致宿主出现明显的临床症状，称为寄生虫病。

### （一）寄生虫对宿主的致病作用

**1. 夺取营养**　寄生虫在宿主体内寄生，需从宿主处获取营养，以满足其生长、发育和繁殖的需要，如寄生在人体肠道内的蛔虫和绦虫，以人体消化或半消化的食物为食，可引起宿主营养不良；钩虫和血吸虫以宿主的血液为食，可引起宿主贫血。

**2. 机械性损伤**　寄生虫在入侵、移行、定居、发育、繁殖的过程中均会对宿主造成损伤、压迫或阻塞，如蛔虫大量寄生可引起肠梗阻；猪囊尾蚴压迫脑组织可引起癫痫等。

**3. 毒性与免疫损伤**　寄生虫的分泌物、排泄物及死亡虫体的分解产物对宿主均有毒性作用，可引起组织损伤或免疫病理反应，如钩虫成虫分泌的抗凝素，能使受损的肠组织伤口流血不止；痢疾阿米巴原虫分泌溶组织酶，破坏组织，引起肠壁溃疡。

## （二）宿主对寄生虫的免疫作用

宿主对寄生虫的入侵，可产生一系列的防御反应，主要通过固有免疫和适应性免疫反应，抑制、杀伤或消灭入侵的寄生虫。

**1. 固有免疫** 又称非特异性免疫，主要包括皮肤、黏膜、血 - 脑屏障及胎盘的屏障作用，消化液的杀灭消化作用，吞噬细胞的吞噬作用，补体系统的防御作用等。

**2. 适应性免疫** 又称特异性免疫，是人体免疫系统被寄生虫抗原刺激后引发的对该寄生虫抗原的免疫应答。其类型：

（1）消除性免疫：指宿主被寄生虫感染后，能完全清除寄生虫，并对再感染产生终生免疫力，如对黑热病原虫产生的免疫。

（2）非消除性免疫：指感染寄生虫后，人体产生获得性免疫，但不能使体内寄生虫被完全清除，只能在一定程度上抵抗再感染，包括带虫免疫和伴随免疫。

1）带虫免疫：体内有原虫寄生时，机体对同种寄生虫的再感染产生免疫力，一旦用药物清除体内残余的寄生虫后，已获得的免疫力也随之减弱或消失，如抗疟原虫感染免疫。

2）伴随免疫：机体感染蠕虫后所产生的免疫力仅对其童虫的再次入侵具有免疫力，但对已经寄生在体内的成虫无作用，如抗血吸虫感染免疫。

# 第 3 节 寄生虫病的流行与防治原则

## （一）寄生虫病流行的基本环节

寄生虫病在一个地区流行，应具备以下三个基本环节。

**1. 传染源** 包括寄生虫病患者、带虫者和保虫宿主。

**2. 传播途径** 指寄生虫从传染源传播到易感宿主的全过程。其包括以下途径：即经口感染、经皮肤感染、接触感染、经媒介昆虫感染、垂直感染、输血感染、自身重复感染等。

**3. 易感人群** 指对寄生虫缺乏免疫力的人群。一般而言，人对寄生虫普遍易感。易感性与年龄有关，儿童的易感性一般高于成年人。

除上述三个基本环节外，寄生虫病的流行还受自然因素（地理环境、气候条件）、生物因素（中间宿主、媒介昆虫）、社会因素（社会制度、经济状况、文化教育、医疗水平、生活习惯等）的影响。因此，寄生虫病的流行具有地方性、季节性、自然疫源性等特点。

*考点：寄生虫病流行的基本环节*

## （二）寄生虫病的防治原则

我国地域广阔，寄生虫种类繁多，要想达到有效的防治，必须了解各种寄生虫的生活史及寄生虫病的流行规律，制订综合防治措施。

**1. 消灭传染源** 在流行地区普查普治患者和带虫者，适当处理保虫宿主，是控制和消灭传染源的有效措施。此外，做好流动人口的监测，控制流行区传染源的输入和扩散。

**2. 切断传播途径** 加强粪便和水源管理，搞好环境和个人卫生，控制和消灭中间宿主和媒介昆虫，是切断传播途径的重要手段。

**3. 保护易感人群** 对易感人群进行广泛的健康教育，改变不良的饮食习惯和行为生活方式，提高防病的自我保护意识，必要时可使用药物进行预防，可达到有效保护易感人群的目的。

*考点：寄生虫病防治的基本原则*

**链接**

### 我国五大寄生虫病现状

20世纪50年代，我国流行五大寄生虫病：疟疾、血吸虫病、黑热病、钩虫病和丝虫病。经过半个多世纪，寄生虫病的防治工作取得了举世瞩目的成就。但由于各地区人口流动大，媒介昆虫广泛存在，不良饮食习惯的人数增加，耐药性寄生虫不断增加，局部地区寄生虫病的流行仍较严重，如血吸虫病在部分地区疫情有所回升；丝虫病虽已基本消灭，但传染源仍未能完全控制。2004年人体重要寄生虫病现状调查结果表明：黑热病在少数地区每年仍有新病例发生，输入性疟疾病例呈上升趋势，耐药性疟疾不断扩散，全国钩虫平均感染率达6.12%，感染人数为3930万。因此，控制和消灭寄生虫病仍是一项长期而艰巨的任务。

**┃小结┃**

人体寄生虫属低等动物，可寄生于人或动物的体内或体表引起寄生虫病。营寄生生活的低等动物称为寄生虫。被寄生虫寄生的人或动物称为宿主，包括终宿主、中间宿主、保虫宿主。寄生虫完成一代生长、发育和繁殖的全过程及其所需的外界环境称为生活史。在生活史中具有感染人体能力的发育阶段称为感染阶段。寄生虫通过夺取营养、机械损伤、毒性和超敏反应损伤宿主，宿主通过适应性免疫与固有免疫抵御或清除入侵的寄生虫。寄生虫病要在一个地区流行应具备三个环节：传染源、传播途径、易感人群。寄生虫病防治应围绕三个基本环节进行综合防治。

## ✚ 自 测 题

### 一、名词解释

1. 寄生虫　2. 宿主　3. 中间宿主
4. 终宿主　5. 生活史　6. 感染阶段

### 二、填空题

1. 寄生虫对宿主的致病作用是 _____、_____ 和 _____。

2. 寄生虫病流行的三个基本环节是 _____、_____ 和 _____。

### 三、选择题

1. 寄生的正确含义是

　A. 双方均获利　　　B. 一方得利，一方受害

　C. 双方均有害　　　D. 双方既无利也无害

　E. 以上都不是

2. 寄生虫成虫或有性生殖阶段所寄生的宿主称为

　A. 终宿主　　　　　B. 第一中间宿主

　C. 第二中间宿主　　D. 保虫宿主

　E. 带虫者

3. 人体寄生虫的传染源包括

　A. 患者和带虫者　　　B. 隐性感染者

　C. 医学节肢动物　　　D. 健康带菌者

　E. 患者、带虫者、保虫者

4. 寄生虫病的流行特点是

　A. 季节性　　　　　B. 地方性

　C. 自然疫源性　　　D. 以上均是

　E. 以上均不是

5. 我国五大寄生虫是

　A. 疟疾、血吸虫病　丝虫病、黑热病、钩虫病

　B. 钩虫病、疟疾、血吸虫病、丝虫病、蛔虫病

　C. 疟疾、血吸虫病　丝虫病、黑热病、蛲虫病

　D. 蛔虫病、丝虫病、黑热病、钩虫病、蛲虫病

　E. 以上都不是

### 四、简答题

1. 简述寄生虫病流行必须具备哪些环节？

2. 简述寄生虫病的常见感染途径。

3. 简述如何防治寄生虫病？

（李艳薇）

# 第9章　常见人体寄生虫

　　常见人体寄生虫包括多细胞的医学蠕虫、单细胞的医学原虫及医学节肢动物。医学蠕虫主要分为线虫、吸虫和绦虫。医学原虫主要包括阿米巴、鞭毛虫和孢子虫。医学节肢动物主要包括昆虫、螨、蜱等。本章主要介绍代表性的常见人体寄生虫。

## 第1节　线　　虫

　　线虫广泛分布于自然界，种类繁多。线虫成虫呈线形或圆柱形，体表光滑不分节，大小不一。线虫多为雌雄异体，雌虫大于雄虫，雌虫尾端尖直，雄虫尾端多向腹面弯曲或膨大呈伞状。线虫生活史多数为直接型，少数为间接型。寄生于人体的线虫多数为肠道寄生虫，少数为组织寄生虫或肠道兼组织寄生虫。

### 一、似蚓蛔线虫（蛔虫）

　　似蚓蛔线虫简称蛔虫，是人体最常见的寄生虫之一。其成虫寄生于人体小肠，引起蛔虫病。该病呈世界性分布，感染率农村高于城市，儿童高于成人。

#### （一）形态

　　**1. 成虫**　形似蚯蚓，呈乳脂色或粉红色，死后呈灰白色。体表光滑有微细环纹，两侧侧线明显。雌虫粗，长约30cm，雄虫较细短，约20cm，尾部向腹面卷曲（图9-1）。

　　**2. 虫卵**　虫卵分受精、未受精卵和脱蛋白质膜卵，受精卵呈宽椭圆形、棕黄色，大小约60μm×45μm，卵壳厚而透明，卵壳外常有波浪状、深棕色的蛋白质膜，卵壳内含一个大而圆的卵细胞，其两端有新月形空隙。未受精卵呈长椭圆形、棕黄色，大小约90μm×40μm，卵壳及蛋白质膜均比受精卵薄，卵壳内含许多大小不等的屈光颗粒。受精卵和未受精卵的蛋白质膜有时均可脱落（称为脱蛋白质膜卵），而呈无色透明（注意与钩虫卵区别）（图9-2）。

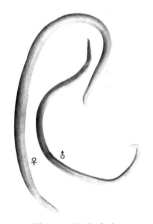

图 9-1　蛔虫成虫

**考点：**蛔虫受精卵和未受精卵的特点

#### （二）生活史

　　成虫寄生于人体小肠内，以肠内容物为食，具有钻孔习性。雌雄交配后产卵，虫卵随粪便排出体外，在潮湿、氧气充足及适宜温度下，约经3周发育为含幼虫的感染期虫卵。它被人误食后，幼虫在小肠内孵出，侵入肠壁微血管或淋巴管，经血液循环到达右心、肺，并穿过肺泡毛细血管至肺泡腔，然后沿支气管、气管上行至咽，被吞咽后经食管、胃到小肠发育为成虫。自食入感染期虫卵到成虫产卵需2～2.5个月，成虫寿命1年左右（图9-3）。

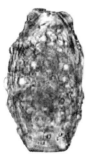
(a) 未受精蛔虫卵

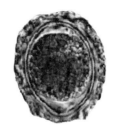
(b) 受精蛔虫卵

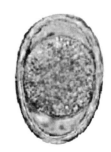
(c) 脱蛋白质膜蛔虫卵

图 9-2　蛔虫受精卵和未受精卵及脱蛋白质膜蛔虫卵

**考点：**蛔虫体内迁移的过程

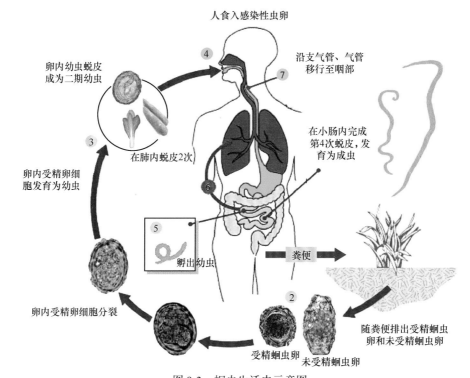

图 9-3　蛔虫生活史示意图

## （三）致病性

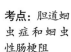

**考点：**胆道蛔虫症和蛔虫性肠梗阻

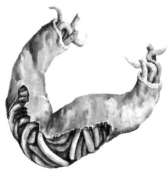

图 9-4　蛔虫性肠梗阻

**1. 幼虫致病性**　幼虫在体内移行时，因机械性损伤、蜕皮、虫体自身及代谢产物作用，可导致蛔蚴性肺炎及过敏反应等现象。

**2. 成虫致病性**　成虫寄生于人体小肠，夺取营养，损伤肠黏膜，可引起营养不良、肠炎等。其临床表现为食欲缺乏、脐周疼痛、恶心、呕吐，儿童感染可出现发育障碍。

**3. 蛔虫并发症**　蛔虫有钻孔习惯，人体发热、食入刺激性食物、驱虫不当时，可钻入胆道、胰管、阑尾、腹腔等，引起胆道蛔虫症、蛔虫性胰腺炎、阑尾炎、肠穿孔、腹膜炎等。

**案例 9-1**

### 是什么钻入了他的胆道?

患儿,男,13 岁,家住农村。因发热、右上腹痛伴恶心、呕吐两天来院诊治。病史:平时有进食瓜果不洗涤等不良卫生习惯,常有脐周痛,排便偶见圆形虫体排出。查体:体温 38℃,痛苦满容。眼结膜、皮肤略黄染,腹部柔软,剑突下有压痛。解痉镇痛治疗后,进行十二指肠引流,引流液检查蛔虫卵 (++)。粪便检查蛔虫卵 (++)。诊断:胆道蛔虫症。

**问题:** 1. 粪便、十二指肠引流液中可能会有哪三种蛔虫卵? 各有何形态结构特点? 需要哪些辅助诊断?

2. 蛔虫成虫常寄生在什么部位? 为什么会转钻入胆道?

## (四)实验室诊断

粪便或呕吐物中查到成虫或虫卵,即可确诊。

一般采用粪便直接涂片法检查虫卵,若用沉淀集卵法或饱和盐水浮聚法可以提高检出率。

## (五)防治原则

(1)加强卫生知识宣教,注意饮食卫生。

(2)加强粪便管理和粪便无害化处理。

(3)常用驱虫药物为阿苯达唑、左旋咪唑、甲苯达唑等。

# 二、钩　　虫

在我国寄生于人体的钩虫主要有十二指肠钩口线虫和美洲板口线虫两种,简称十二指肠钩虫和美洲钩虫。钩虫的成虫寄生于人体小肠引起钩虫病,钩虫病是我国严重危害人体健康的寄生虫病之一。

## (一)形态

**1. 成虫**　成虫呈白线头状,长约 1cm。虫体前端有口囊,其两侧有头腺,能分泌抗凝素。口囊腹面有钩齿或板齿。雌虫较大、尾尖直;雄虫略小、尾部膨大呈伞状。十二指肠钩虫比美洲钩虫略大,口囊内有两对钩齿,虫体外形为 "C" 形。美洲钩虫口囊内有一对板齿,虫体外形为 "S" 形(图 9-5)。

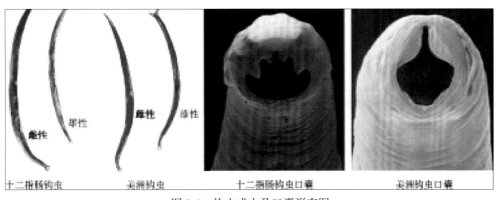

图 9-5　钩虫成虫及口囊形态图

考点：两种钩虫成虫的形态特征

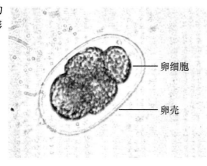

图 9-6　钩虫卵形态图

**2. 虫卵**　两种钩虫卵形态相似，椭圆形、无色透明、大小约 60μm×40μm，内有 4 ～ 8 个卵细胞，卵细胞与卵壳之间有明显的空隙（图 9-6）。

## （二）生活史

两种钩虫生活史基本相同。成虫寄生于小肠上段，借钩齿或板齿吸附在肠黏膜上，以血液及肠黏膜为食。虫卵随粪便排出体外，在适宜温度土壤中孵出幼虫，再发育至丝状蚴，即为感染阶段。丝状蚴在土壤中与

考点：钩虫体内迁移的过程

人体皮肤接触时钻入皮下，进入血管或淋巴管内，随血液循环至右心、肺，穿过肺泡毛细血管壁进入肺泡腔，沿支气管、气管上行至咽部，随吞咽进入食管、胃至小肠发育为成虫。从丝状蚴侵入皮肤到发育成虫产卵需 5 ～ 7 周，成虫寿命 3 ～ 5 年（图 9-7）。

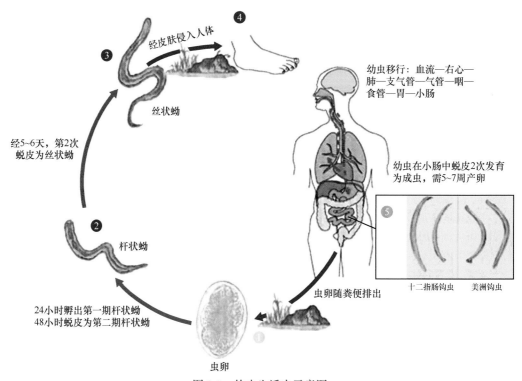

图 9-7　钩虫生活史示意图

## （三）致病性

**1. 幼虫致病性**　丝状蚴从毛囊、汗腺口、皮肤薄嫩或破损处钻入，因机械损伤及异物刺激，可引起局部皮肤奇痒、灼痛、丘疹，称为钩蚴性皮炎，俗称粪毒、着土痒等。大量幼虫经肺移行时可引起肺内点状出血及炎性病变，出现咳嗽、痰中带血、发热甚至哮喘等症状，称为钩蚴性肺炎。

**2. 成虫致病性**　慢性缺铁性贫血是钩虫的主要致病作用。因成虫吸附肠黏膜、吸食血液，并经常更换吸附部位，且头腺分泌抗凝血物质导致原吸附伤口不断溶血，患者长期慢性失血，导致体内铁元素和蛋白质丢失，患者表现为皮肤黏膜苍白、头晕、乏力、心慌气短、异食癖、

喜食生米、泥土、煤渣等物,严重者可出现贫血性心脏病,儿童可出现发育障碍,妇女出现闭经流产等。

**考点:钩虫的致病性**

 **链接**

**钩虫——名副其实的"吸血鬼"**

每条十二指肠钩虫可造成患者每天失血 0.14 ～ 0.40ml,美洲钩虫为 0.012 ～ 0.09ml,据 Stoll 估算,我国近 2 亿钩虫病患者每天失血量相当于 40 多万人的总血量,因此说,钩虫是名副其实的"吸血鬼"。钩虫病患者不断失血,导致体内缺铁,血红蛋白合成发生障碍,出现低血红蛋白小细胞性贫血或缺铁性贫血。

## (四)实验室诊断

用饱和盐水漂浮法,显微镜下查到虫卵即可确诊。

## (五)防治原则

(1) 加强粪便管理,用堆肥法发酵粪便。

(2) 注意个人防护,流行季节减少皮肤接触泥土的机会,防止感染。

(3) 普查普治患者,常用药物有噻嘧啶、左旋咪唑、甲苯达唑等,可采用透热疗法,即将患肢浸泡于 53℃水中 20 分钟,治疗钩蚴性皮炎。

**考点:钩虫的防治原则**

**案例 9-2**

患者,男,50 岁。下菜地劳动后,手足发痒,次日红肿,形成疱疹,数日后自愈。三个月来腹痛,头晕,乏力,最近一个月来头晕加剧,曾晕厥 1 次,每天排出黑色粪便。实验室检查:血红蛋白 35g/L,粪便隐血实验 (+),钩虫卵 (+)。

**问题:** 1. 该患者的诊断是什么?

2. 患者为什么会出现贫血?

# 三、蠕形住肠线虫(蛲虫)

蛲虫寄生于人体回盲部引起蛲虫病。本病分布遍及全球,小儿感染多见。

## (一)形态

**1. 成虫** 细小乳白色,呈白线头状,长约 1cm,雌虫为针形,雄虫为"6"字形(图 9-8)。

**2. 虫卵** 无色透明,呈柿核形,大小约 55μm×25μm,卵壳厚,内含一条幼虫(图 9-9)。

## (二)生活史

成虫寄生于回盲部,以肠内容物为食。雌雄交配后,雄虫死亡,雌虫下行至直肠。当人入睡后,爬到肛周产卵。虫卵经 6 小时发育为感染期虫卵。此卵经口或随呼吸吸入再到达消化道,在小肠内孵出幼虫,下行至回盲部发育为成虫。从误食虫卵到发育为成虫产卵需 2 ～ 4 周,雌虫寿命一般 2 ～ 4 周(图 9-10)。

## (三)致病性

**考点:蛲虫的致病特点**

肛周奇痒是蛲虫病的主要症状。患儿肛周及会阴部因奇痒而抓破后引起炎症。患儿有烦躁不安、夜间啼哭、磨牙、食欲减退等症状。

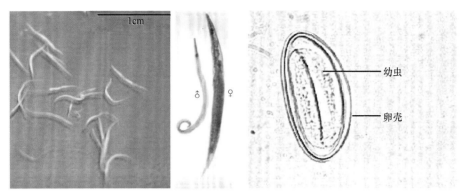

图 9-8　蛲虫成虫形态图　　　　　　　图 9-9　蛲虫卵形态图

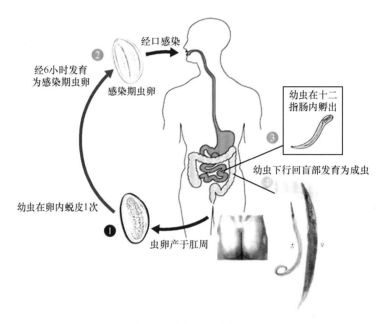

图 9-10　蛲虫生活史示意图

## （四）实验室检查

在患儿睡眠后在肛周或床单或裤裆检查成虫，或在清晨排便前，用棉拭子法或透明胶纸法在肛周取材检查虫卵。

## （五）防治原则

**考点：儿童蛲虫病的防治**

（1）集体普查普治患者、带虫者，常用药物有恩波吡维铵、甲苯达唑、阿苯达唑等。

（2）注意个人卫生，培养儿童良好卫生习惯。

## 四、丝　　虫

丝虫是通过蚊传播的一类寄生虫，引起丝虫病，是我国五大寄生虫病之一。我国寄生于人体的丝虫有班吴策线虫和马来布鲁线虫，简称班氏丝虫和马来丝虫。丝虫的成虫、丝状蚴、微丝蚴对人体均有致病作用，其成虫寄生于人体淋巴系统，引起丝虫病。其是否有临床表现，取决于人体的免疫力、侵入的虫数、寄生部位和有无继发感染等因素。丝虫病的潜伏期多为 4～5 个月，也有 1 年甚至更长，病程可长达数年至数十年，在我国已达到基本消灭状态。

四种线虫的比较见表 9-1。

## 小结

线虫成虫形态为线状或圆柱状；雌雄异体，雌虫大于雄虫，雌虫的尾部尖直，雄虫的尾部向腹部卷曲；消化系统完整；虫卵无卵盖。蛔虫、钩虫和蛲虫生活史简单，无中间宿主，为土源性蠕虫（表 9-1）。

蛔虫的感染阶段为感染期虫卵，经口感染，成虫寄生在人体小肠，可引起蛔虫症及胆道蛔虫症、肠梗阻等。

钩虫的感染阶段为丝状蚴，经皮肤黏膜感染，成虫寄生在人体小肠，引起钩虫病，主要表现为缺铁性贫血。

蛲虫的感染阶段为感染期虫卵，经口感染，成虫寄生在人体回盲部，引起蛲虫病，主要表现为肛周奇痒。

表 9-1　四种线虫的比较

| 种类 | 感染阶段 | 感染方式 | 寄生部位 | 主要致病作用 |
| --- | --- | --- | --- | --- |
| 蛔虫 | 感染期卵 | 口 | 小肠 | 消化道症状，蛔虫性肠梗阻，胆道蛔虫症 |
| 钩虫 | 丝状蚴 | 接触疫土 | 小肠 | 消化道症状，缺铁性贫血 |
| 蛲虫 | 感染期卵 | 口 | 大肠 | 肛周瘙痒 |
| 丝虫 | 微丝蚴 | 蚊叮咬 | 淋巴系统 | 丝虫病 |

 自 测 题

**选择题**

1. 关于蛔虫的叙述下列哪项是错误的
   A. 幼虫可致肺炎
   B. 感染阶段是受精卵
   C. 幼虫在体内移行
   D. 感染方式为经口感染
   E. 成虫有钻孔习性

2. 蛔虫感染最常见的并发症是
   A. 营养不良
   B. 幼虫移行造成的组织损伤
   C. 幼虫引起的超敏反应
   D. 胆管蛔虫症
   E. 缺铁性贫血

3. 钩虫的感染阶段是
   A. 含蚴卵
   B. 感染期卵
   C. 丝状蚴
   D. 杆状蚴

   E. 成虫

4. 钩虫感染人体的主要途径是
   A. 经口感染
   B. 经皮肤感染
   C. 经输血感染
   D. 经蚊子叮咬传染
   E. 经蚤叮咬传播

5. 蛲虫雌虫的产卵部位通常在
   A. 直肠
   B. 回盲部
   C. 小肠
   D. 肛周
   E. 大肠

6. 蛲虫的主要感染阶段是
   A. 感染性幼虫
   B. 感染性虫卵
   C. 成虫
   D. 丝状蚴
   E. 杆状蚴

（袁云霞）

## 第2节 吸　　虫

吸虫种类繁多，在我国寄生人体的吸虫主要有华支睾吸虫、布氏姜片吸虫、卫氏并殖吸虫和日本裂体吸虫，其分布有一定地域性。吸虫成虫的共同特点：①多数呈叶状或舌状，少数呈圆柱形。②均有口吸盘与腹吸盘。③除日本裂体吸虫外，均为雌雄同体。④人和脊椎动物分别为吸虫的终宿主和保虫宿主，淡水螺类为第一或唯一中间宿主，淡水鱼、虾及溪蟹、蝲蛄为第二中间宿主。⑤吸虫发育过程常包括卵、毛蚴、胞蚴、雷蚴、尾蚴、囊蚴、童虫及成虫等阶段。尾蚴或囊蚴为其感染期。

## 一、华支睾吸虫

华支睾吸虫又称肝吸虫。其成虫寄生于人及猫、犬科等动物的肝胆管内，引起华支睾吸虫病，又称肝吸虫病。肝吸虫病为人兽共患寄生虫病，该病主要分布于东亚及东南亚等地区，在我国除西北少数地区外均有不同程度流行。

### （一）形态

**1. 成虫**　形似葵花子仁，半透明，因虫体内有一对前后排列的分枝状睾丸而得名，如图 9-11（a）所示。

**2. 虫卵**　形似芝麻粒，黄褐色；大小约 29μm×17μm；有卵盖、肩峰，后端有一疣状突起。卵内含一毛蚴，为蠕虫卵中最小的，如图 9-11（b）所示。

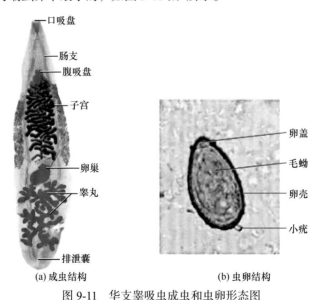

(a) 成虫结构　　　　　　　(b) 虫卵结构

图 9-11　华支睾吸虫成虫和虫卵形态图

### （二）生活史

成虫寄生于人、猫和犬科动物的肝胆管内，虫卵随胆汁进入小肠，再随宿主粪便排出体外入淡水。虫卵被第一中间宿主豆螺、沼螺吞食，在螺体内孵出毛蚴，毛蚴经无性增殖产生大量尾蚴。尾蚴成熟后从螺体逸出入水，进入第二中间宿主淡水鱼、虾皮体内发育为囊蚴。人、猫和犬科动物食入含活囊蚴的鱼、虾后，囊蚴在小肠消化液的作用下脱囊为童虫，经胆总管或穿过肠黏膜进入肝胆管内逐渐发育为成虫，成虫寿命 20 ～ 30 年（图 9-12）。

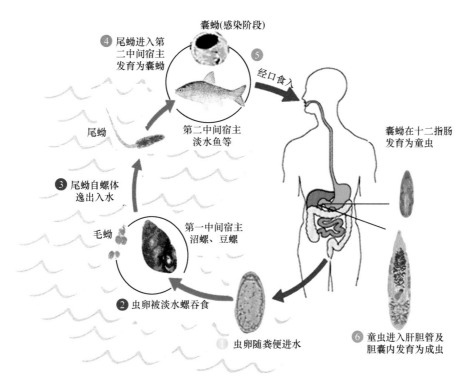

图 9-12　华支睾吸虫的生活史示意图

## （三）致病作用

华支睾吸虫可引起肝吸虫病，患者可出现消化道症状和阻塞性黄疸，若继发感染可引起胆囊炎、胆管炎，晚期患者常出现肝硬化、腹水、上消化道出血。

## （四）实验室检查

取粪便或十二指肠引流液检查虫卵。

## （五）防治原则

加强卫生宣传教育，不生食鱼虾，接触生鱼的刀具和砧板要及时处理，不用生鱼喂猫、犬等动物。加强人及猫、犬等动物的粪便管理，防止虫卵污染水源，鱼塘定期清淤灭螺、治疗患者和带虫者的首选药物为吡喹酮。

**考点：**肝吸虫病的防治

# 二、卫氏并殖吸虫

卫氏并殖吸虫主要寄生于人、猫和犬科动物的肺部，又称为肺吸虫，是人体吸虫病的主要病原体，以在肺部形成囊肿为主要病变，以"烂桃样"血痰和咯血为主要症状。

## （一）形态

**1. 成虫**　形似半粒黄豆，雌雄生殖器官均并列，两个睾丸左右并列于虫体后部，卵巢与子宫并列于腹吸盘旁（图 9-13）。

**2. 虫卵**　呈椭圆形，金黄色，大小约 100μm×54μm，卵盖大而透明，卵壳厚薄不均，上下左右不对称，常稍倾斜，含一个卵细胞和十多个卵黄细胞。

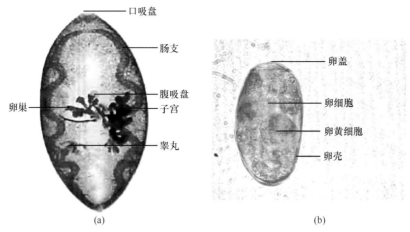

图 9-13　卫氏并殖吸虫成虫和虫卵结构形态图

## （二）生活史

成虫寄生于人或猫、犬科等动物的肺部，虫卵随宿主痰或粪便排出体外入淡水并孵出毛蚴，侵入第一中间宿主川卷螺体内，经无性繁殖发育为大量尾蚴，尾蚴成熟后逸出螺体。尾蚴侵入第二中间宿主溪蟹和蝲蛄体内发育为囊蚴。当人或猫、犬科等动物食入含有囊蚴的淡水蟹或蝲蛄后，在消化液作用下，囊内幼虫脱囊逸出发育为童虫。童虫穿过肠壁进入腹腔，再穿过膈肌经胸腔进入肺部，发育为成虫（图 9-14）。童虫在移行过程中，可在肌肉、皮下、腹腔、肝、心包、脑、脊髓及眼等处异位寄生，但一般不能发育为成虫。

**考点：** 卫氏并殖吸虫的中间宿主

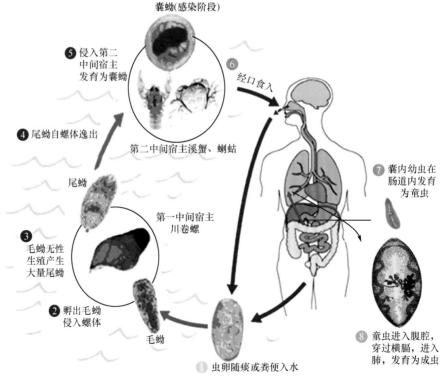

图 9-14　卫氏并殖吸虫的生活史示意图

### （三）致病作用

卫氏并殖吸虫可引起肺吸虫病。童虫在体内移行引起出血、炎症、粘连。成虫在肺部形成囊肿。患者表现为胸痛、咳嗽、咳血痰等，异位寄生时，可引起相应病变和症状。

### （四）实验室检查

取痰或粪便标本检出虫卵。免疫学诊断如皮内试验，可用于辅助诊断或流行病学调查。

### （五）防治原则

切断传播途径，不生食溪蟹、蝲蛄。目前市场上销售的所谓"龙虾"，即为蝲蛄，应长时间煮熟再吃，以防患肺吸虫病；加强粪便管理，不随地吐痰；查治患者，消灭传染源，常用药物为吡喹酮、硫双酚。

## 三、日本裂体吸虫

日本裂体吸虫又称日本血吸虫，简称血吸虫。其成虫寄生于人或牛等多种哺乳动物的门脉 - 肠系膜静脉系统，引起日本血吸虫病。该病主要流行于东南亚国家；我国主要流行于长江流域及其以南的地区，是重点防治的寄生虫病之一，大部分地区日本血吸虫病疫情已得到控制或达到传播阻断标准，部分地区已基本消灭了血吸虫病。

**链接**

**血吸虫——毛泽东笔下的"瘟神"**

血吸虫病对我国的危害严重，经初步调查，1949 年患者为 1200 万人，疫区遍布长江以南所有省、自治区、直辖市。由于血吸虫病的严重流行，有许多村庄和农户被毁灭，成为"无人村"、"寡妇村"。 新中国成立后，党和政府对血吸虫病防治工作十分重视，毛泽东主席发出"一定要消灭血吸虫病"的伟大指示。国内成立防治血吸虫病领导小组，经过全国人民的艰苦奋战，余江县消灭了血吸虫。毛泽东主席读 6 月 30 日人民日报时，浮想联翩，夜不能寐。微风拂煦，旭日临窗。遥望南天，欣然命笔，写下了《送瘟神》的光辉诗篇。其一如下：绿水青山枉自多，华佗无奈小虫何。千村薜荔人遗矢，万户萧疏鬼唱歌。坐地日行八万里，巡天遥看一千河。牛郎欲问瘟神事，一样悲欢逐逝波。

### （一）形态

**1. 成虫**　雌雄异体，口腹吸盘位于虫体前部。雄虫有抱雌沟，虫体向腹面卷曲，雄虫雌虫呈合抱状态。

**2. 虫卵**　椭圆形，淡黄色，大小约 $86\mu m \times 65\mu m$，卵壳薄，无卵盖，卵前部一侧有一小棘。成熟卵内含一毛蚴，毛蚴和卵壳间有分泌物（图 9-15）。

### （二）生活史

成虫寄生于人或牛等多种哺乳动物的门

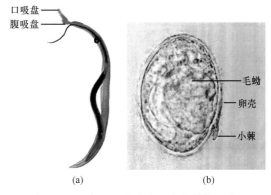

(a)　　　　　　　(b)

图 9-15　日本血吸虫成虫和虫卵结构形态图

脉 - 肠系膜静脉系统，雌雄虫合抱逆血流移行到肠系膜下静脉内交配，雌虫产卵，部分虫卵沉积在肠壁静脉及其周围组织，随坏死组织落入肠腔，随宿主粪便排出体外入水。虫卵在适宜温度下发育并孵出毛蚴，钻入中间宿主钉螺体内，经无性繁殖产生大量尾蚴，自螺体逸出入水。当人或牛等多种哺乳动物接触含尾蚴的水时，尾蚴钻入皮肤或黏膜发育为童虫。童虫侵入皮下小血管或淋巴管，随血流到达门静脉发育，再移行至肠系膜下静脉定居，逐渐发育为成虫（图9-16）。

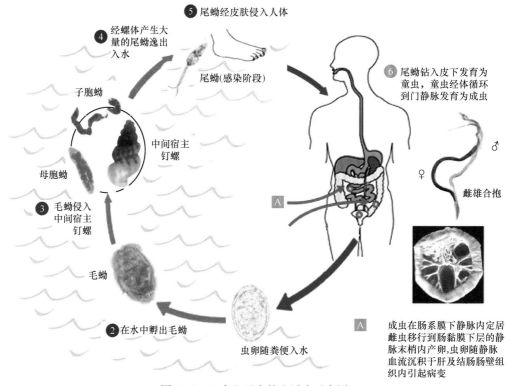

图9-16　日本血吸虫的生活史示意图

## （三）致病作用

**1. 幼虫致病**　尾蚴侵入皮肤引起尾蚴性皮炎。童虫肺移行引起肺部炎症。

**2. 成虫致病**　引起静脉内膜炎和静脉周围炎。

**3. 虫卵致病**　虫卵危害最严重。虫卵分泌物刺激宿主发生Ⅳ型超敏反应性炎症，形成以虫卵为中心的肉芽肿，继而引起肝、肠组织坏死，形成嗜酸性脓肿，以后发展为纤维样病变，是血吸虫病的主要病变。急性期患者出现发热、肝肿大、黏液血便、腹痛等；慢性期多数病例症状不明显，部分患者有发热、腹痛、间歇性腹泻等；晚期患者出现肝硬化、门静脉高压、巨脾、腹水等。儿童重度感染，可影响生长发育，导致侏儒症。

### 护考链接

所致疾病属于五大寄生虫病之一，以虫卵为主要致病作用的蠕虫是

A. 华支睾吸虫　　　　B. 似蚓蛔线虫　　　　C.卫氏并殖吸虫

D.日本裂体吸虫　　　E. 钩虫

分析：似蚓蛔线虫、华支睾吸虫和卫氏并殖吸虫3种蠕虫成虫起着主要致病作用，所致疾病不属于五大寄生虫病。钩虫病属于五大寄生虫病之一，主要是成虫致病。只有日本裂体吸虫以虫卵为主要致病作用，引起血吸虫病的主要病变，血吸虫病属于五大寄生虫病之一，故应选D。

## （四）实验室检查

急性加剧者取黏液血便检查虫卵。水洗沉淀毛蚴孵化法检出率高。慢性期和晚期患者取直肠病变活组织检查虫卵。

## （五）防治原则

查螺、灭螺是切断传播途径的关键，普查普治患者、保虫宿主，加强粪便管理，做好个人防护。常用药物有吡喹酮等。

**考点：** 日本血吸虫致病性及防治原则

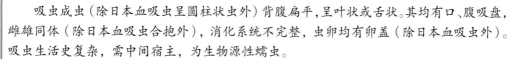

### 小结

吸虫成虫（除日本血吸虫呈圆柱状虫外）背腹扁平，呈叶状或舌状。其均有口、腹吸盘，雌雄同体（除日本血吸虫合抱外），消化系统不完整，虫卵均有卵盖（除日本血吸虫外）。吸虫生活史复杂，需中间宿主，为生物源性蠕虫。

肝吸虫的感染阶段为囊蚴，经口感染，第一中间宿主豆螺、沼螺，第二中间宿主淡水鱼、虾，成虫寄生于肝胆管，可引起阻塞性黄疸。肺吸虫的感染阶段为囊蚴，经口感染，第一中间宿主川卷螺，第二中间宿主溪蟹、蝲蛄，成虫寄生于肺，可引起胸肺等病变。日本血吸虫感染阶段为尾蚴，经皮肤感染，中间宿主钉螺，成虫寄生于肠系膜下静脉，虫卵沉积可引起肝肠等组织病变。

# 自 测 题

**选择题**

1. 关于肝吸虫虫卵，下列哪项是错误的
   A. 有卵盖
   B. 内含一个卵细胞和多个卵黄细胞
   C. 卵盖边缘隆起呈肩峰状
   D. 外形似芝麻粒
   E. 后端有一疣状突起

2. 人类感染肺吸虫是由于
   A. 误食含活囊蚴蝲蛄
   B. 误食含活囊蚴鱼虾
   C. 误食虫卵溪蟹
   D. 误食含虫卵的鱼虾
   E. 误食含活囊蚴的水生植物

3. 日本血吸虫的中间宿主是
   A. 扁卷螺　　　　B. 川卷螺
   C. 钉螺　　　　　D. 豆螺
   E. 沼螺

4. 日本血吸虫发育各阶段中，致病最严重的阶段是
   A. 尾蚴　　　　　B. 虫卵
   C. 成虫　　　　　D. 童虫
   E. 毛蚴

（袁云霞）

# 第 3 节　绦　　虫

绦虫属于扁形动物门的绦虫纲，均营寄生生活，种类繁多，分布广泛。寄生人体的绦虫主要有链状带绦虫、肥胖带绦虫、细粒棘球绦虫等。

绦虫的虫体呈带状，背腹扁平、分节、雌雄同体，无消化道。其虫体分头节、颈节、链体三部分。头节上有吸盘或吸槽，颈节可产生节片，链体又分为幼节、成节、孕节。虫卵形态相似，镜下不易区分。绦虫的生活史复杂，均需要中间宿主。本节主要介绍链状带

绦虫和肥胖带绦虫。

# 一、链状带绦虫

链状带绦虫又称猪带绦虫、猪肉绦虫。成虫寄生于人体小肠内，引起猪带绦虫病；幼虫寄生于猪或人的肌肉等组织内，引起猪囊尾蚴病。该病呈世界性分布，我国以东北、西北、华北及广西、云南等地区为主要流行区，农村多于城市。

## （一）形态

**1.成虫** ①乳白色，状如长带，薄而半透明，长 2～4m，见图 9-17(a)。②头节呈圆球形，直径约为 1mm，上有 4 个吸盘。顶端突起称为顶突，其上有 2 圈小钩。吸盘和小钩是虫体的附着器官，见图 9-18(a)。③颈节紧接头节之后，短而细，有产生节片的功能。④链体分为幼节、成节和孕节，其中孕节内其他器官均退化，只有充满虫卵的子宫向两侧分支，每侧 7～13 支，见图 9-18(b)。

**2.幼虫** 称囊尾蚴，为白色半透明的囊状物，囊内充满液体。囊壁内有一米粒大小的白点，即凹陷在囊内的头节，其构造与成虫头节相同，见图 9-17(b)、见图 9-18(c)。

**3.虫卵** 圆球形，棕黄色，卵壳薄，易破碎脱落。卵壳内有较厚的胚膜，上有放射状条纹，内含一个六钩蚴，见图 9-18(d)。

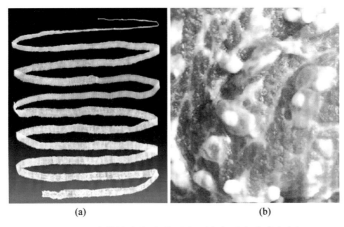

(a)                                        (b)

图 9-17　猪带绦虫的成虫（a）、幼虫（米猪肉）(b)

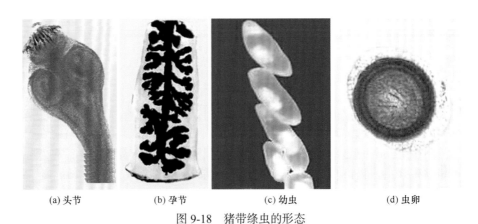

(a) 头节　　　　　(b) 孕节　　　　　(c) 幼虫　　　　　(d) 虫卵

图 9-18　猪带绦虫的形态

## （二）生活史

成虫寄生于人体小肠，人是猪带绦虫的唯一终宿主，猪和野猪是主要的中间宿主。成虫孕节常 5 ～ 6 节相连脱落，与散落的虫卵随宿主粪便排出体外，污染环境和食物。当孕片或虫卵被猪吞食后，虫卵在小肠内经消化液作用，六钩蚴孵出，钻入肠壁，经血液循环到达全身各部，经 60 ～ 70 天发育为囊尾蚴。含囊尾蚴的猪肉俗称"米猪肉"或"豆猪肉"。当人误食未煮熟或生的"米猪肉"后，囊尾蚴在小肠内受胆汁及消化液的作用，头节自囊中翻出，以吸盘和小钩附着于肠壁上，经 2 ～ 3 个月发育为成虫（图 9-19）。

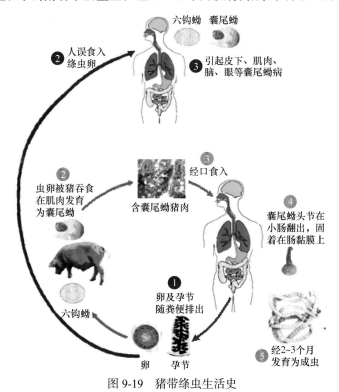

图 9-19　猪带绦虫生活史

人也可以作为本虫的中间宿主。当人误食虫卵或孕节后，可在人体内发育为囊尾蚴，囊尾蚴多寄生于人体的皮下、肌肉、脑、眼、心、肝、肺等部位，但不能继续发育为成虫。人体感染囊尾蚴病的方式有：①自身体内感染：患者体内已有成虫寄生，因恶心、呕吐，肠道的逆蠕动将孕节与虫卵反流入胃内而引起感染，此种感染最为严重。②自身体外感染：患者体内也有成虫寄生，因误食自己排出的虫卵而引起的再感染。③异体感染：误食其他感染者排出的虫卵而感染。

## （三）致病作用

**1. 成虫致病**　成虫寄生于小肠引起绦虫病，轻者无症状，重者有腹部不适、腹痛、消化不良、消瘦等表现。

**2. 囊尾蚴致病**　引起囊尾蚴病，又称囊虫病，其危害程度主要取决于寄生部位。皮下及肌肉囊虫病，引起皮下结节；脑囊虫病可出现头痛、眩晕、癫痫等严重症状；眼囊虫病可致视力障碍，甚至失明；囊尾蚴还可寄生于心脏，引起心肌病变。

## （四）实验室检查

**1. 猪带绦虫病**  取粪便检出孕节或虫卵即可确诊。其孕节子宫分 7～13 侧支为本虫的主要特征。

**2. 囊虫病**  内脏囊虫病主要依据免疫学方法诊断。皮下囊虫结节进行活组织检查。脑内囊虫可用 CT 诊断。

## （五）防治原则

注意个人卫生和饮食卫生；严禁出售含囊尾蚴的猪肉（"米猪肉"、"豆猪肉"）；改进养猪方法，猪应圈养。积极治疗患者，减少传染源。常用南瓜子、槟榔配合硫酸镁驱虫，也可用吡喹酮、氯硝柳胺、甲苯达唑等药物。驱虫时在粪便中检出头节是驱虫有效的标志。

# 二、肥胖带绦虫

肥胖带绦虫又称牛带绦虫，成虫与猪带绦虫的成虫相比有区别，但其囊尾蚴、虫卵与猪带绦虫的相似，不易区别。二者生活史相似，人既是猪带绦虫的中间宿主，又是终宿主。而对于肥胖带绦虫，人只是其终宿主。猪带绦虫对人危害严重。猪带绦虫与肥胖带绦虫的区别见表 9-2、表 9-3。

表 9-2　猪带绦虫和牛带绦虫的形态鉴别

| 区别点 | 猪带绦虫 | 牛带绦虫 |
| --- | --- | --- |
| 体长 | 2～4m | 4～8m |
| 节片 | 700～1000 节，较薄、略透明 | 1000～2000 节，较厚、不透明 |
| 头节 | 球形，直径约 1mm，具顶突和 2 圈小钩 | 方形，直径 1.5～2.0mm，无顶突及小钩 |
| 孕节 | 子宫分支不整齐，每侧为 7～13 支 | 子宫分支较整齐，每侧 15～30 支 |
| 囊尾蚴 | 如米粒大小，头节具顶突和小钩 | 比米粒稍大，头节无顶突及小钩 |

表 9-3　两种带绦虫的生活史、致病、诊断与防治

| 区别点 | 猪带绦虫 | 牛带绦虫 |
| --- | --- | --- |
| 感染阶段 | 囊尾蚴、虫卵 | 囊尾蚴 |
| 寄生部位 | 成虫在小肠、囊尾蚴在组织器官内 | 小肠上段 |
| 终宿主 | 人 | 人 |
| 中间宿主 | 猪、人 | 牛 |
| 感染方式 | 食入含活囊尾蚴的猪肉、食入猪带绦虫虫卵 | 食入含活囊尾蚴的牛肉 |
| 所致疾病 | 猪带绦虫病、猪囊尾蚴病 | 牛带绦虫病 |

**护考链接**

猪带绦虫与牛带绦虫中下列哪种发育阶段或结构对人的危害更大

A. 猪带绦虫虫卵　　　B. 牛带绦虫成虫　　　C. 猪的囊尾蚴

D. 牛的囊尾蚴　　　　E. 猪带绦虫孕节

分析：猪的囊尾蚴可以寄生在人的重要器官，如脑、心、眼睛等部位，引起病变。牛的囊尾蚴不寄生在人体。绦虫成虫只寄生在肠道，主要引起胃肠道的症状。虫卵和孕节（含虫卵）本身不致病，必须发育成囊尾蚴或成虫才致病，故答案为 C。

**小结**

绦虫成虫的特征为扁平带状、分节、雌雄同体，虫体由头节、颈节和链体三部分组成。头节除鉴别虫种外也可作为疗效考核依据。猪带绦虫及肥胖带绦虫成虫寄生于人体小肠，分别引起猪带绦虫病、牛带绦虫病。猪带绦虫囊尾蚴可寄生于人体脑、眼、肌肉等处，引起猪囊虫病。肥胖带绦虫囊尾蚴不寄生于人体，故不引起牛囊尾蚴病。

# 自 测 题

**选择题**

1. 人体感染猪带绦虫成虫是因为食入

　　A. 成节　　　　　　　　B. 猪带绦虫卵

　　C. 幼节　　　　　　　　D. 孕节

　　E. 猪囊尾蚴

2. 下列哪种患者标本中，可查到猪带绦虫囊尾蚴

　　A. 皮下结节　　　　　　B. 粪便

　　C. 尿　　　　　　　　　D. 痰

　　E. 血

3. 下列哪项不是猪带绦虫成虫形态特征

　　A. 头节圆形

　　B. 头节有顶突

　　C. 头节有小钩

　　D. 孕节子宫有 15～30 个侧支

　　E. 虫体分节

4. 没有消化道而通过体表吸收营养的蠕虫是

　　A. 绦虫　　　　　　　　B. 血吸虫

　　C. 钩虫　　　　　　　　D. 蛲虫

　　E. 蛔虫

5. 治疗猪带绦虫病和牛带绦虫病时驱虫有效的标志是粪便中检出

　　A. 虫卵　　　　　　　　B. 头节

　　C. 成节　　　　　　　　D. 检出孕节

　　E. 成节和孕节

（袁云霞）

## 第 4 节　医学原虫

　　对人类健康危害较大的原虫性疾病有黑热病、疟疾、阿米巴病等。2005 年卫生部公布的调查结果显示：在新疆、甘肃、四川、山西、贵州、内蒙古等 6 个省／自治区仍有黑热病流行，共调查 16 295 人，发现黑热病患者 96 例，患病率为 0.59%。弓形虫病调查了 47 444 人，阳性率为 7.88%，发病率呈上升态势，与宠物饲养增多呈正相关。其防治形势仍然严峻。

　　疟疾在我国主要流行于云南、海南、贵州等南部地区和安徽、河南、江苏、湖北等中部地区。2006～2009 年国内疟疾发病率统计显示，疟疾流行区范围逐渐缩小，流行程度降低，在流行区已连续 3 年降至 1 例／万人以下。但要实现全国消除疟疾的目标，仍是一项艰巨任务。

　　原虫为单细胞真核动物。虫体微小，构造简单，须借助光学显微镜才能看见。其具有运动、摄食、呼吸、生殖及对外界刺激产生反应等生理功能。其中，寄生于人体并致病的原虫称医学原虫。其有 40 余种，危害较大的有 10 余种。

　　根据原虫运动细胞器的有无和类型，可把原虫分为四大类：叶足虫（如溶组织内阿米巴）、鞭毛虫（如阴道毛滴虫）、纤毛虫（如结肠小袋纤毛虫）及孢子虫（如疟原虫、刚地弓形虫）。本部分主要介绍溶组织内阿米巴、阴道毛滴虫、疟原虫和刚地弓形虫。

# 一、溶组织内阿米巴

溶组织内阿米巴又称痢疾阿米巴，主要寄生于结肠内，引起阿米巴痢疾，即肠阿米巴病；也可侵入肠壁组织或其他组织器官，引起肠外阿米巴病。该病呈世界分布，热带和亚热带地区发病率较高，我国各地区均有分布，农村高于城市。目前，阿米巴病已被列为世界上最常见的寄生虫病之一。

## （一）形态

溶组织内阿米巴有包囊和滋养体两个发育阶段。

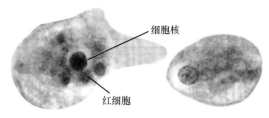

(a)大滋养体(吞噬红细胞)　　(b)小滋养体(不吞噬红细胞)

图 9-20　溶组织内阿米巴大滋养体、小滋养体

**1. 滋养体**　分为大滋养体和小滋养体。大滋养体个体较大，虫体运动活泼，形态多变；内、外质界线明显，外质透明，活动时伸出伪足，内质呈颗粒状，内有吞噬的红细胞；主要寄生于组织中，故具有致病性。小滋养体较小，运动不活泼，内、外质界线不明显，不吞噬红细胞，寄生于肠腔内。是否吞噬红细胞是鉴别溶组织内阿米巴大、小滋养体及其他肠道阿米巴的重要依据之一（图 9-20）。

**2. 包囊**　圆球形，内有 1～4 个核。单核和双核包囊是未成熟包囊，囊内可见糖原泡和呈棒状的拟染色体；4 核包囊为成熟包囊，糖原泡和拟染色体均消失（图 9-21）。

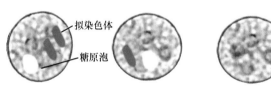

(a) 包囊(单核包囊)　　(b) 包囊(双核包囊)　　(c) 包囊(四核包囊)

图 9-21　溶组织内阿米巴包囊

## （二）生活史

**1. 基本过程**　包囊→小滋养体→包囊。成熟的四核包囊是感染阶段。当人误食被四核包囊污染的食物和水后，在小肠下段在胰蛋白酶等多种消化液的作用下，囊内虫体脱囊而出，形成四个小滋养体，小滋养体以肠内黏液或消化的食物为营养，并以二分裂法继续繁殖。当小滋养体逐渐下行到横结肠时，由于肠内水分、营养减少，虫体活动停止、团缩变圆，形成内含一个核的包囊。经再次分裂形成双核和四核包囊；包囊随宿主粪便排出体外，污染食物、水，成为重要的传染源。

**2. 病理过程**　小滋养体→大滋养体。当机体抵抗力下降，肠道功能紊乱或肠道功能受损时，小滋养体可借助伪足运动及分泌的酶类作用侵入肠壁，吞噬红细胞，发育为大滋养体，并以二分裂法在肠壁组织中大量繁殖，破坏溶解肠壁组织，使肠黏膜坏死，形成溃疡。大滋养体随坏死的组织落入肠腔，随粪便排出体外；也可在肠腔中变为小滋养体，排出体外。肠壁内的大滋养体还可以侵入血管，随血流进入肝、肺、脑等处，引起肠外阿米巴病（图 9-22）。

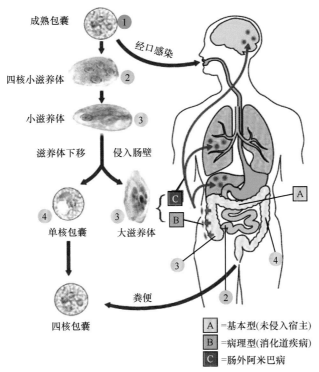

成熟包囊 1

经口感染

四核小滋养体 2

小滋养体 3

滋养体下移　侵入肠壁

C

A

B

4

单核包囊　　大滋养体 3

3

4

2

粪便

四核包囊

| A | =基本型(未侵入宿主) |
| B | =病理型(消化道疾病) |
| C | =肠外阿米巴病 |

图 9-22　溶组织内阿米巴生活史示意图

## （三）致病性

溶组织内阿米巴的致病作用是虫体和宿主相互作用的结果，受多种因素影响，临床表现多种多样，可从无症状带虫者到出现阿米巴痢疾或肠外阿米巴病。

**1. 肠阿米巴病**　感染溶组织内阿米巴后，多数患者无症状，为带虫者，约占感染者的90% 以上。在有症状的感染者中，多为肠阿米巴病，形成肠壁组织坏死、口小底大的烧瓶样的溃疡，病变多发生在盲肠、结肠。典型的急性期患者出现腹痛、腹泻，大便次数增多，暗红、果酱色，带脓血及黏液，有特殊腥臭味，称阿米巴痢疾。重者可表现里急后重、高热、寒战、恶心呕吐等。

**2. 肠外阿米巴病**　侵入肠黏膜下的大滋养体可随血流或直接扩散至肝、肺、脑等处，引起相应部位的阿米巴脓肿。其中以阿米巴肝脓肿最常见，患者常有肠阿米巴病史，并伴有肝大、肝区压痛、发热等症状。

### 案例 9-3

#### 他患的病是胃肠炎吗？

患者，男，36 岁，南方某市菜农。因腹痛、腹泻伴排出咖啡色样稀烂粪便两天而就诊。此前四天曾有腹泻病史，但症状轻，卫生所按"胃肠炎"给多潘立酮、吡哌酸等药服用，未见明显好转。体检发现右下腹明显压痛，但无固定位置。在查体中，患者因排便难忍要求上厕所，医生应允并嘱其家属取之排出的粪便送检。粪便量不多，为果酱色的脓血黏液便，有特殊的腥臭味；涂片染色镜检可见多个吞噬有红细胞的虫体。

问题：1. 根据病例资料，最可能的诊断是什么？有何依据？
　　　2. 对该病应如何进行防治？

### （四）实验室检查

**1. 病原学检查**　急性痢疾患者的脓血便或阿米巴肠炎的稀便，用生理盐水直接涂片法检查活动的滋养体即可确诊。注意：送检标本要新鲜，容器要干净，不能混入尿液，并注意保温。对带虫者或慢性患者的成形便，可用碘液染色法直接涂片，查到包囊也可确诊。

**2. 免疫学检查**　可用酶联免疫吸附试验（ELISA）等免疫学方法检测相应抗体，做辅助诊断。

### （五）防治原则

（1）控制传染源，普查普治患者和带虫者，尤其对从事食品行业人员。
（2）阻断传播途径，加强粪便管理，保护好水源。
（3）广泛进行健康宣传教育，养成良好卫生习惯，把住病从口入。

---

#### 护考链接

阿米巴痢疾的主要传染源是

A. 急性阿米巴痢疾患者　　　　　　　　B. 阿米巴肝脓肿患者

C. 阿米巴肺脓肿患者　　　　　　　　　D. 阿米巴脑脓肿患者

E. 无症状带虫者

分析：急性阿米巴痢疾患者粪便中排出的大滋养体抵抗力低，很快死亡。大滋养体不是感染阶段，也不能直接转化为包囊。各器官脓肿内只有大滋养体，在疾病的传播上无作用。而无症状带虫者每天排出大量包囊，包囊抵抗力强，在粪便中至少存活2周。无症状带虫者活动又不受限制，在疾病的传播上有重要作用，是阿米巴痢疾的主要传染源，故答案为E。

---

## 二、疟　原　虫

　　疟原虫是疟疾的病原体，由按蚊传播，引起疟疾。寄生于人体的疟原虫共有4种，即间日疟原虫、恶性疟原虫、三日疟原虫、卵形疟原虫，我国主要流行的是间日疟和恶性疟。疟疾是一种严重危害人类健康的寄生虫病，在全球热带和亚热带90多个国家和地区流行，我国海南和云南两省疫情最为严重。

### （一）形态

　　疟原虫经瑞氏或 Giemsa 染色后，细胞质呈蓝色，细胞核呈红色，以间日疟原虫为例，其在红细胞内的各期形态特征（图9-23）：

**1. 滋养体**　有两个生长阶段，按发育先后，分为早期滋养体和晚期滋养体。早期滋养体，胞质较少，中间有空泡，胞核小，位于虫体的一端，虫体似环形指环，故称环状体；晚期滋养体又称大滋养体，整个虫体长大，胞核增大，胞质增多，有时伸出伪足，形态多变，同时出现疟色素，即薛氏小点（图9-23）。

**2. 裂殖体**　大滋养体发育成熟，胞核开始分裂成2～10个，但胞质并没有分裂，虫体变圆，为未成熟裂殖体。胞核继续分裂至12～24个，胞质也随之分裂并包绕着核，形成裂殖子，同时疟色素集中成块，被寄生的红细胞胀大，为成熟裂殖体（图 9-23）。

**3. 配子体** 疟原虫经过数次裂体增殖后，部分裂殖子进入红细胞后不再进行裂体而将发育为雌、雄配子体。雌配子体较大，充满整个红细胞，胞质色深，核小而致密，多偏于虫体的一侧；雄配子体较小，胞质色浅，核大而疏松，多位于虫体的中央。疟色素分布于胞质内。

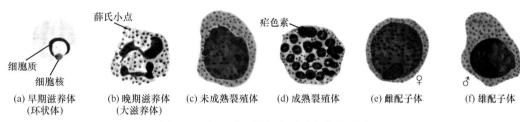

(a) 早期滋养体 　(b) 晚期滋养体 　(c) 未成熟裂殖体 　(d) 成熟裂殖体 　(e) 雌配子体 ♀　(f) 雄配子体 ♂
（环状体） 　　（大滋养体）

图 9-23　间日疟原虫红细胞内期各期形态

## （二）生活史

四种疟原虫的生活史基本相同，现以间日疟原虫为例：疟原虫的生活史需要人和按蚊两个宿主，有无性生殖和有性生殖两个时期，在人体内完成无性生殖期，人为其中间宿主，在按蚊体内完成有性生殖期，按蚊为其终宿主。

**1. 在蚊体内的发育** 雌性按蚊吸食患者或带虫者血液，疟原虫红细胞内期各阶段被蚊吸入胃内，在胃内，只有配子体能够继续发育，成为雌、雄配子，雌、雄配子结合形成球形的合子，合子变长，能活动，成为动合子，动合子穿过蚊胃壁上皮细胞，在胃弹性纤维膜下形成囊合子，囊合子进行孢子增殖后，产生成千上万的子孢子，子孢子经血淋巴集中于蚊的唾液腺，当按蚊再次叮咬人时，子孢子感染人体。

**2. 在人体内的发育** 分红细胞外期和红细胞内期两个阶段。

（1）红细胞外期：含有子孢子的按蚊叮人吸血时，子孢子进入人体，约 30 分钟后，随血流侵入肝细胞开始裂体增殖，裂殖体成熟胀破肝细胞，大量裂殖子被释放出来，一部分被巨噬细胞吞噬；另一部分侵入红细胞，开始红细胞内期的发育。有学者认为，子孢子的发育并不同步，有速发型和迟发型两种类型，速发型子孢子首先完成在肝细胞内的发育；迟发型子孢子则经过一段时间的休眠后，完成肝细胞内的裂体增殖，产生许多裂殖子进入血液进行红细胞内发育，迟发型子孢子被认为与疟疾复发有关。

（2）红细胞内期：肝细胞释放的裂殖子进入血流，侵入红细胞，先形成小滋养体，逐渐发育为大滋养体、未成熟裂殖体几个发育阶段，再形成含有 12～24 个裂殖子的成熟裂殖体。成熟裂殖体胀破红细胞，释放出裂殖子，释放的裂殖子会重新侵入正常的红细胞，重复裂体增殖。经过几代裂体增殖后，部分裂殖子不再进行增殖，进入红细胞后直接发育为雌、雄配子体。间日疟原虫完成一代红细胞内期裂体增殖约需 48 小时（图 9-24）。

## （三）致病作用

红细胞内的裂体增殖期是主要致病阶段。疟原虫增殖到一定数量，疟疾才会发作。子孢子侵入人体到出现临床症状的时间间隔为潜伏期。

**1. 发作** 红内期的裂体增殖破坏红细胞引起疟疾发作。典型的疟疾发作表现为周期性的寒战、发热、出汗退热三个连续阶段。发作的周期与红内期裂体增殖周期是一致的，间日疟和卵形疟隔日发作一次，三日疟隔两天发作一次，恶性疟隔日发作一次或不规则发作。若无重复感染，随着人体对疟原虫产生免疫力的逐步增强，发作会自行停止。

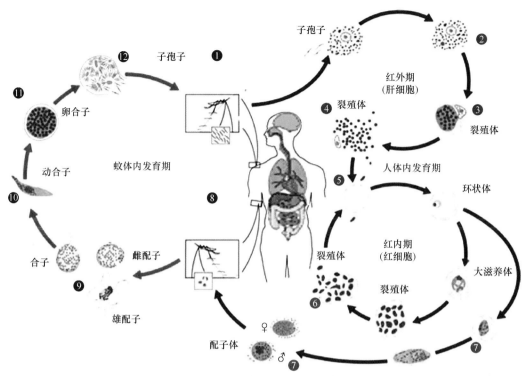

图 9-24　间日疟原虫生活史示意图

考点：结合生活史，简述发作、再燃和复发与其的关系

**2. 再燃与复发**　急性疟疾患者初发停止后，经过数周或数月，患者在没有再感染的情况下，红细胞内残留的少量疟原虫在一定条件下又重新大量繁殖，再次出现疟疾的发作，称为再燃。引起再燃的原因是疟原虫抗原变异及宿主免疫力下降。疟疾初发患者红内期疟原虫已被消灭，未被蚊媒传播感染，经过一段时间的潜隐期后，又出现疟疾发作，称为复发。复发的原因，多数学者认为是肝细胞内迟发型子孢子经过休眠后被激活，再次侵入红细胞开始裂体增殖所致。

**3. 贫血与脾肿大**　疟疾发作，直接破坏红细胞，可出现贫血，发作次数越多，病程越长，贫血越严重；疟疾初发 3～4 天后，脾脏开始肿大，脾功能亢进，加重贫血。

**4. 凶险型疟疾**　常发生在无免疫力或因各种原因延误诊治的重感染者。以脑型疟最常见，患者剧烈头痛，持续高热、昏迷、重症贫血、肾衰竭等；其来势凶猛，病死率高。

**案例 9-4**

**境外输入性疟疾**

患者，男，31 岁。在北京生活，身体健康，平时从无寒战、高热病史。2 个月前刚从巴基斯坦援外工作半年返回北京。近一周来，因突发寒战、发热 40.3℃ 1 次，间歇性畏寒、发热伴头晕、胸闷 3 次而就诊。入院体温 40.1℃，脉搏 130 次/分，血压 126/78mmHg。外周血液涂片镜检发现在红细胞中，有些红细胞胀大很明显，有些红细胞内有 1～2 个环状的虫体，有的红细胞内有圆形或卵形的虫体。再去病房观察发现，患者满身大汗，测体温已下降到 38.7℃，感觉症状减轻，并述说在巴基斯坦野外作业每天都被蚊子叮咬的经历。

**问题**：患者得的可能是什么病？有何依据？患者入院后未经治疗，为什么满身大汗后体温下降、感觉症状减轻？

（四）实验室检查

**1. 病原检查**　在外周血查见疟原虫为确诊的依据。从患者的耳垂或手指采血涂成薄血膜和厚血膜，经染色后根据疟原虫红内期各期形态特征观察、确诊。

**2. 免疫学检查**　多用于疟疾流行病学调查、检测及输血对象的筛选。常用的方法有间接荧光素标记抗体试验、间接血凝试验、酶联免疫吸附试验、聚合酶链反应、核酸探针等。

（五）防治原则

（1）防蚊灭蚊是重要环节，蚊是重要的传播媒介；切断传播的途径，消灭传染源，治疗患者和带虫者，采取多种综合措施预防。

（2）我国是疟疾流行高发区，加强健康教育，开展预防服药，加强来自疫区流动人口的管理。治疗的药物有氯喹、奎宁、乙胺嘧啶等。

**考点：**防治疟疾的有效方法

# 三、阴道毛滴虫

阴道毛滴虫是一种泌尿生殖道寄生虫，主要寄生女性的阴道、尿道，引起滴虫性阴道炎和尿道炎，也可感染男性的尿道和前列腺，引起相应部位的炎症。本病呈全球性分布，是一种以性传播为主的疾病。

（一）形态

阴道毛滴虫形态极为简单，仅有滋养体期没有包囊期；活体无色透明，似水滴样，有折光性，活动力强，固定后呈梨形，大小为（10～15）μm×30μm。虫体前端 1/3 处有一细胞核，呈椭圆形，核上缘有 5 颗毛基体，发出 4 根前鞭毛和 1 根后鞭毛，其外侧 1/3～2/3 处有一波动膜，后鞭毛向后伸展与波动膜外缘相连。虫体借助前鞭毛的摆动和波动膜的波动作螺旋式运动。一根轴柱纤细透明，纵贯虫体并自后端伸出体外（图 9-25、图 9-26）。

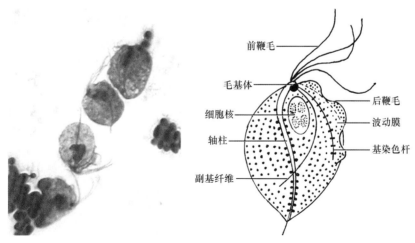

图 9-25　阴道毛滴虫镜下形态图　　　图 9-26　阴道毛滴虫结构模式图

（二）生活史

阴道毛滴虫生活史简单，仅有滋养体。滋养体主要寄生于女性的阴道，以阴道后穹隆多见，也可出现于尿道、子宫等处，以纵二分裂法进行繁殖，通过性接触或使用公共浴池、浴具、坐便等间接接触而感染；也可寄生在男性的尿道、前列腺等处，引起尿道炎、前列腺炎。滋养体既是感染阶段，也是致病阶段。

## （三）致病性

阴道毛滴虫的致病与宿主的生理状态有关，正常情况下，健康女性的阴道内由于乳酸杆菌的存在，使阴道维持在酸性环境，能够抑制滴虫及细菌的繁殖，称为阴道的自净作用；当宿主生理功能发生变化时，如妊娠期、月经期，有利于滴虫的繁殖，滴虫寄生后，影响乳酸杆菌的产酸作用，使阴道内正常的酸性环境变为中性或碱性，加之致病菌的生长、繁殖，造成阴道黏膜发生炎性病变。常见症状为白带增多、呈泡沫状，伴有臭味，阴部瘙痒或烧灼感；若累及尿道引起尿道炎，可有尿频、尿急和尿痛等症状。男性感染可引起尿痛、前列腺肿大等表现。

## （四）实验室检查

取阴道后穹隆分泌物、尿液沉淀物、前列腺液做生理盐水涂片镜检活滋养体，冬季注意保温；也可在载玻片上涂成薄膜，经瑞氏、Giemsa 染色镜检，查见滋养体进行确诊。疑难病例可用培养法培养以提高检出率。

## （五）防治原则

（1）注意个人卫生和经期卫生，不使用公用泳衣和浴具，提倡淋浴，慎用公共马桶，提高自我保护意识。

（2）加大卫生宣传教育，开展普查普治；治疗无症状带虫者和患者，控制传染源。

（3）首选治疗口服药物为甲硝唑，治疗前可用 1∶5000 高锰酸钾溶液或 0.5% 乙酸冲洗阴道效果更好。

### 案例 9-5

**滴虫性阴道炎会影响怀孕吗？**

李某，女，28 岁，已婚。患者主诉：近几天白带明显增多，黄绿色，有泡沫、有臭味，伴尿频、尿痛。外阴瘙痒，心烦意乱，严重影响工作和生活。于是由先生一起陪伴来医院就诊。取白带常规检查发现阴道毛滴虫，白细胞（++），典型的滴虫性阴道炎。医生认为，像这种情况，如果不及时治疗将来还会影响到夫妻的生育，建议他们夫妻同查、同治，患者接受了这一建议，积极配合治疗。4 天后就有明显好转。8 天后恢复正常。半年后李女士怀孕。

**问题：**1. 医生为什么建议夫妻同查、同治？

2. 简述滴虫性阴道炎的预防措施。

# 四、刚地弓形虫

刚地弓形虫简称弓形虫，寄生于人和多种动物的有核细胞内，引起人兽共患的弓形虫病。该虫呈世界性分布，人患先天性弓形虫病，可致胎儿畸胎、死胎，影响优生优育。本虫属机会性致病原虫，在宿主免疫功能低下时如患 AIDS 或应用免疫抑制剂时，可造成严重后果。

弓形虫主要有 5 种不同形态的发育阶段，即滋养体、包囊、裂殖体、配子体、囊合子，其中与人体感染和致病有关的有 3 种，为滋养体、包囊、囊合子。

滋养体：呈香蕉形或半月形，虫体透明无色，平均大小为 $1.5\mu m \times 5.0\mu m$；其寄生在有核细胞内，以二分裂法不断增殖，增殖后的多个滋养体可被宿主的细胞膜包绕，形成虫体集合体，称为假包囊，其内的滋养体又称速殖子。

包囊：呈圆形或椭圆形，直径为 $5\sim100\mu m$，囊壁坚韧且富有弹性，内含数个至数百个滋养体。

囊合子：刚从猫粪排出的卵囊为圆形或椭圆形，有两层光滑透明的囊壁，内充满均匀小颗粒。成熟卵囊含 2 个孢子囊，每个分别由 4 个子孢子组成，相互交错在一起，呈新月形（图 9-27）。

弓形生活史包括有性生殖阶段和无性生殖阶段，全过程需两种宿主，猫是弓形虫的终宿主（兼中间宿主），中间宿主极其广泛，包括各种哺乳动物和人等。

弓形虫病的传播方式为经口感染或经垂直感染。其感染率与养猫成正比，大多数为隐性感染，但胎儿、婴幼儿、肿瘤和艾滋病患者感染常引起严重的弓形虫病。弓形虫病有获得性和先天性两种类型，其中，经胎盘感染胎儿引起的先天性弓形虫病危害性大，可导致流产、早产、死产、畸形儿，严重影响出生人口素质。获得性弓形虫病为经口食入包囊和囊合子所致，有症状者最常见的是淋巴结炎，伴发热和虚弱乏力，

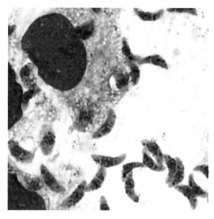

图 9-27　刚地弓形虫滋养体（速殖子）形态图

隐性感染者在抵抗力低下时可出现眼、脑、多脏器明显临床病变，如艾滋病患者常并发弓形虫病脑炎而死亡。

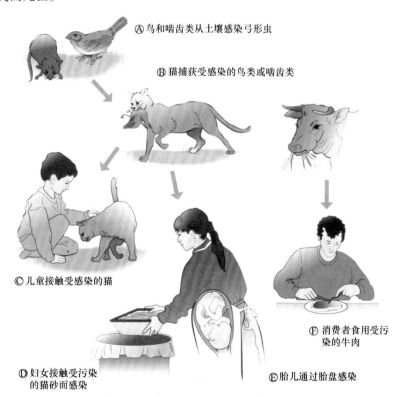

Ⓐ 鸟和啮齿类从土壤感染弓形虫

Ⓑ 猫捕获受感染的鸟类或啮齿类

Ⓒ 儿童接触受感染的猫

Ⓓ 妇女接触受污染的猫砂而感染

Ⓔ 胎儿通过胎盘感染

Ⓕ 消费者食用受污染的牛肉

图 9-28　刚地弓形虫生活史及传播途径

加强卫生宣传，不吃未熟的肉类和乳品，不养猫等宠物，孕妇不接触猫，可预防本病；弓形虫病的治疗至今尚无理想的药物，常用螺旋霉素、磺胺嘧啶等。

考点：引起人体弓形虫病的途径

## 案例 9-6

### 几只感染猫，危害两代人

某孕妇，27 岁，家住农村，养有几只猫，孕期与猫为伴。第一胎妊娠，孕期常有"伤

风感冒"，未经药物治疗。妊娠8个月时进行产前检查，B超提示"胎儿脑积水可能"。实验室检查：孕妇血清弓形虫抗体阳性。分娩后检查胎儿诊断为先天性脑积水，胎盘组织切片镜检查到弓形虫滋养体。

分析：孕妇血清弓形虫抗体阳性表明受到了弓形虫感染。孕期常有"伤风感冒"，实际上是孕妇获得性弓形虫病的临床表现，如发热、淋巴结肿大等。感染的来源是食入了猫粪（含卵囊）污染的水和食物。患病后弓形虫又经胎盘垂直感染胎儿，导致胎儿患先天性弓形虫病引起发育畸形，出现脑积水。先天性弓形虫病多发生于初孕妇女的胎儿。

## 小结

溶组织内阿米巴寄生于人体结肠内，成熟包囊是其感染阶段，经口感染，引起肠内阿米巴病和肠外阿米巴肝脓肿。

疟原虫寄生在红细胞和肝细胞内，中间宿主是人，终宿主是按蚊，感染阶段为子孢子，经蚊虫叮咬感染，引起疟疾发作、再燃、复发。

阴道毛滴虫寄生女性阴道，形态简单只有滋养体，滋养体既是感染阶段，也是致病阶段，主要通过接触传播，引起阴道炎、尿道炎、前列腺炎。

猫是弓形虫的终宿主和中间宿主，人或其他动物为中间宿主，感染阶段为滋养体、包囊、囊合子。弓形虫病有先天性和后天性两种类型，严重影响优生优育，是孕妇重点预防疾病之一。

# 自 测 题

### 选择题

1. 溶组织内阿米巴的感染方式是

   A. 经皮肤　　　B. 经口　　　　C. 经呼吸道

   D. 经接触　　　E. 经胎盘

2. 疟原虫的感染阶段是

   A. 子孢子　　　B. 裂殖子　　　C. 裂殖体

   D. 环状体　　　E. 雌雄配子体

3. 疟疾的流行

   A. 无地区性　　　　B. 无季节性

   C. 仅有地区性　　　D. 仅有季节性

   E. 既有地区性，又有季节性

4. 阴道毛滴虫常见的寄生部位是

   A. 女性的阴道和男性的尿道

   B. 人体的血液系统

   C. 人体的消化道

   D. 人体的胆道

   E. 人体的呼吸系统

5. 阴道毛滴虫的感染方式为

   A. 经皮肤　　　　　　B. 经接触

   C. 经口　　　　　　　D. 经昆虫媒介

   E. 经胎盘

（李艳薇）

## 第5节　医学节肢动物

苍蝇的飞舞、舐食，蚊虫的骚扰、吸血，还有虱子、跳蚤等都令人厌恶，这些都是医学节肢动物。据估计，传染病中有2/3是由医学节肢动物作为媒介传播的，称为虫媒病。引起巨大危害的一些虫媒病如鼠疫、斑疹伤寒、黄热病、疟疾都曾造成广泛的流行，夺去了许多人的生命。因此，学习医学节肢动物的发生、发展规律及特征，有助于对其进行更有效的防制，不仅能预防虫媒病的发生，也能防止医学节肢动物带来的其他危害。

凡通过骚扰、刺螫、吸血、寄生及传播病原体等方式危害人类健康的节肢动物都称医学节肢动物。

考点：医学节肢动物的概念

## 一、形态特征及分类

**1. 主要特征**　虫体分节、身体左右对称，体表由坚韧的外骨骼组成，并有成对的分节附肢，因此称为节肢动物，在发育过程中还有蜕皮和变态现象等。

**2. 分类**　分有昆虫纲、蛛形纲、甲壳纲、唇足纲及倍足纲等五个纲。其中昆虫纲、蛛形纲较重要。

## 二、对人类的危害方式

**1. 直接危害**　指节肢动物本身直接对人体造成危害，表现有：①直接寄生人体：如人疥螨寄生皮内引起疥疮。②骚扰和吸血：如蚊、蚤。③引起过敏反应：因为节肢动物的分泌物、皮壳等都是异性蛋白，是变应原，如尘螨能引起哮喘。④毒物伤害：如毒蜘蛛、松毛虫等。

**2. 间接危害**　是指节肢动物携带病原体传播疾病。这种节肢动物称为病媒节肢动物或传播媒介，由其传播的疾病称虫媒病。传播疾病的方式有两种：

（1）机械性传播：病原体在节肢动物体内或体表经过单纯的机械性携带而传给人，病原体在节肢动物体内、体表不发生形态、数量的变化，如蝇、蟑螂传播痢疾志贺菌。

（2）生物性传播：病原体必须在节肢动物体内或体表经过发育和（或）繁殖后才能传播给人。病原体在节肢动物体内或体表发生了形态、数量的变化，如蚊传播疟原虫、丝虫、乙型脑炎病毒。

## 三、防　治　原　则

应采用综合性防治措施，结合生产生活，因时因地制宜，坚持反复斗争，贯彻防早、防小的原则。具体措施或方法如下。

**1. 环境治理**　如疏通沟渠，清除垃圾，搞好环境卫生，使节肢动物失去有利的生存条件。

**2. 物理方法**　利用机械、热、光、声、电等捕杀、驱走节肢动物。

**3. 化学方法**　采用化学杀虫剂，如除虫菊脂杀虫剂等。

**4. 生物方法**　利用节肢动物的天敌来防制，如稻田养鱼捕食蚊幼虫。

**5. 遗传防治**　使用各种方法处理害虫，使其遗传物质发生改变或移换，以降低繁殖势能。

**6. 法规防治**　国家制定法规或公布条例，防止害虫随交通工具从国外进入国境及对害虫进行监察和强迫性防治工作。

**7. 个人防护**　如注意个人卫生，保持衣物、被子干净等。

## 四、常见医学节肢动物生活习性、危害及形态

常见医学节肢动物的生活习性及危害见表 9-4。

表 9-4　常见医学节肢动物的生活习性及危害

| 医学节肢动物 | 生活习性 | 危害（传播疾病或致病） |
| --- | --- | --- |
| 蚊 | 雌蚊吸血，雄蚊以植物汁液为食 | 疟疾、丝虫病、流行性乙型脑炎、登革热 |
| 蝇 | 杂食性，边爬、边吃、边吐、边排 | 霍乱、伤寒、痢疾、脊髓灰质炎、结核病、细菌性皮炎、沙眼、结膜炎、炭疽、肠道原虫病与蠕虫病等；幼虫引起蝇蛆病 |

续表

| 医学节肢动物 | 生活习性 | 危害（传播疾病或致病） |
|---|---|---|
| 蚤 | 成虫、若虫均吸血 | 鼠疫、地方性斑疹伤寒、犬复孔绦虫病、缩小膜壳绦虫病、微小膜壳绦虫病 |
| 虱 | 成虫、幼虫均吸血 | 流行性斑疹伤寒、流行性回归热、战壕热 |
| 疥螨 | 多寄生于皮肤薄嫩皱褶部位，以角质组织和淋巴液为食 | 疥疮（皮肤瘙痒） |
| 蠕形螨 | 寄生于毛囊、皮脂腺丰富的部位，以上皮细胞、腺细胞和皮脂为食 | 毛囊炎；与酒渣鼻、脂溢性皮炎、痤疮、疖肿有关 |
| 尘螨 | 以粉末状食物为食 | 过敏性哮喘、过敏性鼻炎、过敏性皮炎 |
| 恙螨 | 幼虫寄生于人或动物皮肤薄嫩处，叮刺吸血 | 恙虫病、流行性出血热；皮炎 |
| 蜱 | 雌雄成虫、幼虫和若虫均可吸血 | 森林脑炎、新疆出血热、莱姆病、地方性回归热、Q热、鼠疫、布氏杆菌病；肌肉麻痹 |

## （一）蚊（图9-29、图9-30）

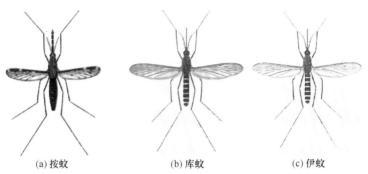

(a) 按蚊　　　　　　　(b) 库蚊　　　　　　　(c) 伊蚊

图 9-29　按蚊、库蚊与伊蚊成虫形态图

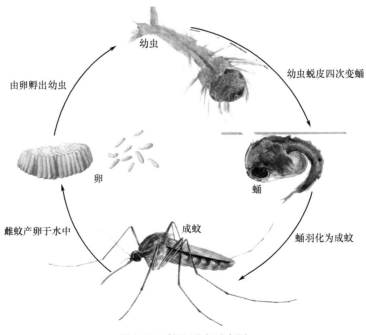

幼虫

幼虫蜕皮四次变蛹

由卵孵出幼虫

蛹羽化为成蚊

卵

雌蚊产卵于水中

成蚊

蛹

图 9-30　蚊生活史示意图

## （二）蝇（图 9-31）

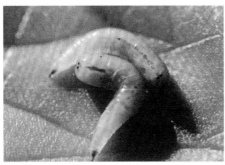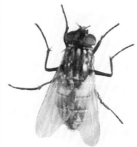

(a) 幼虫(蛆)　　　　　　(b) 成虫

图 9-31　蝇形态图

## （三）蚤（图 9-32）

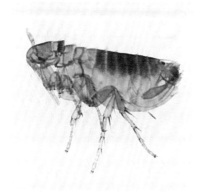

图 9-32　蚤成虫形态图

## （四）虱（图 9-33）

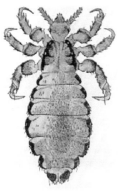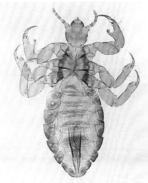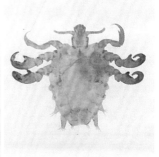

(a) 人虱雌虫　　　　　　(b) 人虱雄虫　　　　　　(c) 耻阴虱成虫

图 9-33　常见虱成虫形态图

（五）蜱（图 9-34、图 9-35）

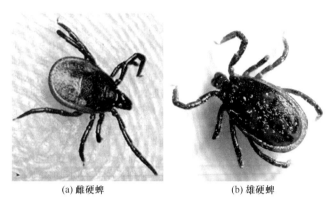

(a) 雌硬蜱　　　　　　　　　(b) 雄硬蜱

图 9-34　硬蜱成虫形态图

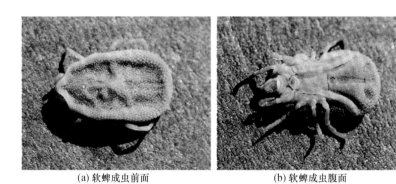

(a) 软蜱成虫前面　　　　　　　　　(b) 软蜱成虫腹面

图 9-35　软蜱成虫形态图

（六）疥螨（图 9-36、图 9-37）

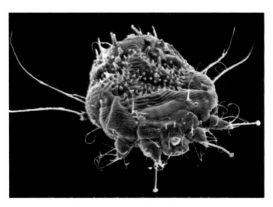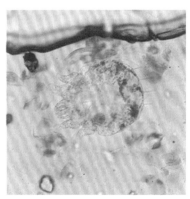

图 9-36　疥螨成虫形态图　　　　　　图 9-37　疥螨活虫镜下图

## （七）蠕形螨（图 9-38）

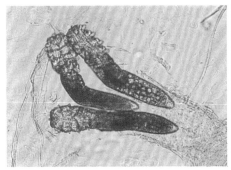 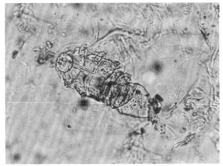

(a) 毛囊蠕形螨　　　　　　　　　　(b) 皮脂腺蠕形螨

图 9-38　蠕形螨镜下形态图

### 小结

　　医学节肢动物种类繁多，分属 5 个纲，昆虫纲和蛛形纲尤其重要。医学节肢动物主要以直接和（或）间接两种方式危害人类。间接危害是病原体经虫媒传播疾病，在传染病中具有重要地位，对人类危害严重。常见的医学节肢动物有：蚊、蝇、蚤、虱、蜱、螨等。对常见医学节肢动物的防治，要因地制宜，采用综合性的防治措施。

 **自 测 题**

**选择题**

1. 由蜱传播的疾病是
   A. 登革热
   B. 流行性斑疹伤寒
   C. 森林脑炎
   D. 疥疮
   E. 伤寒

2. 蠕形螨寄生的部位是
   A. 皮下组织中
   B. 皮下隧道中
   C. 毛囊深部或皮脂腺内
   D. 有时可出现在外周血中
   E. 以上情况均可出现

3. 疥螨对人的危害主要是
   A. 作为病原体引起皮炎
   B. 吸入后可引起变态反应
   C. 误食后引起消化道疾病
   D. 可作为传播疾病的媒介
   E. 以上情况均可以发生

4. 蝇传播肠道传染病属
   A. 机械性传播
   B. 发育式
   C. 繁殖式
   D. 发育繁殖式

   E. 经卵传递

5. 医学节肢动物对人的危害包括
   A. 吸血骚扰和毒害作用
   B. 毒害作用和致敏作用
   C. 致敏作用和寄生
   D. 寄生和传播疾病
   E. 直接危害和间接危害

6. 蚤传播的疾病主要是
   A. 钩端螺旋体病
   B. 流行性斑疹伤寒
   C. 地方性斑疹伤寒
   D. 流行性乙型脑炎
   E. 流行性脑脊髓膜炎

7. 主要寄生在毛囊内致病的螨是
   A. 恙螨
   B. 蠕形螨
   C. 疥螨
   D. 尘螨
   E. 革螨

8. 虱传播的主要疾病是
   A. 流行性乙型脑炎
   B. 流行性出血热
   C. 流行性斑疹伤寒
   D. 流行性脑脊髓膜炎
   E. 流行性感冒

（袁云霞）

第 三 篇

免疫学基础

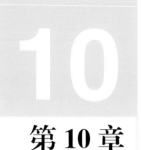

# 第10章　医学免疫学概述

我们生活的环境中存在着形形色色的病原菌、病毒和人体寄生虫等病原生物体。面对病原生物的威胁，人类仍能健康地生活，人体靠什么呵护自己？大自然的进化杰作为我们体内筑起了捍卫生命的"长城"——免疫系统。它发挥着非常重要的免疫功能，既能清除并消灭病原生物，也能清除人体在生长发育过程中不断产生的有毒害作用的产物，消灭体内的"异己分子"——肿瘤细胞。在人的一生中，免疫系统进行着无数的生命保卫战。本章就是描述这种生命保卫战的全过程。

## 一、免疫的概念

免疫最早源于古希腊，其含义有"免除瘟疫"的意思，在长达半个世纪的历史时期内，传统的免疫一直被理解为机体的抗感染能力即抗感染免疫，即是指人体防御病原体的入侵或解除其损害作用的抗感染能力。免疫学在相当长一个时期内主要是研究传染病的特异性防治及诊断方面的理论与技术。我们的祖先对此也有过杰出的贡献，早在宋代时期，就有用人痘接种来预防天花的文字记载，这是世界上最早的免疫学实践。直到20世纪中期，在临床实践、实验研究、科学发展及理论的推动下，免疫学才获得了进一步的发展。

现代免疫学认为，机体不仅对入侵的病原生物具有识别和清除的能力，同时对外来的组织、细胞，甚至对自身衰老、损伤的细胞或突变的癌细胞，也具有识别和清除的能力，据此我们可以把免疫的概念理解为：免疫是机体免疫系统识别自己与异己物质，并通过免疫应答排出抗原性异物，维持自身生理平衡与稳定的功能。正常情况下免疫是一种生理性防御功能，异常时会造成组织损伤和生理功能紊乱（图10-1）。

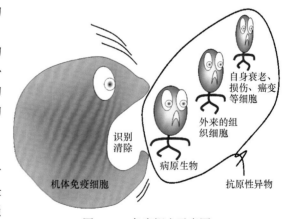

图 10-1　免疫概念示意图

### 链接

#### 人类消灭的第一种烈性传染病——天花

在200多年前，在英国乡村医生琴纳（Jenner）用牛痘预防天花取得成功之后，全球开始广泛地接种牛痘来预防天花，并逐步控制了天花的流行。经过人类坚持不懈的努力，1976年最后一例天花患者在索马里治愈之后，世界卫生组织最终于1979年10月向全世界宣布人类已消灭了天花。这是免疫学预防的伟大成果，同时也为人类消灭其他传染病增强了信心。

## 二、免疫的功能

免疫功能是通过机体的免疫系统来完成的。与神经和内分泌等其他系统一样，免疫系统在识别和排除抗原性异物过程中，与其他系统相互配合、相互制约，共同完成以下生理功能。

**1. 免疫防御**　指机体识别和排除病原微生物等抗原异物的能力，也是传统的抗感染免疫功能。这种能力低下时机体易出现免疫缺陷病，而过高时易出现超敏反应性组织损伤或功能异常，过弱则表现为免疫缺陷。

**2. 免疫稳定**　指机体通过免疫耐受和免疫调节机制，识别和清除自身衰老、凋亡或损伤细胞，维持正常内环境稳定的功能，自身稳定功能失调时易导致辨别"异"失常，引起自身免疫病。

**3. 免疫监视**　指机体识别和清除体内异常突变细胞和病毒感染细胞的能力，是免疫系统对自身组织细胞功能的一种监督机制。当功能低下时，机体突变细胞失控，可能导致肿瘤发生或出现病毒的持续感染。

## 三、医学免疫学发展简史

医学免疫学是一门既古老又现代的学科，其形成和发展经历了经验、科学和现代免疫学三个时期。

### （一）经验免疫学时期（公元 700 年～ 18 世纪末）

早在 2000 年前，中国古代医学家对人体免疫现象有了初步的认识和应用。人们发现康复后的天花患者及护理者，或穿过沾染患者痘痂的衣服的人不再患天花，进而发明了"人痘"预防天花的方法。到了明朝（17 世纪）有了接种"人痘"预防天花的正式记录，人们将天花痂粉吹入正常人鼻孔的方法来预防天花，这是世界上最早的原始疫苗。后来逐渐传播到朝鲜、日本及东南亚国家。1721 年，英国驻土耳其大使夫人 MaryMontagu 把这种接种法传入英国，并且很快遍及欧洲，为以后牛痘苗的发明打下了良好的基础。到了 18 世纪末，英格兰乡村医生 E.Jenner 从挤奶女工多患牛痘（一种轻型的局部痘疹）、但不患天花的现象中得到启示，经过一系列实验后，于 1798 年成功地创制出牛痘苗，并公开推行牛痘苗接种法。这是世界上第一例成功的疫苗，人类得以安全有效地预防天花。

### （二）科学免疫学时期（19 世纪末～ 20 世纪初）

在这一时期，人们对免疫功能的认识不仅仅局限于对人体现象的观察，而是引入了科学实验方法，促进了免疫机制的研究和应用。19 世纪后期，微生物学的发展为免疫学的形成奠定了基础，1880 年，法国微生物家 L.Pasteur 偶然发现接种陈旧的鸡霍乱杆菌培养物可使鸡免受毒性株的感染，转而成功地创制了炭疽芽孢杆菌减毒疫苗和狂犬病疫苗，为应用免疫学方法预防传染病开辟了新局面。1833 年俄国学者 E.Metchnikoff 发现了白细胞的吞噬作用，1890 年，德国医师 E.vonBehring 和日本学者北里发现了白喉抗毒素，并成功应用临床治疗白喉，由此逐步建立起了细胞免疫与体液免疫学说。以后又陆续建立了补体结合试验、凝集反应、沉淀反应等体外抗原抗体检测的血清学技术。同时人们观察并证实了非病原体抗原物质进入机体后可引起超敏反应，使人们对机体免疫机制有了更广泛、深入的认识。

### （三）近代免疫学时期（20 世纪中叶至今）

20 世纪中期以来，分子生物学、分子遗传学等理论和技术迅速应用到免疫学领域，人们从基因、分子、细胞、器官及整体调节水平探讨了免疫系统的结构和功能，使免疫学各领域的研究不断取得突破性进展。1956 年 B.Glick 发现了腔上囊的作用以后，人们逐渐发现了免疫器官、免疫细胞的作用及细胞间的协同关系。1945 年 R.Owen 发现同卵双生的两只小牛的不同血型可以相互耐受，后来人们陆续发现了组织相容性抗原，进行了人工耐受试验，提出了克隆选择学说，揭示了免疫耐受、免疫记忆和免疫调节的生物学基础。20 世纪 80 年代以来分子免疫学的兴起，核酸杂交、基因工程、B 细胞杂交瘤等技术及分子遗传学理论的应用，使人们对免疫球蛋白分子、T 细胞受体分子、补体分子、细胞因子及 MHC 分子等的基因结构、功能和表达机制获得了深入认识。总之，现代免疫学已成为生命科学和医学中的前沿科学，而免疫学与其他自然科学学科的交叉渗透，进一步促进了免疫学的更快发展，并推动生命科学不断向纵深发展，造福人类。

医学免疫学是研究人体免疫系统结构和功能的一门科学，通过阐明免疫系统识别抗原后发生免疫应答及其清除抗原的规律，探讨免疫功能异常所致疾病的机制；通过掌握免疫学基本理论和技术，为诊断、预防和治疗某些免疫相关疾病奠定基础。随着医学理论和技术的不断发展，免疫学已向医学各学科渗透，衍生出基础免疫学、临床免疫学、肿瘤免疫学、免疫药理学、免疫遗传学等多个分支学科，成为当今生命科学的前沿学科和现代医学的支撑学科之一，推动着医学和生命科学的全面发展。

## 小结

医学免疫学是人类在与传染病斗争过程中，逐渐形成和发展起来。免疫不仅对微生物对各种抗原性异物都能够进行识别和排斥，通过免疫防御、免疫稳定和免疫监视三大功能，维持机体正常的生命内环境，而这些功能的失常也会对机体造成广泛的损害。经过经验、科学和现代免疫学时期的发展，免疫学揭示了诸多细胞生命活动的普遍规律及机制，促进了生命科学的发展。免疫学在自身的发展过程中逐渐发展成为一门完善的生命科学的前沿学科，对生命科学中的基本问题做出了回答，并在疾病诊断、预防与治疗中做出了重大的贡献。现代免疫学已成为生命科学和医学中的前沿科学，而免疫学与其他自然科学学科的交叉渗透，必将进一步促进免疫学的更快发展。

# 自 测 题

**选择题**

1. 免疫的正确概念是

  A. 机体对病原微生物的防御能力

  B. 机体清除突变细胞的能力

  C. 机体识别和排除抗原性异物的功能

  D. 机体清除自身衰老和死亡细胞的功能

  E. 机体识别、杀灭与清除外来微生物的功能

2. 机体抵抗病原微生物感染的功能称为

  A. 免疫监视　　　　　B. 免疫自稳

  C. 免疫耐受　　　　　D. 免疫防御

  E. 免疫识别

3. 免疫稳定功能异常时表现为

  A. 超敏反应　　　　　B. 免疫缺陷

  C. 自身免疫病　　　　D. 肿瘤

  E. 严重感染

4. 免疫监视功能低下的后果是

  A. 易发生肿瘤　　　　B. 易发生超敏反应

  C. 易发生感染　　　　D. 易发生自身感染病

  E. 易发生免疫耐受

5. 机体免疫系统识别和清除突变的细胞的功能称为

  A. 免疫监视　　　　　B. 免疫自稳

  C. 免疫耐受　　　　　D. 免疫防御

  E. 免疫识别

（刘建红）

# 第11章　免疫学基础

我们生活的环境中存在着形形色色的病原生物，如病原菌、病毒和寄生虫等。面对病原生物的威胁，我们仍能健康地生活，人类靠什么呵护自己？依靠大自然的进化杰作，为我们体内筑起了捍卫生命的"长城"——免疫系统。它发挥着免疫功能，清除和消灭病原生物，也清除人在生长发育过程中不断产生的有毒害作用的产物，消灭体内的"异己分子"——肿瘤细胞。在人的一生中，进行着无数次的生命保卫战。本章描述了这种生命保卫战的全过程。

## 第1节　免疫系统

人体内部有一支专门保护自己、抵御或消灭入侵之敌的"军队"，免疫系统就如人体的军队，是人体健康的忠诚卫士，昼夜不停地保护着人类身体的健康。如果没有免疫系统的保护，即使是一粒灰尘也足以使人致命。

人体有一个完善的免疫系统来执行免疫功能，免疫系统包括免疫器官与免疫组织、免疫细胞和免疫分子。免疫系统组成见表 11-1。

表 11-1　免疫系统组成

| 免疫器官与组织 | | 免疫细胞 | 免疫分子 | |
|---|---|---|---|---|
| 中枢 | 外周 | | 模型分子 | 分泌型分子 |
| 骨髓 | 脾脏 | 固有免疫的组成细胞 | TCR | 免疫球蛋白 |
| 胸腺 | 淋巴结 | 吞噬细胞 | BCR | 补体 |
| 法氏囊（鸟类） | 黏膜相关淋巴组织 | 树突状细胞 | CD 分子 | 细胞因子 |
| | 皮肤相关淋巴组织 | NK 细胞 | 黏附分子 | |
| | | 其他（嗜酸粒细胞、嗜碱粒细胞、肥大细胞等） | MHC 分子 | |
| | | 适应免疫细胞 | 细胞因子受体 | |
| | | T 细胞、B 细胞 | | |

## 一、免疫器官和免疫组织

免疫器官按照功能不同，可分为中枢免疫器官和外周免疫器官，二者可通过血液循环和淋巴循环互相联系并形成免疫系统的网络（图 11-1）。

### （一）中枢免疫器官及组织

人类和其他哺乳类动物的中枢免疫器官包括骨髓、胸腺。鸟类的腔上囊相当于哺乳类的骨髓。中枢免疫器官是免疫细胞发生、分化、成熟的场所，并对外周免疫器官发育和全身免疫功能起调节作用。

**1. 骨髓**　是人和动物的所有血细胞的制造场所，各种免疫细胞也是从骨髓的多能造血干细胞发育而来。骨髓的主要功能是产生血细胞，骨髓也是 B 淋巴细胞分化、发育和成熟的场所。骨髓产生血细胞和淋巴细胞的分化过程见图 11-2。

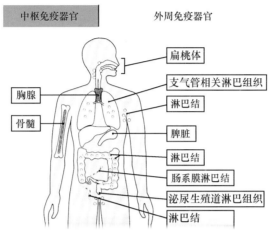

图 11-1　人体免疫器官和组织

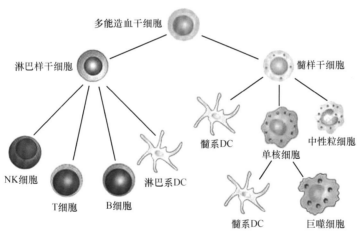

图 11-2　骨髓产生血细胞和淋巴细胞的分化过程

**2. 胸腺**　位于前纵隔、胸骨后，分为左右两叶。青春期时约 40g，以后随年龄增长而逐渐萎缩。

　　骨髓产生的淋巴干细胞进入胸腺后，在其微环境中分化成熟为胸腺依赖性淋巴细胞，简称为 T 细胞。新生动物摘除胸腺，可引起严重的细胞免疫缺陷和总体免疫功能降低。

**考点：中枢免疫器官的组成及功能**

## （二）外周免疫器官及组织

　　外周免疫器官包括淋巴结、脾和黏膜相关淋巴组织等，是成熟淋巴细胞定居和产生初次免疫应答的场所（图 11-3）。

**1. 淋巴结**　广泛分布于全身非黏膜的淋巴通道上，遍布全身体表和深部组织各处，有 500 ～ 600 个，是 T 细胞和 B 细胞定居和发生免疫应答的部位，具有过滤淋巴液、清除病原微生物的功能（图 11-4）。

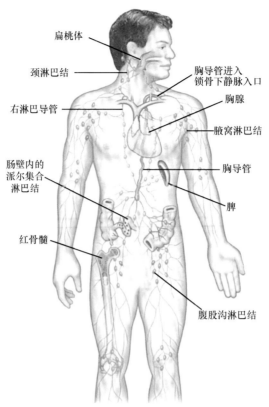

图 11-3　全身淋巴器官分布

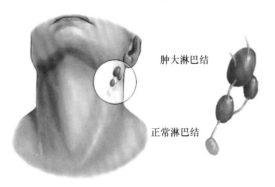

图 11-4　颈部肿大淋巴结示意图

**2. 脾脏**　是体内形体最大的淋巴器官，结构类似淋巴结。脾内含丰富血窦，实质比较柔脆，受击打后容易破裂引起大出血。

脾含大量的 B 细胞和浆细胞，是全身最大的抗体产生器官。因此它是发生免疫应答的重要场所。此外，脾脏可以清除血液中的病原体、衰老死亡的血细胞、免疫复合物及其他异物，从而发挥过滤血液作用，使血液得到净化。脾还合成补体等重要的免疫效应分子。

**3. 黏膜相关淋巴组织**　在呼吸道、消化道、乳腺、泪腺、唾液腺以及泌尿生殖道黏膜固有层和上皮细胞下有大量的散在无被膜淋巴组织，称为黏膜相关淋巴组织，主要包括扁桃体、肠系膜淋巴结、肠集合淋巴结、阑尾等。黏膜相关淋巴组织不构成独立的器官，但却在其体内构成了一道黏膜免疫屏障，是参与局部适应性免疫应答的主要部位，在黏膜局部抗感染免疫中发挥重要作用。

考点：外周免疫器官的概念、组成及功能

## 二、免疫细胞

免疫细胞泛指所有参加免疫应答或与免疫应答有关的细胞及其前体细胞，主要包括三类：①淋巴细胞：主要包括 T 细胞、B 细胞；②抗原提呈细胞：单核吞噬细胞、树突状细胞、B 淋巴细胞等；③其他免疫相关细胞：如粒细胞、红细胞、血小板、肥大细胞等，其中淋巴细胞是主要的免疫细胞，占外周血白细胞总数的 20%～45%，淋巴细胞可分为不同的群体，如 T 细胞、B 细胞和 NK 细胞等，其中 T 细胞和 B 细胞还可进一步分化为若干亚群（图 11-5）。

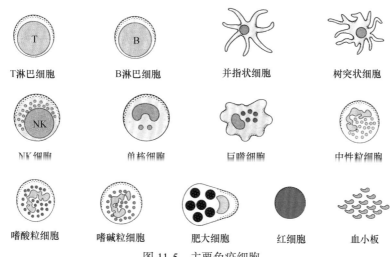

| T淋巴细胞 | B淋巴细胞 | 并指状细胞 | 树突状细胞 |
| NK 细胞 | 单核细胞 | 巨噬细胞 | 中性粒细胞 |
| 嗜酸粒细胞 | 嗜碱粒细胞 | 肥大细胞 | 红细胞 | 血小板 |

图 11-5　主要免疫细胞

T 细胞和 B 细胞在接受抗原刺激后可活化、增殖、分化，并发生适应性免疫应答，因此被称为免疫活性细胞。

**考点：** 免疫细胞及免疫活性细胞的概念

 **链接**

### 表面标志——CD 分子（分化抗原）

T、B 等淋巴细胞在光镜下无法辨别，但在淋巴细胞等细胞的表面却分布有结构不同、功能各异的各种化学分子基团，从而介导其发挥各种免疫功能。这些基团被称为细胞表面标志或标记，因有些可以特异性和某种化学基团结合，因而又被称为受体（R）。

有些表面标志是表达于细胞表面的一类糖蛋白，在细胞的分化成熟中出现或消失，这类标志又被称为分化抗原。20 世纪末，运用单克隆抗体技术将原来命名纷乱的分化抗原进行统一命名，从而引入了分化群（CD）的概念。简言之，CD 分子是位于细胞膜上一类分化抗原的总称，CD 后的序号代表一种分化抗原分子。表达某种 CD 分子的细胞被称为该分子阳性细胞，如 $CD4^+$ 细胞、$CD8^+$ 细胞等。

### （一）T 淋巴细胞

T 淋巴细胞简称 T 细胞，起源于骨髓的淋巴样干细胞，在胸腺微环境下逐渐分化成熟为 T 细胞，并表达 CD4 或 CD8 分子，又称胸腺依赖性淋巴细胞。占人外周血淋巴细胞总数的 65～80%。

**1. T 细胞的主要表面标志**

（1）TCR-CD3 复合物：TCR 是 T 细胞表面的抗原识别受体，是所有 T 细胞的特征性标志，为 T 细胞特异性识别和结合抗原的位置。TCR 以非共价键形式与 CD3 分子结合，形

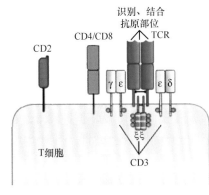

图 11-6　T 细胞的主要表面标志

成 TCR-CD3 复合物，该复合物能特异性识别并结合抗原提呈细胞或靶细胞表面的抗原肽 -MHC 分子复合物，并将信号传导至 T 细胞内。

（2）CD2：因能在体外与绵羊红细胞结合成花结（E 花环试验），故又称绵羊红细胞受体或 E 受体。B 淋巴细胞无此受体，故通过检测 CD2 可作为鉴别 T 淋巴细胞的一种方法。

（3）CD4 分子 /CD8 分子：成熟的 T 细胞一般只表达 CD4 分子或 CD8 分子。CD4 分子与 APC 的 MHC-Ⅱ类分子结合，协助 T 细胞上的 TCR 识别抗原。CD8 分子与抗原靶细胞（如病毒感染细胞、肿瘤细胞等）表面的 MHC-Ⅰ类分子结合，协助 T 细胞上的 TCR 识别抗原（图 11-6）。

**2. T 细胞亚群及其功能**

（1）根据所处的活化阶段分类：按照 T 细胞是否被抗原活化及分化情况可将其分为初始 T 细胞、记忆 T 细胞和效应 T 细胞。

（2）根据 CD 分子分亚群：根据 T 细胞表面是否表达 CD4 分子或 CD8 分子，T 细胞分为 CD4$^+$T 细胞、CD8$^+$T 细胞。

（3）根据功能特征分亚群：活化的 T 细胞按功能的不同分为辅助性 T 细胞（Th）、细胞毒性 T 细胞（Tc 或 CTL）、调节性 T 细胞（Treg）三大效应细胞（表 11-2）。

表 11-2　T 细胞亚群及其功能

| T 细胞分类 | 主要功能 |
| --- | --- |
| 辅助性 T 细胞（Th1 和 Th2）（CD4$^+$） | Th1 在细胞免疫中发挥重要作用，并介导迟发型超敏反应 |
|  | Th2 辅助 B 细胞在体液免疫中发挥调节作用 |
| 细胞毒性 T 细胞（Tc 或 CTL）（CD8$^+$） | 特异性直接杀伤肿瘤细胞和病毒感染的靶细胞 |
| 调节性 T 细胞（Treg） | 免疫调节、抑制炎症反应和超敏反应 |

**考点：** T 淋巴细胞的表面标志，亚群及功能

## （二）B 淋巴细胞

B 淋巴细胞简称 B 细胞，由淋巴样干细胞继续在骨髓里分化发育而来，又称骨髓依赖性淋巴细胞。占人外周血淋巴细胞总数的 10%～15%。B 细胞接受抗原刺激后，在活化 CD4$^+$Th 细胞作用下，B 细胞活化、增殖，最终分化为浆细胞，由浆细胞合成和分泌抗体，发挥体液免疫效应。

（1）B 细胞表面主要表面标志：BCR 是 B 细胞表面的抗原识别受体，是镶嵌于细胞膜类脂质分子中的跨膜型免疫球蛋白，又称为膜表面免疫球蛋白（SmIg），是 B 细胞的特征性表面标志。可与相应的抗原分子进行特异性识别和结合，并作为信号传递分子促使 B 细胞活化（图 11-7）。

（2）B 细胞亚群及其功能：根据 B 细胞表面是否表达 CD5 分子，分为 B1 细胞（CD5$^+$）和 B2 细胞（CD5$^-$）。其中 B1 细胞主要参与肠道黏膜局部感染和自身免疫性疾病，无免疫记忆效应。B2 细胞即通常所指的 B 细胞，具有免疫记忆能力，是体液免疫的重要细胞。

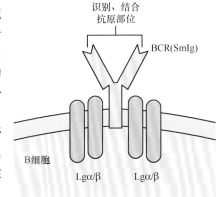

图 11-7　BCR 分子结构模式图

### （三）NK 细胞

NK 细胞主要存在于外周血和脾脏中，占人外周血淋巴细胞总数的 5%～10%。NK 细胞表面缺少 T 细胞和 B 细胞的特异性标志（TCR 和 BCR），曾称为裸细胞。这类细胞不依赖于抗原刺激，能自发地溶解多种肿瘤细胞和被病毒感染的细胞，称为自然杀伤细胞。

NK 细胞在机体的抗病毒感染和抗肿瘤免疫方面起着重要作用，在病毒感染的早期就能杀死被病毒感染的靶细胞。NK 细胞带有 IgG Fc 受体，IgG 的 Fab 段与带有抗原的靶细胞结合后，其 Fc 段可与 NK 细胞表面的 IgGFc 受体结合，发挥抗体依赖性细胞介导的细胞毒作用（ADCC）（图 11-8）。

**考点：** NK 细胞的功能

### （四）抗原提呈细胞（APC）

抗原提呈细胞是能捕获、加工、处理抗原，然后将该抗原信息传递给 T 淋巴细胞的一类细胞，共同特征是在细胞膜表面有 MHC-Ⅱ 类分子。其主要包括：①单核吞噬细胞，包括外周血中的单核细胞和组织中的巨噬细胞。②树突状细胞，是人体内最重要的抗原提呈细胞。③B 淋巴细胞，既是介导体液免疫应答的细胞，又是一类重要的抗原提呈细胞。

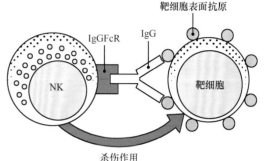

图 11-8　ADCC 作用

另外，肿瘤细胞、病毒感染的细胞虽然表面只表达 MHC-Ⅰ 类分子，并非专职抗原提呈细胞，但也可将相关的抗原提呈给 Tc（CD8+）细胞，引起细胞免疫应答，从而引起细胞免疫的抗肿瘤、抗病毒作用。

抗原提呈是指 APC 摄取抗原，并对抗原进行加工处理成为抗原肽。抗原肽与 MHC 分子结合成复合物，表达于 APC 表面，供 TCR 识别结合，从而引发免疫应答（图 11-9）。

APC 捕获、加工，处理外源性抗原，传递抗原信息的过程见图 11-9。

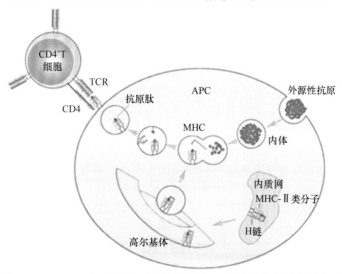

图 11-9　APC 捕获、加工，处理外源性抗原，传递抗原信息示意图

### （五）其他免疫细胞

体内的各种粒细胞（中性粒细胞、嗜酸粒细胞、嗜碱粒细胞）、肥大细胞、血小板、红细胞等也参与炎性反应、Ⅰ型超敏反应等免疫应答过程，也属于免疫细胞。

# 三、免疫分子

免疫分子既是免疫应答的效应分子，又是免疫应答过程中各个环节相互调节和相互作用的物质，在整个免疫应答过程中起着十分重要的协调作用。免疫分子包括膜性免疫分子和分泌性免疫分子两大类。前者有 TCR/BCR、MHC-Ⅰ类/Ⅱ类分子、CD 分子和细胞黏附因子等，后者主要包括免疫球蛋白（详见第 12 章）、补体（详见第 14 章）和细胞因子等。

细胞因子（CK）主要是由活化的免疫细胞（单核/巨噬细胞、T 细胞、B 细胞、NK 细胞等）和某些非免疫细胞（如血管内皮细胞、表皮细胞、成纤维细胞）经刺激而合成、分泌的具有广泛生物学活性的小分子蛋白质。

CK 作为细胞之间的信号传递分子，主要有调节免疫、抗感染、抗肿瘤作用，还能刺激骨髓造血功能并参与炎症反应等。其主要功能有调节免疫应答、参与免疫细胞分化发育、介导炎症反应等。

细胞因子依据其功能分为六类（表 11-3）。

表 11-3　细胞因子的种类和用途

| 分类 | 功能 |
| --- | --- |
| 白细胞介素（IL） | 介导白细胞和其他细胞间相互作用的细胞因子 |
| 干扰素（IFN） | 抗病毒、抗肿瘤、免疫调节作用 |
| 肿瘤坏死因子（TNF） | 调节适应性免疫应答、杀死靶细胞、诱导细胞凋亡 |
| 集落刺激因子（CSF） | 可刺激造血干细胞和不同阶段的造血细胞增殖分化 |
| 趋化因子（Chemokine） | 介导免疫细胞迁移，在肿瘤的发生发展、转移，病原微生物感染、移植排斥反应等病理过程中发挥作用 |
| 生长因子（GF） | 促进相应细胞的增殖，促进创伤的修复 |

**考点：免疫分子的种类**

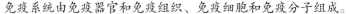

## 小结

免疫系统由免疫器官和免疫组织、免疫细胞和免疫分子组成。

免疫器官包括中枢免疫器官和外周免疫器官，中枢免疫器官胸腺和骨髓分别是 T 细胞和 B 细胞分化、发育和成熟的场所；外周免疫器官包括淋巴结、脾和黏膜相关淋巴组织等，是成熟淋巴细胞定居和产生初次免疫应答的场所。

免疫细胞泛指所有参加免疫应答或与免疫应答有关的细胞及其前体细胞。其中 T/B 淋巴细胞是免疫活性细胞，分别介导细胞免疫应答和体液免疫应答；抗原提呈细胞主要发挥捕获、加工、处理、传递抗原信息的作用；NK 细胞是自然杀伤细胞。

免疫分子主要包括膜性免疫分子和分泌性免疫分子两大类。其中，细胞因子在免疫细胞发育、免疫应答和免疫调节中发挥重要的作用。

 自 测 题

## 一、选择题

1.T 细胞和 B 细胞均有的表面标志是

　　A. PHA 受体　　　　　B. IgG Fc 受体

　　C. 绵羊红细胞受体　　D. 抗原识别受体

　　E. 补体 C3 的受体

2. 经胸腺发育、成熟的免疫细胞是

　　A. B 细胞　　　　　　B. T 细胞

　　C. NK 细胞　　　　　D. 巨噬细胞

E. 红细胞

3. 在免疫监视功能中发挥重要作用的细胞是

　　A. B 细胞　　　　　　B. T 细胞

　　C. NK 细胞　　　　　D. 巨噬细胞

　　E. 红细胞

4. 人类 B 细胞分化、成熟的场所是

　　A. 胸腺　　　　　　　B. 淋巴结

　　C. 骨髓　　　　　　　D. 脾脏

　　E. 腔上囊

5. 成熟 T 细胞 CD4$^+$ 亚群的膜表面分子为

　　A. CD2$^+$、CD3$^+$、CD4$^+$、CD8$^-$

　　B. CD2$^+$、CD3$^+$、CD4$^-$、CD8$^+$

　　C. CD2$^-$、CD3$^+$、CD4$^+$、CD8$^-$

　　D. CD2$^+$、CD3$^-$、CD4$^+$、CD8$^-$

　　E. CD2$^+$、CD3$^+$、CD4$^-$、CD8$^-$

**二、简答题**

1. 人体的中枢免疫器官和外周免疫器官包括哪些？简述其主要功能。

2. 成熟 T 细胞表面有哪些主要标志？ T 细胞可分为哪些亚群？

（侯桂荣）

## 第 2 节　抗　　原

抗原是免疫战争的导火线，是机体产生免疫应答的始动因素和必要条件，没有抗原的刺激就不会有免疫战争发生。人们在日常生活中接触的一些物质，如细菌、病毒、花粉和某些食物如牛奶、鱼、虾等均可成为抗原物质。

### 一、抗原的概念和特性

抗原（Ag）是指能与 T、B 淋巴细胞表面特异性抗原受体（TCR 或 BCR）发生结合，激活 T、B 淋巴细胞增殖、分化、产生效应淋巴细胞或抗体，并与之特异性结合，从而发挥免疫效应的物质。抗原具有两种特性：①免疫原性：是指抗原刺激 T、B 淋巴细胞增殖、分化、产生效应淋巴细胞或抗体的特性。②免疫反应性：是指抗原与其诱生的效应淋巴细胞或抗体特异性结合，发生免疫反应的特性（图 11-10）。

**考点：** 抗原的概念及性能

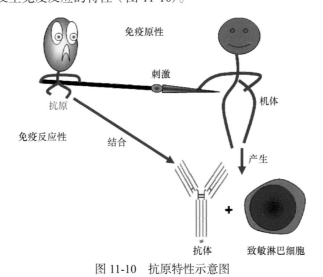

图 11-10　抗原特性示意图

### 二、决定抗原免疫原性的因素

#### （一）异物性

异物性是指抗原物质与自身物质之间免疫原性的差异。免疫学认为：凡是胚胎时期未与免疫细胞接触过的物质，都可视为异物。异物性是构成抗原物质的首要条件，生物之间种系关系越远，组织结构差异越大，免疫原性越强，种系关系较近，则免疫原性弱。原属"非己"的外来成分，一旦接触发育中的免疫系统，即有可能被视为"自己"，机体对其不能产生免疫应答，这对于研究病原微生物逃避机体防御功能的机制及诱导免疫耐受具有重要意义。

### （二）一定的理化性状

**1. 大分子物质**　作为抗原物质，其分子质量一般在 10kDa 以上，一定范围内，分子质量越大，免疫原性越强。

**2. 复杂的化学组成与结构**　抗原必须具备复杂的化学组成和结构，组成和结构越复杂免疫原性越强。例如，明胶分子质量为 100kDa，但因是直链氨基酸结构较简单，在体内易降解为低分子物质，故免疫原性很弱。相反，胰岛素为低分子多肽结构，虽然分子质量只有 5734kDa，但其结构中含芳香族氨基酸，分子结构稳定，也有免疫原性。

### （三）其他因素

考点：决定抗原免疫原性的条件

某一物质是否具有免疫原性，除与上述条件有关外，还受机体的遗传、年龄、生理状态等诸多因素的影响。此外，抗原进入机体的方式和途径也与免疫原性的强弱有关。

## 三、抗原的特异性

特异性就是物质间相互作用的针对性或专一性，表现在两个方面：①免疫原性的特异性：即某一特定的抗原刺激机体只能产生与其相应的抗体或效应淋巴细胞。②免疫反应性的特异性：即某一特定的抗原只能与其相对应的抗体或效应淋巴细胞进行特异性结合，发生免疫反应。

抗原的特异性是免疫应答的最根本、最重要的特点，也是进行免疫学诊断与防治的理论依据，即指抗原刺激机体产生免疫应答及其与应答产物发生反应所显示的专一性。决定抗原特异性的物质基础是抗原决定簇，抗原决定簇是暴露于抗原分子表面决定抗原特异性的特殊化学基团，又称表位，是和相应抗体或致敏淋巴细胞发生特异性结合的部位，又是供免疫活性细胞作为"异物"来识别的标志。一个抗原分子可具有一种或多种不同的抗原决定簇，一种抗原决定簇刺激机体只能产生一种相应的抗体或致敏淋巴细胞。

两种不同的抗原物质存在相同或相似的抗原决定簇，称共同抗原。共同抗原的存在会导致交叉反应的发生。由共同抗原刺激机体产生的抗体可以和两种抗原（共同抗原）结合发生反应，称为交叉反应（图 11-11）。

考点：决定抗原特异性的物质基础

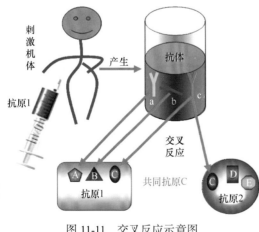

图 11-11　交叉反应示意图

## 四、抗原的分类

抗原物质种类繁多，常因实际需要，以不同的分类方法将抗原分类。

## （一）根据抗原的性能分类

**1. 完全抗原** 指既有免疫原性又有免疫反应性的物质，如蛋白质。

**2. 半抗原** 仅有免疫反应性而无免疫原性的物质，亦称不完全抗原。半抗原多为简单的小分子物质，如脂类、糖类、某些药物等。其与蛋白质等大分子物质结合后就可获得免疫原性。

## （二）根据免疫应答中是否需要 T 细胞的辅助进行分类

**1. 胸腺依赖性抗原**（TD-Ag） 此类抗原在免疫应答过程中必须依赖 T 细胞的辅助才能激活 B 细胞产生抗体，多数为蛋白质、细菌、细胞等。

**2. 胸腺非依赖性抗原**（TI-Ag） 此类抗原在免疫应答过程中不依赖 T 细胞的辅助，可直接激活 B 细胞产生抗体。此类抗原较少，如细菌脂多糖等。

## （三）根据化学性质分类

抗原根据化学性质可分为蛋白质抗原、多糖抗原和核酸抗原等。

## （四）根据抗原的免疫效果分类

抗原根据免疫效果分类可分成免疫原、变应原和耐受原等。

## （五）医学上重要的抗原

**1. 异种抗原** 指来源于不同物种的抗原物质，常见的有以下几种：

（1）病原生物：细菌、病毒、寄生虫等病原生物对人体来说都属于异种物质。因此，各种病原生物都具有很强的免疫原性。如细菌细胞壁成分为菌体抗原，特殊结构成分有荚膜抗原、鞭毛抗原及菌毛抗原等。病原生物自然感染人体后，机体可获得一定的免疫力，亦可用其制成疫苗进行预防接种（图 11-12）。

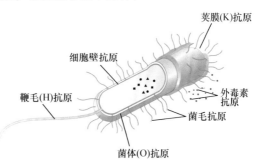

图 11-12 细菌各部位抗原示意图

（2）外毒素与类毒素：细菌外毒素的成分是蛋白质，有很强的免疫原性与毒性。外毒素用甲醛处理后，失去毒性保留其免疫原性，即为类毒素。类毒素和外毒素均能刺激机体产生相应的抗外毒素的抗体即抗毒素，因此，类毒素可作为预防接种的生物制品。

（3）动物免疫血清：是用类毒素免疫动物（通常为马）所制备的含有相应抗毒素的动物血清。这种免疫血清对人体具有双重作用：一方面，抗毒素作为抗体，可中和相应的外毒素，起到紧急预防或治疗疾病的作用；另一方面，对人体来说它又是异种蛋白，可作为异种抗原刺激人体产生抗马血清蛋白的抗体，导致某些个体发生超敏反应。因此，使用前必须做皮肤过敏试验，如临床常用的破伤风抗毒素、白喉抗毒素等。

（4）植物、动物、药物抗原：在某些特殊情况下，对于某些过敏体质的人，鱼、虾、蛋、奶及花粉等蛋白质都可能成为完全抗原，而青霉素、磺胺类药物等则属于半抗原。上述抗原进入机体后，就可能引起某些过敏体质者发生过敏反应。

下列哪种抗原物质对人体具有治病和致病作用的二重性，使用前必须做皮肤过敏试验

    A. 外毒素        B. 内毒素            C. 类毒素

    D. 细菌素        E. 抗毒素

    分析：外毒素、内毒素和细菌素均为细菌代谢产物，前两种对人体有毒性，细菌素用于细菌分型，类毒素用于预防疾病。只有抗毒素有二重性，一方面，可中和相应的外毒素，治疗疾病；另一方面，它又是异种蛋白质，可诱导机体产生超敏反应，使用前必须做皮肤过敏试验，故答案为 E。

**2. 同种异型抗原**    同一种系中个体之间的细胞、组织、器官等的化学组成和结构都有所不同，故存在不同的抗原。人类重要的同种异型抗原主要有两种：

（1）红细胞血型抗原：指存在于红细胞表面的同种异型抗原。红细胞表面的血型抗原有 ABO 血型抗原（据此将人类血型分为：A 型、B 型、AB 型和 O 型）与 Rh 血型抗原（分为 $Rh^+$ 和 $Rh^-$）。ABO 血型不符的个体间相互输血，可引起严重的输血反应，因此，在输血时必须进行交叉配血。若母亲为 $Rh^-$ 血型，而胎儿为 $Rh^+$，可引起流产或新生儿溶血。

（2）人类白细胞抗原（HLA）：又称人类主要组织相容性抗原或人类 MHC 分子。它广泛存在于人类白细胞及各种有核细胞表面并代表个体特异性，因首先在人类白细胞表面发现，故称为人类白细胞抗原。除了同卵双生者外，其他个体之间的 HLA 不完全相同。器官移植时因供者与受者 HLA 的差异而发生移植排斥反应。HLA 和器官移植的成败以及与免疫相关性疾病的发生关系十分密切，HLA 基因在法医学上被用于亲子鉴定和确定死亡者的身份。

在免疫应答中多用人类 MHC 分子这一名称，人类 MHC 分子分为人类 MHC-Ⅰ类分子（HLA-Ⅰ类抗原）和人类 MHC-Ⅱ类分子（HLA-Ⅱ类抗原）。人类 MHC-Ⅰ类分子广泛分布在体内各种有核细胞表面。MHC-Ⅱ类分子主要分布在抗原提呈细胞表面。人类 MHC-Ⅰ、Ⅱ类分子主要功能是参与抗原的加工、提呈和免疫调节过程。

**3. 自身抗原**    自身组织通常对机体自身免疫系统无免疫原性，但在病理或某些特殊情况下，如外伤、感染、药物、辐射等使自身组织结构改变，或未与免疫活性细胞接触过的隐蔽成分（如精子、眼晶体蛋白等）释放入血与免疫活性细胞接触，这些自身物质均可成为抗原，导致自身免疫性疾病。

**4. 异嗜性抗原**    是一类与种属特异性无关，存在于人、动植物及微生物等之间的共同抗原。例如，A 群溶血性链球菌表面的 M- 蛋白与人肾小球基膜具有相同的抗原决定簇。当人体感染该菌产生抗体后，可与自身肾脏和心肌组织中的共同抗原发生交叉反应，导致肾小球肾炎和心肌炎。

**5. 肿瘤抗原**    是细胞癌变过程中出现的具有免疫原性的物质的总称。①肿瘤特异性抗原：指只存在于某种肿瘤细胞表面而不存在于正常细胞的新抗原，如结肠癌、人类黑色素瘤等肿瘤细胞表面已检测到肿瘤特异性抗原存在。②肿瘤相关抗原：此抗原非肿瘤细胞特有，在正常人体内也存在，只是在发生肿瘤时其含量明显增加，无严格的肿瘤特异性，如原发性肝癌患者血清中甲种胎儿球蛋白（AFP）含量明显增高，因此，测定 AFP 含量可作为原发性肝癌的辅助诊断。

考点：医学上重要的五种抗原

---

**小结**

抗原（Ag）是指能与 T、B 淋巴细胞表面特异性抗原受体（TCR 或 BCR）发生结合，激活 T/B 淋巴细胞增殖、分化、产生效应淋巴细胞或抗体，并与之特异性结合，从而发挥免疫效应的物质。抗原的两个基本特性是免疫原性和免疫反应性。决定抗原特异性的结构单位是抗原决定簇。抗原还可分为胸腺依赖性抗原（TD-Ag）和胸腺非依赖性抗原（TI-Ag）。医学上重要的抗原有：异种抗原、同种异型抗原、自身抗原、异嗜性抗原、肿瘤抗原等。

# 自 测 题

**一、选择题**

1. 下列哪种物质无免疫原性

  A. 抗体          B. 补体

  C. 异嗜性抗原      D. 十抗原

  E. 细菌多糖

2. 抗原的特异性由下列哪一项决定

  A. 抗原的物理性状

  B. 抗原决定簇

  C. 抗原相对分子质量的大小

  D. 抗原内部结构的复杂性

  E. 半抗原与载体结合的程度

3. 存在于不同种属之间的共同抗原是

  A. 异种抗原       B. 同种异型抗原

  C. 自身抗原       D. 异嗜性抗原

  E. 肿瘤抗原

4. 同种器官移植排斥反应是由下列哪一种抗原引起

  A. 异种抗原       B. 同种异型抗原

  C. 自身抗原       D. 异嗜性抗原

  E. 肿瘤抗原

5. 动物来源的破伤风抗毒素对人体而言属于

  A. 抗体

  B. 半抗原

  C. 抗原

  D. 既是抗体，又是抗原

  E. 超抗原

6. 下列属于自身抗原的是

  A. ABO 血型抗原     B. 肺炎球菌荚膜多糖

  C. 破伤风类毒素      D. 眼晶体蛋白

  E. 类脂

**二、简答题**

1. 简述抗原的概念和基本特性。

2. 比较 TD-Ag 和 TI-Ag。

3. 列表比较医学上常见的抗原种类。

（侯桂荣）

## 第 3 节   免疫球蛋白和抗体

俗话说"工欲善其事，必先利其器"，大到一个国家，小到一座城池，要想牢不可破，必须有牢固的防御能力。当今时代，国家的防御除了有过强过硬的军队之外还需有高科技的防御网络和高科技产品，只有这样国家才能立于不败之地。同样，人体的强健也需要分工明确各司其职的防御系统和高精尖武器，抗体就是免疫系统的高科技产品，是保证人体健康的秘密武器。

### 一、抗体和免疫球蛋白的概念

**1. 抗体**（Ab） 是 B 淋巴细胞受抗原刺激后活化、增殖分化为浆细胞，由浆细胞合成和分泌的能与相应抗原发生特异性结合的球蛋白。其主要存在于血液和组织液中，也可见于分泌液及乳汁中。随着血清蛋白电泳技术的应用，发现抗体主要分布在 γ 球蛋白区，故抗体又被称为 γ 球蛋白（丙种球蛋白）。

**2. 免疫球蛋白**（Ig）　是指具有抗体活性或化学结构与抗体相似的球蛋白。

从概念上看，抗体是反映其生物活性的名称，而免疫球蛋白是结构和化学本质上的概念，故所有抗体都是免疫球蛋白，而免疫球蛋白不一定是抗体，如骨髓瘤、巨球蛋白血症患者血清中存在的免疫球蛋白，其化学结构与抗体相似，但无抗体活性，没有免疫功能。

在本章中提到的免疫球蛋白都是指具有抗体活性的免疫球蛋白，因此可以认为两者在此章中是同一概念。

考点：抗体和<br>免疫球蛋白<br>的概念免疫球蛋白可分为两型：存在于血液、组织液及外分泌液中的为分泌型 Ig(sIg)，存在于细胞膜上的为膜型 Ig(mIg)。

# 二、免疫球蛋白的结构及分类

## （一）基本结构

免疫球蛋白由两条相同的重链（H 链）和两条相同的轻链（L 链）通过二硫键连接，构成一个呈"Y"字形结构，这种结构称为单体，是免疫球蛋白的基本结构。

考点：免疫球<br>蛋白的基本<br>结构

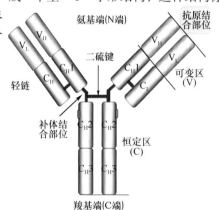

图 11-13　免疫球蛋白的基本结构

每条重链和轻链均可分为氨基（N）端和羧基（C）端。靠近氨基端重链的 1/4 和轻链的 1/2 区域为可变区（V 区），可变区内氨基酸的组成及排列顺序高度可变，能与种类繁多的抗原决定簇结合，故 V 区为抗原结合区。靠近羧基端重链的 3/4 和轻链的 1/2 区域内氨基酸的组成及排列顺序基本不变，称为恒定区（C 区）（图 11-13）。

## （二）免疫球蛋白的类型

根据重链 C 区氨基酸的组成及排列顺序的不同（免疫原性不同），可将 Ig 的重链分为 5 种：γ、α、μ、δ 和 ε，与他对应的免疫球蛋白分为 IgG、IgA、IgM、IgD、IgE。其中 IgG、IgE、IgD 为单体，IgM 为五聚体，IgA 分为单体和双体两种（图 11-14）。

## （三）免疫球蛋白的功能区

**1. 组成**　Ig 分子中大约每 110 个氨基酸残基通过链内二硫键连接成一个环肽，称为一个功能区。L 链有 $V_L$ 和 $C_L$ 两个功能区，不同类型 Ig 的 H 链均有 $V_H$ 功能区，但其 $C_H$ 功能区则因类型不同存在一些差异。IgG、IgA、IgD 含有 $C_H1$、$C_H2$、$C_H3$ 三个功能区，而 IgM、IgE 含有 $C_H1$、$C_H2$、$C_H3$、$C_H4$ 四个功能区。

**2. 各功能**　各功能区的功能：① $V_L$ 和 $V_H$ 是与抗原特异性结合的部位。② $C_L$ 和 $C_H1$ 上具有 Ig 部分同种异型遗传标志。③IgG 的 $C_H2$ 和 IgM 的 $C_H3$ 是补体结合位点。女性妊娠时，母体的 IgG 可借组 $C_H2$ 穿过胎盘。④IgG 的 $C_H3$ 和 IgE 的 $C_H4$ 有亲细胞活性，可与相应细胞表面的 $F_C$ 受体结合。

**3. 铰链区**　位于 $C_H1$ 和 $C_H2$ 之间，富含脯氨酸，易于伸展、弯曲，对木瓜蛋白酶和胃蛋白酶敏感。铰链区的灵活性有利于抗体与不同距离的表位结合，也易使补体结合位点暴露，有利于启动补体的活化。

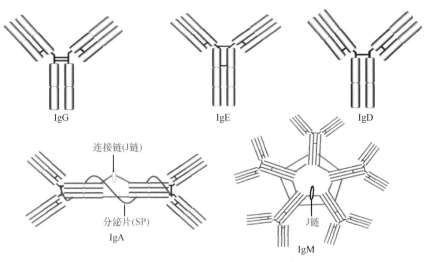

图 11-14 五类免疫球蛋白结构示意图

## （四）免疫球蛋白的水解片段

（1）木瓜蛋白酶能够在免疫球蛋白铰链区二硫键的近 N 端切断重链，将 IgG 分子裂解为三个片段，两个完全相同的 Fab 段和一个 Fc 段。①Fab 段：即抗原结合片段，只能结合一个抗原决定簇，不能形成可见的抗原抗体复合物。②Fc 段：即可结晶片段。Fc 段无抗原结合活性，但具有 $C_H2$ 和 $C_H3$（或 $C_H4$）功能区的其他功能。

（2）胃蛋白酶在铰链区二硫键近 C 端切断重链，将 IgG 裂解为一个 $F(ab')_2$ 和若干小分子多肽碎片即 pFc'。$F(ab')_2$ 功能与 Fab 段完全相同，但为二价，pFc' 无任何生物学活性。

对 Ig 水解片段的研究，不仅对阐明 Ig 的结构和生物学特性有重要理论意义，而且对制备免疫制品和医疗实验也具有实际意义，如破伤风抗毒素用胃蛋白酶降解后，可降低其引起过敏反应的能力，但对个别人仍可引起过敏反应（图 11-15）。

**考点：**Ig 的水解片段及功能

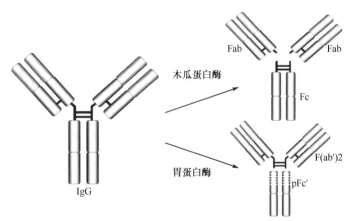

图 11-15 免疫球蛋白分子水解片段示意图

# 三、免疫球蛋白的生物学活性

## （一）特异性结合抗原

识别并特异性结合抗原是抗体分子的主要功能，但不能直接杀伤抗原。通过以下效应清除抗原：①抗毒素与细菌外毒素结合，使外毒素失去毒性（中和毒素）。②抗体与相应病毒结合，使病毒失去感染细胞的能力（中和病毒）。③分泌性IgA与细菌结合，阻止细菌黏附黏膜上皮细胞。

## （二）激活补体

抗体与相应抗原特异性结合后，可因其构象变化，暴露补体结合位点，通过经典途径激活补体，发挥补体溶解抗原靶细胞和溶解细菌的作用。补体的裂解片段也有多种生物学作用。

## （三）结合细胞上的 Fc 受体

免疫球蛋白可通过其Fc段与多种细胞表面的Fc受体结合，从而产生不同的生物学作用。

**1. 调理作用**　抗体IgG的Fc段可与中性粒细胞、吞噬细胞上的Fc受体结合，从而增强吞噬细胞的对抗原的吞噬作用。

**2. ADCC 作用**　IgG的Fab段与靶细胞膜上的抗原发生特异性结合后，Fc段与NK细胞膜上的Fc受体结合，促进NK细胞对抗原靶细胞的杀伤作用。

**3. 介导Ⅰ型超敏反应**　IgE的Fc段与肥大细胞、嗜碱粒细胞表面的Fc受体结合后，其Fab段与其相应结合，促使这些细胞合成并释放炎性介质，引起Ⅰ型超敏反应。

## （四）通过胎盘和黏膜

IgG是人类唯一能通过胎盘的抗体，借助Fc段主动从母体转移到胎儿体内，是一种自然被动免疫，对于新生儿抗感染具有重要意义。分泌型IgA与黏膜上皮细胞Fc受体结合，转运后被分泌至泪液、乳汁及呼吸道、消化道等腔道黏膜表面发挥黏膜局部抗感染作用（图11-16）。

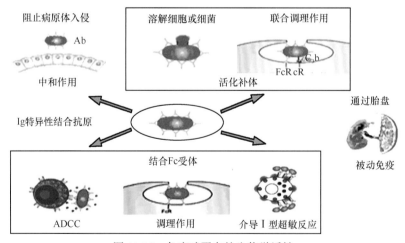

图 11-16　免疫球蛋白的生物学活性

# 四、五类免疫球蛋白的特征与功能

**1. IgG**　主要由脾和淋巴结中的浆细胞合成，为单体，占血清Ig总量的75%～80%，含量最多，半衰期最长（16～24天），是抗感染的主要抗体。婴儿出生后3个月开始合成，3～5岁接近成人水平。IgG能激活补体，也可通过胎盘，发挥调理作用、ADCC作用等。

**2. IgM**　是免疫应答过程中最早出现的抗体分子，也是相对分子质量最大的Ig，故又称巨球蛋白，占血清免疫球蛋白总量的 5% ～ 10%，单体 IgM 以膜结合型表达在 B 细胞表面，是成熟 B 细胞的标志，血清中为五聚体形式存在。IgM 不易通过血管壁，体内半衰期为 5 天。

**3. IgA**　分为血清型和分泌型两种。血清型 IgA 为单体，占血清免疫球蛋白总量的 10% ～ 25%，半衰期为 6 天。在血清中具有抗感染作用。分泌型 IgA(SIgA) 主要以二聚体形式存在于初乳、唾液、泪液、胃肠液、呼吸道及泌尿生殖道等外分泌液中，是黏膜局部抗感染的重要组成部分。新生儿出生后 4 ～ 6 个月开始合成 IgA，但婴儿可从初乳中获得 SIgA，对其抵御呼吸道和消化道感染起到了很重要的作用，这是临床提倡母乳喂养的原因之一。

**4. IgD**　在血清中含量很低，占免疫球蛋白总量的 0.3%，以单体形式存在。血清中 IgD 的功能尚不清楚。膜型 IgD(mIgD) 是 B 细胞抗原识别受体 (BCR) 的主要成分，同时也可作为 B 细胞发育成熟的标志。

**5. IgE**　是正常人血清中含量最少的免疫球蛋白，血清浓度极低。在个体发育过程中合成较晚，单体形式。IgE 是一种亲细胞抗体，通过其 $F_c$ 段与肥大细胞或嗜碱粒细胞表面的 IgE $F_c$ 受体结合，与 I 型超敏反应有关、与抗寄生虫感染免疫密切相关。

*考点：五类免疫球蛋白的特点*

 **链接**

### 单克隆抗体

由一个 B 细胞分化增殖的子代浆细胞克隆合成的抗体，即由 B 细胞杂交瘤产生的只针对单一抗原决定簇的单一抗体，称为单克隆抗体 (McAb)。McAb 的制备技术是用人工方法将产生抗体的 B 细胞与骨髓瘤细胞融合，成为 B 细胞杂交瘤。这种杂交瘤细胞既有肿瘤细胞能大量无限繁殖的特性，又有 B 细胞合成分泌特异性抗体的功能。这种细胞在体外培养，即可获得大量的单克隆抗体。McAb 具有纯度高、特异性强、效价高、少或无血清交叉反应、可大量生产且稳定性好等特点。目前 McAb 已在医学及生物学各个领域广泛应用。

---

 **小结**

抗体 (Ab) 是由 B 细胞接受抗原刺激后增殖分化为浆细胞所产生的、具有多种生物学作用的、介导体液免疫的重要效应分子。抗体由两条重链和两条轻链借二硫键链接而成，可分为可变区、恒定区和铰链区。抗体的功能与其结构相关。识别并与抗原特异性结合在 V 区，C 区则通过激活补体、结合 Fc 受体、发挥调理吞噬和 ADCC 作用，还参与机体的超敏反应。

 **自 测 题**

## 一、选择题

1. 下列分泌液中不含 SIgA 的是

   A. 初乳　　　　　　　　B. 唾液

   C. 汗液　　　　　　　　D. 肠道分泌液

   E. 支气管黏液

2. 血清中含量最高的 Ig 是

   A. IgA　　　　　　　　B. IgG

   C. IgM　　　　　　　　D. IgD

   E. IgE

3. 与抗原结合后激活补体能力最强的 Ig 是

   A. IgM　　　　　　　　B. IgA

   C. IgG　　　　　　　　D. IgD

   E. IgE

4. 能通过胎盘的 Ig 是

| | |
|---|---|
| A. IgA | B. IgD |
| C. IgM | D. IgE |
| E. IgG | |

| | |
|---|---|
| A. IgG | B. IgM |
| C. IgE | D. IgA |
| E. IgD | |

5. 脐血中哪类 Ig 增高提示胎儿有宫内感染

| | |
|---|---|
| A. IgA | B. IgM |
| C. IgG | D. IgD |
| E. IgE | |

6. 结合肥大细胞和嗜碱粒细胞表面的 Ig 是

**二、简答题**

1. 简述免疫球蛋白的基本结构。

2. 简述抗体的生物学活性。

3. 简述五类免疫球蛋白的特征及功能。

（尹培兰）

## 第4节　免疫应答

　　免疫系统对进入机体的病原生物等抗原物质，会产生一系列识别、清除、排斥抗原的反应过程，称为免疫应答。这是一个由免疫器官、免疫细胞和免疫分子共同参与的复杂生理过程。识别、排除非己抗原物质，维持机体的生理平衡，是免疫应答最重要的生物学意义。但是在某些情况下，免疫应答也可造成机体的病理损伤。

## 一、免疫应答概述

### （一）免疫应答的概念

　　免疫应答是机体受抗原刺激后，免疫细胞对抗原产生的一系列免疫反应的总称，实际上就是机体免疫系统识别和清除抗原性异物的反应过程。其生物学意义是及时清除体内抗原性异物，维持内环境稳定，但也可能造成机体损伤。免疫应答发生的部位或场所主要在淋巴结、脾等外周免疫器官。

### （二）免疫应答的类型

**考点：免疫应答的概念和类型**

　　免疫应答按照免疫应答发生时与抗原接触次数分为初次应答和再次应答；按照发生免疫反应的结果可分为正免疫应答和副免疫应答；按照免疫反应对机体的损伤程度分为正常免疫应答和超敏反应；按照免疫应答作用的方式，免疫应答分为固有免疫应答和适应性免疫应答两大类；按照参与的细胞类型及效应，适应性免疫应答又可分为：B 淋巴细胞介导的体液免疫应答和 T 淋巴细胞介导的细胞免疫应答。

### （三）免疫应答的调节

　　免疫系统具有感知自身应答的强度并实施调节的能力。这是免疫系统在识别抗原、启动应答和产生记忆之外的另一项重要功能。机体免疫系统在抗原物质侵入机体后，启动固有免疫，如果不能清除该抗原，则启动适应性免疫。其主要的调节机制包括：①抗原自身衰变的调节；②基因水平的调节；③分子水平的调节；④机体整体水平的调节。机体通过复杂的机制调节免疫应答，将其控制在适当的强度，以维持正常的免疫功能，并避免或减少免疫应答产物对正常组织细胞带来的损伤。

## 二、固有免疫

### （一）固有免疫的概念和特点

　　固有免疫是指机体固有免疫细胞和分子在识别抗原性异物后，迅速活化，产生固有免疫效应的过程，又称非特异性免疫。这是生物体在种系发育和进化过程中逐渐形成的天然防御功能，其特点是：①生来就有，受遗传控制，可稳定传给下一代；②没有明显个体差异；③无特异性，对所有抗原性异物均有一定的免疫作用。

考点：固有免疫的概念和特点

## （二）固有免疫系统的组成

固有免疫系统由组织屏障、固有免疫细胞和固有免疫分子组成。

### 1. 组织屏障及其作用

（1）皮肤与黏膜屏障：皮肤黏膜及其附属成分所组成的物理、化学和微生物屏障是机体阻挡和抵御外来病原体入侵的第一道防线。

1）机械性阻挡与排除作用：完整的皮肤与黏膜可阻挡病原体的侵入；黏液的冲刷、黏膜上皮细胞纤毛的定向摆动及肠蠕动等可加快机体排除病原体。

2）分泌杀菌物质：皮肤汗腺分泌的乳酸、皮脂腺分泌的脂肪酸、胃黏膜分泌的胃酸、唾液腺和泪腺分泌的溶菌酶等，都有一定的抑菌和杀菌作用。

3）正常菌群的拮抗作用：正常皮肤、黏膜表面存在着正常菌群，能构成生物屏障阻止外来细菌进入，还可通过竞争营养物质以产生细菌素等物质，阻止病原菌的定居与生长。

（2）血 - 脑屏障：由软脑膜、脉络丛毛细血管壁和毛细血管壁外覆盖的星形胶质细胞所组成。其作用是阻挡血液中的有害物质进入脑组织及脑脊液，从而保护中枢神经系统。婴幼儿的血脑屏障发育尚不成熟，故易发生脑炎和脑膜炎等中枢神经系统感染（图 11-17）。

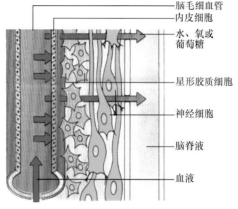

图 11-17　血 - 脑屏障的组成

（3）胎盘屏障：由母体子宫内膜的基蜕膜和胎盘绒毛膜滋养层细胞共同构成。此屏障不妨碍母子间营养物质交换，但可防止母体内病原体和有害物质进入胎儿体内，对胎儿起保护作用。妊娠早期（3 个月内）胎盘屏障发育尚未完善，孕妇若感染风疹病毒和巨细胞病毒等，可导致胎儿畸形或流产。

考点：人体的三大屏障及其主要作用

### 案例 11-1

#### 风疹病毒感染与新生儿畸形

患者，27 岁，女。在妊娠五周时全身出现粟粒大小红色丘疹，伴耳后淋巴结肿大，检测风疹病毒抗体 IgM 效价增高，初步诊断为风疹。后来此孕妇入院分娩，足月顺产，新生儿体检发现患有先天性心脏病。结合产妇孕期病史，分析此病例。

**问题：** 1. 这个新生儿发生先天性心脏病最可能的原因是什么？

2. 胎儿感染最容易发生在妊娠哪一时期？

### 2. 固有免疫细胞　主要包括：单核 / 巨噬细胞、中性粒细胞、树突状细胞、NK 细胞、嗜酸和嗜碱粒细胞等。它们分别发挥不同的作用，本部分主要介绍吞噬细胞。

（1）吞噬细胞的种类：吞噬细胞分为两大类：一类是小吞噬细胞，主要是血液中的中性粒细胞；另一类是大吞噬细胞，包括血液中的单核细胞和组织中的巨噬细胞。其作用包括：

①杀伤清除病原体；②杀伤胞内寄生菌和肿瘤等靶细胞；③参与炎症反应；④加工提呈抗原启动适应性免疫应答；⑤免疫调节作用。

当病原体突破皮肤和黏膜屏障进入组织后，首先被血管中逸出的小吞噬细胞吞噬杀灭，少数未被吞噬杀灭的病原体由淋巴结、血液、组织器官中大吞噬细胞吞噬杀灭。

(2) 吞噬过程：一般分为三个阶段。

1) 接触病原体：吞噬细胞与病原体的接触可以是偶然相遇，也可以是在趋化因子的作用下，向病原体侵入部位定向迁移，通过细胞膜表面受体识别病原体并与之结合。

2) 吞入病原体：有两种方式，对于细菌等大分子物质，吞噬细胞伸出伪足将病原体包围并摄入细胞内，形成吞噬体；对病毒等小分子物质，吞噬细胞膜内陷直接将其吞入细胞质中，形成吞饮体。

3) 杀灭病原体：吞噬细胞内溶酶体与吞噬体融合形成吞噬溶酶体，溶酶体内的酶可杀死病原体，然后进一步消化分解，最后将不能消化的残渣排出细胞（图 11-18）。

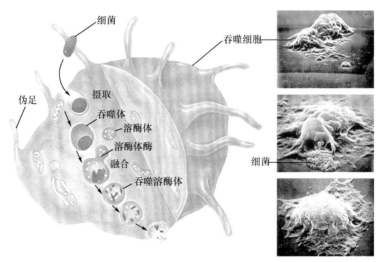

图 11-18　吞噬细胞吞噬和杀菌过程

考点：吞噬细胞的吞噬过程和吞噬结果

(3) 吞噬结果：一般有两种结果。①完全吞噬：病原菌被吞噬后可完全被杀死消化。②不完全吞噬：部分细菌（结核杆菌、麻风杆菌等）被吞噬后不能被杀死，反而在细胞内生长繁殖，并可随吞噬细胞游走，扩散到全身。

**3. 固有免疫分子**　主要包括补体系统、细胞因子、溶菌酶、乙型溶素、干扰素和具有抗菌作用的酶类物质。

(1) 补体（C）：是存在于人和动物血清中的一组与免疫有关的具有酶活性的球蛋白，由 30 余种成分组成，故称为补体系统。补体的性质不稳定，对许多理化因素敏感。其不耐热，新鲜血液 56℃ 30 分钟后补体大部分失活（灭活）。

1) 补体的组成：按生物学功能分三大类。①固有成分。主要参与补体的激活反应过程，包括 C1 ～ C9 及 D、B、P 因子等，其中 C1 包括 3 个亚单位即 C1q、C1r 和 C1s。②补体调节蛋白，参与补体激活的调控，包括备解素、I 因子、H 因子等。③补体受体，包括 CR1 ～ CR5、C3aR、C4aR、CaR 等。

2) 补体的激活：在生理情况下，补体以无活性的酶原形式存在，在某些激活物质的作用下，各补体成分按一定顺序，以连锁酶促反应方式依次活化，激活后的片段或聚合物表现出各种生物学效应。

补体激活的途径有三条：①经典途径，是指以抗原抗体复合物为主要刺激物，使补体固有成分以 C1、C4、C2、C3、C5 ～ C9 顺序发生酶促连锁反应的补体活化途径。②旁路途径，是指不经 C1、C4、C2 活化，而是在 B 因子、D 因子和 P 因子参与下，直接由 C3b 与激活物结合启动补体酶促连锁反应的补体活化途径。③ MBL 途径。在感染早期，体内分泌甘露聚糖结合凝集素（MBL）和 C 反应蛋白。由 MBL 与细菌表面的甘露糖残基结合启动的补体活化途径为 MBL 途径（图 11-19）。

这三条途径起点不同但相互交叉，并最终形成 MAC，即膜攻击复合物，造成细胞溶解死亡。三条激活途径的比较见表 11-4。

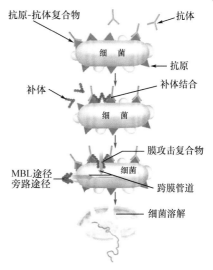

图 11-19  补体激活三条途径示意图

表 11-4  补体三条激活途径比较表

|  | 经典途径 | 旁路途径 | MBL 途径 |
|---|---|---|---|
| 激活物 | 抗原抗体复合物 | 脂多糖、凝聚的 IgA | 酵母多糖、病原体表面甘露糖、半乳糖 |
| 补体成分 | C1 ～ C9 | C3、C5 ～ C9、B、D、P 因子 | C2 ～ C9 |
| 作用 | 在特异性体液免疫应答的效应阶段发挥作用 | 参与固有免疫，在感染早期发挥作用 | 参与固有免疫，在感染早期发挥作用 |

考点：补体的概念、组分、激活途径和生物学作用

3) 补体的生物学作用：①溶菌、溶细胞作用：补体激活后在多种细胞表面形成膜攻击复合物（MAC），溶解靶细胞。②调理作用：补体的活性片段 C3b、C4b 一端与细菌及其他颗粒物质结合，另一端与带有相应受体的吞噬细胞结合，促进吞噬细胞的吞噬作用，称为补体的调理作用。③炎症介质作用：C3a、C5a 称为过敏毒素，可刺激肥大细胞、嗜碱粒细胞脱颗粒，释放组胺等活性介质，引起炎症反应。C4a 也有类似过敏毒素的作用。具有趋化作用的 C5a 可吸引中性粒细胞向反应部位聚集，加强对病原体的吞噬，同时增加炎症反应。④清除免疫复合物作用：C3b 与红细胞、血小板表面受体结合，使免疫复合物被黏附，促进免疫复合物被吞噬和清除。

(2) 溶菌酶：是体液、外分泌液和吞噬细胞溶酶体中的一种不耐热碱性蛋白质，能破坏 $G^+$ 菌细胞壁肽聚糖，导致细菌裂解死亡。$G^-$ 菌对溶菌酶不敏感，在特异性抗体和补体存在条件下也可被溶菌酶裂解破坏。

# 三、适应性免疫应答

## （一）概述

**1. 适应性免疫应答的概念与特点**  适应性免疫应答是指机体 T、B 淋巴细胞接受抗原性异物刺激后，自身活化、增殖、分化为效应细胞，产生适应性免疫效应的过程，又称特异性免疫或获得性免疫。其特点是：①后天获得，不能遗传；②有明显个体差异；③有特异性，只对接触过的病原体起作用；④有记忆性，再次接触相同抗原效果增强；⑤效应作

考点：适应性免疫的概念和特点

用具有放大性; ⑥MHC 限制性, 免疫细胞只有在双方 MHC 分子相同时, 免疫应答才能发生。

**2. 适应性免疫应答的基本过程** 通常分为三个阶段: 感应阶段、反应阶段和效应阶段, 实际上是一个不可分割的连续过程(图 11-20)。

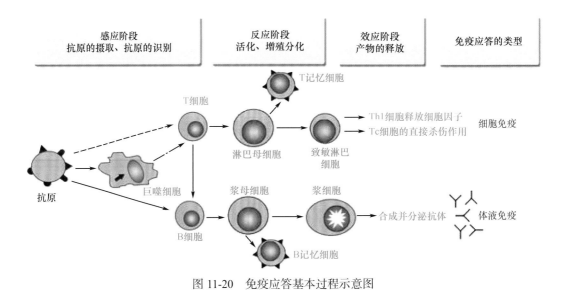

图 11-20 免疫应答基本过程示意图

(1) 感应阶段: 即抗原提呈与识别阶段, 是指抗原提呈细胞(APC)捕获、加工、处理、提呈抗原, 以及抗原特异性淋巴细胞(T、B 细胞)识别抗原阶段。

(2) 反应阶段: 即活化、增殖与分化阶段, 是指 T、B 细胞接受抗原刺激后, 在细胞因子参与下, 活化、增殖、分化为效应淋巴细胞的阶段。B 细胞识别结合抗原后, 活化、增殖、分化为浆细胞, 由浆细胞产生抗体; T 细胞识别结合抗原后, 活化、增殖、分化为效应性 T 细胞。在此阶段会有部分 T、B 细胞停止分化, 形成长寿的 T、B 记忆细胞。在间隔一定的时间后, 当记忆细胞再次遇到相同抗原时, 可迅速增殖分化为效应淋巴细胞, 发挥免疫效应, 称为回忆应答。

**考点: 适应性免疫应答的概念和基本过程**

(3) 效应阶段: 是免疫效应物质发挥免疫作用的阶段。浆细胞通过分泌抗体发挥体液免疫效应, 效应 T 细胞通过直接杀伤靶细胞及释放细胞因子的方式发挥细胞免疫效应。

**3. 适应性免疫应答的类型** 包括 T 细胞介导的细胞免疫应答和 B 细胞介导的体液免疫应答。

## (二)B 细胞介导的体液免疫应答

**1. 概念** 体液免疫应答是指 B 细胞在特异性抗原刺激下活化、增殖, 最终分化为浆细胞并分泌抗体, 由抗体发挥特异性免疫效应的过程。由于抗体存在于体液中, 故此过程称为体液免疫应答或体液免疫。

**2. 抗体产生的一般规律及意义**

(1) 初次应答: 抗原初次刺激机体产生抗体的免疫应答称为初次应答。特点: ①潜伏期长, 需要 1～2 周血清中才出现抗体; ②抗体含量少, 效价低; ③抗体在体内维持时间短;

④抗体与抗原的亲和力低，抗体以 IgM 为主。

（2）再次应答：相同抗原再次刺激机体产生抗体的免疫应答称为再次应答。特点：①潜伏期短（2～3 天），原因是抗原直接刺激在初次应答中形成的记忆细胞，所以反应迅速；②抗体含量多，效价高；③抗体在体内维持时间长；④抗体与抗原的亲和力高，抗体以 IgG 为主（图 11-21）。

**考点：** 抗体产生的一般规律及其意义

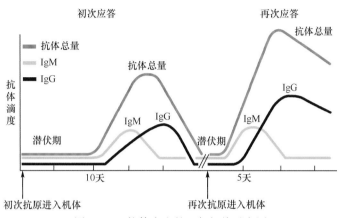

图 11-21　抗体产生的一般规律示意图

（3）抗体产生规律的意义：掌握抗体产生的一般规律，在医学实践中具有重要的指导作用。

1）指导预防接种：由于抗体产生需要一定的潜伏期，因此疫苗和类毒素的接种应安排在传染病流行季节之前进行；因再次应答免疫效果强于初次应答，同一疫苗或类毒素应接种 2 次或 2 次以上，以达到强化免疫的效果。

2）指导传染病的诊断：在免疫应答中，IgM 产生早、消失快，因此临床上检测特异性 IgM 可作为病原微生物早期感染的诊断依据。

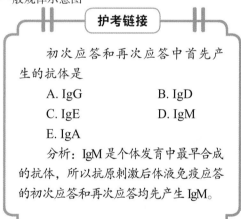

**护考链接**

初次应答和再次应答中首先产生的抗体是

A. IgG　　　　　　B. IgD

C. IgE　　　　　　D. IgM

E. IgA

分析：IgM 是个体发育中最早合成的抗体，所以抗原刺激后体液免疫应答的初次应答和再次应答均先产生 IgM。

3）指导传染病病情评估：多次间隔地检测传染病患者体内抗体含量变化，可及时了解病情进展并评估疾病转归。

**3. 体液免疫应答的生物学效应**　体液免疫应答的主要效应分子是特异性抗体，抗体一般不能进入细胞，因此体液免疫清除的抗原主要是细胞外游离或细胞表面的抗原。

（1）中和作用：细菌外毒素抗体（抗毒素）与外毒素特异结合后可中和外毒素的毒性（中和毒素）；抗病毒抗体与相应病毒结合后，可阻止病毒进入易感细胞，使病毒失去感染能力（中和病毒）。

（2）调理作用：病原微生物与相应抗体结合后，抗体的 Fc 段可与吞噬细胞表面的 Fc 受体结合，促进吞噬细胞吞噬病原生物，称为抗体的调理作用。

（3）激活补体：抗原抗体结合后，通过经典途径激活补体，发挥补体的溶菌和溶细胞作用。

（4）ADCC 作用：细胞抗原与相应抗体 IgG 结合后，IgG 的 Fc 段可与 NK 细胞表面的 Fc 受体结合，激活 NK 细胞，杀伤肿瘤细胞及病毒感染的靶细胞（图 11-8）。

（5）抑制病原体黏附：分布在呼吸道、消化道表面的 SIgA，能与细菌等病原体特异性结合，抑制病原体对黏膜的黏附与侵入，发挥局部抗感染作用。

（6）参与超敏反应：参与Ⅰ、Ⅱ、Ⅲ型超敏反应，引起机体免疫损伤。

**链接**

考点：体液免疫的概念和具体的生物学作用

### 乙肝疫苗为何需要注射 3 次

根据计划免疫的要求，我国目前乙肝疫苗按照 0、1、6 个月程序进行全程 3 次免疫接种，即出生 24 小时内注射第 1 次，1 个月及 6 个月后注射第 2、第 3 次。第 1 次接种后疫苗抗原刺激免疫系统产生初次应答，30% ～ 50% 的人会出现相应抗体，抗体以 IgM 为主，维持时间短，亲和力低；第 2 次接种，机体受到同种抗原的再次刺激产生再次应答，抗体迅速产生，量大且亲和力较强。第 3 次接种进入加强阶段，此时机体免疫活性细胞处于最佳状态，90% ～ 95% 的被接种者可出现抗体。通常 3 次全程注射后，机体可维持 3 ～ 5 年。

## （三）T 细胞介导的细胞免疫应答

**1. 概念**　细胞免疫应答简称细胞免疫，是指 T 细胞在抗原刺激下转化为效应 T 细胞，通过杀伤靶细胞和释放细胞因子，发挥特异性免疫效应的过程。细胞免疫清除的抗原主要是细胞内的抗原物质。

**2. 细胞免疫应答的效应机制**

（1）CD4$^+$ 效应 Th1 细胞介导的炎症反应：效应 Th1 细胞再次接受相同抗原刺激后，释放多种细胞因子，作用于不同细胞产生多种不同的生物学作用。通过细胞因子使局部组织产生以单核 / 巨噬细胞和淋巴细胞浸润为主的炎症反应或迟发型炎症反应，发挥细胞免疫效应。

（2）CD8$^+$ 效应 Tc 细胞介导的细胞毒作用：效应 Tc 细胞与靶细胞抗原再次接触后，可通过两种机制直接杀伤靶细胞。①"穿孔素"学说（谋杀机制）：Tc 细胞分泌穿孔素，击穿靶细胞形成透膜孔道，大量离子和水分可进入细胞造成细胞溶解；接着释放的颗粒酶进入靶细胞，激活与凋亡相关的酶系统，导致靶细胞凋亡。②凋亡学说（诱杀机制）：Tc 细胞表面的 FasL 可与靶细胞表面的 Fas 结合，传入凋亡信号，诱发一系列酶促反应，启动细胞"自杀"信号，导致细胞"凋亡"，即程序性死亡。

考点：细胞免疫应答的概念及 Th1 细胞、Tc 细胞的效应

在杀伤靶细胞过程中，效应 Tc 细胞不受损伤，可连续、高效、特异性地杀伤其他靶细胞（图 11-22、图 11-23）。

**3. 细胞免疫应答的生物学效应**

（1）抗细胞内感染作用：细胞免疫主要针对胞内寄生菌（如结核分枝杆菌、伤寒沙门菌等）、胞内病毒、真菌及某些寄生虫感染发挥作用。

（2）抗肿瘤作用：效应 Tc 细胞可直接杀伤带有相应抗原的肿瘤细胞，Th1 细胞在免疫过程中产生的某些细胞因子（如 TNF、IFN）可直接或间接杀伤肿瘤细胞，同时增强巨噬细胞和 NK 细胞的杀瘤作用。

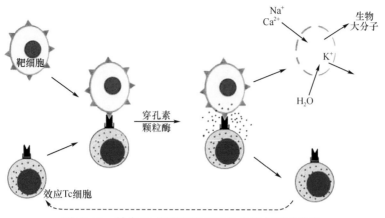

图 11-22　效应 Tc 细胞对靶细胞的杀伤作用示意图

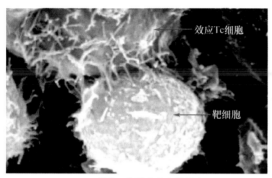

(a)效应Tc细胞与靶细胞结合

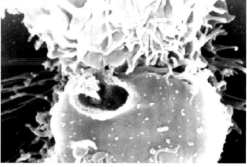

(b)靶细胞表面被打孔

图 11-23　效应 Tc 细胞对靶细胞的杀伤作用（电镜图）

（3）免疫损伤：细胞免疫亦可介导Ⅳ型超敏反应、移植排斥反应及参与某些自身免疫性疾病等。体液免疫与细胞免疫的比较见表 11-5。

**考点：** 细胞免疫应答具体的生物学效应

表 11-5　体液免疫应答与细胞免疫应答的比较

| 特性 | 体液免疫 | 细胞免疫 |
|---|---|---|
| 介导细胞 | B 细胞 | T 细胞 |
| 效应物质 | 抗体 | Th1 细胞、Tc 细胞、细胞因子 |
| 免疫作用 | 杀灭胞外病原体、中和毒素中和病毒 | 杀灭胞内病原体、寄生虫、肿瘤细胞 |
| 免疫损伤 | Ⅰ、Ⅱ、Ⅲ型超敏反应、自身免疫疾病 | Ⅳ型超敏反应、自身免疫疾病 |

## 四、固有免疫应答与适应性免疫应答的关系

固有免疫应答参与适应性免疫应答的全过程，并能影响适应性免疫应答的类型。生理条件下，固有免疫应答与适应性免疫应答相互依存，密切配合共同完成机体免疫防御、免疫监视和免疫自稳功能，产生对机体有益的免疫保护作用。其与适应性免疫应答的关系是：①启动适应性免疫应答；②调节适应性免疫应答的类型和强度；③协助效应性 T 细胞进入

感染或肿瘤发生部位；④协同效应性 T 细胞和抗体发挥免疫效应。

# 五、免疫耐受

## （一）免疫耐受的概念

免疫耐受是指机体免疫系统接受某种抗原刺激后产生的特异性无应答状态。它的特征是机体再次接触同一抗原不发生特异性的免疫应答但对其他抗原仍保持正常的免疫应答。诱导免疫耐受形成的抗原称耐受原。

免疫耐受和免疫抑制完全不同，免疫耐受是特异性的，只针对某种特定的抗原；而免疫抑制是非特异性的，对各种抗原的刺激均无应答性。

## （二）免疫耐受的形成

免疫耐受的形成主要是由抗原和机体两方面的因素决定的。

**1. 抗原方面**　小分子非聚合物容易形成免疫耐受。抗原经静脉注射最易引起免疫耐受，腹腔注射次之，皮下、肌肉注射最不易引起免疫耐受。

**2. 机体方面**　免疫耐受和机体免疫系统发育成熟程度有关，免疫系统越成熟，越不容易产生免疫耐受。胚胎期由于免疫系统发育不够成熟，所以最易产生免疫耐受，成年期则很难产生免疫耐受。长期使用免疫抑制剂容易使机体产生免疫耐受。

## （三）免疫耐受的医学意义

机体对自身抗原的耐受称为自身免疫耐受，它保证了免疫系统的稳定和正常生理功能的运行。自身免疫耐受破坏可导致自身免疫病。对于系统性红斑狼疮、类风湿关节炎等自身免疫性疾病，通过恢复对自身成分的免疫耐受是防治这类疾病的重要办法，机体对肿瘤细胞、病毒感染细胞产生免疫耐受则可导致肿瘤或病毒性疾病，终止这种免疫耐受是治疗肿瘤和某些病毒性疾病的有效途径。

**考点：免疫耐受与免疫抑制和免疫缺陷的区别，研究免疫耐受的医学意义**

在器官移植方面，建立有效的免疫耐受，是防止器官移植排斥反应，延长移植物存活时间的有力措施。此外，人工方法诱导 I 型超敏反应性疾病患者对变应原的耐受，可防治 I 型超敏反应疾病。

> ┃┃ **小结** ┃
>
> 免疫应答是机体受抗原刺激后，免疫细胞对抗原产生的一系列免疫反应的总称。其生物学意义是及时清除体内抗原性异物，维持内环境稳定，但也可能造成机体损伤。免疫应答分为固有免疫应答和适应性免疫应答，生理条件下，固有免疫应答与适应性免疫应答相互依存，密切配合共同完成机体免疫防御、免疫监视和免疫自稳功能，产生对机体有益的免疫保护作用。适应性免疫应答分为体液免疫和细胞免疫。如果抗原刺激后机体形成对该抗原的特异无应答状态，即为免疫耐受。

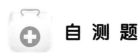

# 自 测 题

## 一、选择题

1. 机体抵抗病原体入侵的第一道防线是

    A. 血 - 脑屏障　　　　B. 皮肤黏膜屏障

    C. 胎盘屏障　　　　　D. 吞噬细胞

    E. 补体

2. 关于适应性免疫应答的特点，错误的是

A. 也称获得性免疫　　　B. 有特异性

C. 可遗传　　　D. 有免疫记忆

E. 后天获得

3. 产生抗体的细胞是

A. T 细胞　　　B. 浆细胞

C. 单核细胞　　　D. 巨噬细胞

E. NK 细胞

4. 再次应答中抗体迅速大量产生的主要原因是

A. 巨噬细胞吞噬抗原

B. T 淋巴细胞的抗原提呈作用

C. 树突状细胞的抗原提呈作用

D. 抗原直接刺激 B 记忆细胞活化增殖

E. 细胞因子的作用

5. 体液免疫初次应答的特点是

A. 以 IgG 为主

B. IgG 和 IgM 同时产生

C. 为低亲和力抗体

D. 抗体含量高

E. 抗体维持时间长

6. 抗体的免疫效应包括

A. 中和作用　　　B. 调理作用

C. 激活补体　　　D. ADCC 作用

E. 以上都是

7. 免疫耐受是指

A. 机体免疫系统发育不良

B. 免疫系统处于抑制状态

C. 免疫功能缺陷

D. 再次接触相同抗原发生应答

E. 某抗原刺激机体后，对该抗原特异性无应答状态

8. 能特异性杀伤靶细胞的是

A. Tc 细胞　　　B. Th1 细胞

C. 单核细胞　　　D. 巨噬细胞

E. NK 细胞

9. 发挥细胞免疫效应的物质主要是

A. 抗体　　　B. Th1 和 Tc 细胞

C. 补体　　　D. 干扰素

E. 溶菌酶

10. 下列不属于固有免疫的物质是

A. 补体　　　B. IgG

C. 中性粒细胞　　　D. 干扰素

E. 溶菌酶

**二、简答题**

1. 固有免疫系统的组成及其作用是什么？

2. 适应性免疫应答有哪些特点？

3. 列表比较固有免疫和适应性免疫应答的特点。

（尹培兰）

# 12

# 第12章  临床免疫

　　免疫是一把双刃剑，在正常情况下，机体的免疫系统能够识别、排斥抗原异物，维护自身的生理平衡与稳定，在机体内发挥免疫防御、免疫稳定与免疫监视作用，但在异常情况下，由于抗原异物和机体反应性的不同，常会发生异常的或病理性的免疫应答，从而导致超敏反应性疾病、免疫缺陷病、自身免疫性疾病和肿瘤。这些疾病常常发生在我们的生活中，我们该如何应对这些疾病？接下来，让我们共同认识常见的临床免疫疾病。

## 第1节  超敏反应

　　在丰富多彩的生活中，有的人接触到植物花粉会出现哮喘，有的人染发后头部皮肤出现皮疹或水疱，有的人不能注射青霉素，否则会出现过敏性休克等，这是为什么呢？是由于机体接触物质不同，个体的反应性不同，对这些物质的发生了异常的适应性免疫应答，导致超敏反应的发生。

　　超敏反应是指机体对某些抗原初次应答后，当再次接受相同抗原刺激时引起的以生理功能紊乱或组织细胞损伤为主的异常适应性免疫应答，又称变态反应。其实质是病理性的免疫应答。根据超敏反应发生机制和临床特点不同，将其分为Ⅰ、Ⅱ、Ⅲ和Ⅳ型。Ⅰ～Ⅲ型超敏反应是由B细胞介导、抗体参与的病理性体液免疫应答。Ⅳ型超敏反应是由T细胞介导、效应T细胞参与的病理性细胞免疫应答。

**考点：** 超敏反应的概念、类型

## 一、Ⅰ型超敏反应

　　Ⅰ型超敏反应是临床上最常见的一种超敏反应，又称速发型超敏反应或过敏反应，可以发生于局部或全身。其特点是：①反应快，消退也快，一般在再次接触相同抗原后几分钟至几十分钟发生，有的甚至几秒钟内就发生反应；②参与的抗体是IgE，补体不参与，效应细胞是肥大细胞和嗜碱粒细胞；③主要引起生理功能紊乱，一般不发生明显的组织细胞损伤；④具有明显的个体差异和遗传倾向。

**考点：** Ⅰ型超敏反应的特点

### （一）参与Ⅰ型超敏反应的物质

　　**1. 变应原**　引起Ⅰ型超敏反应的变应原主要有：如植物花粉、动物皮屑、尘螨、菌丝及孢子等吸入性变应原；蛋、鱼、虾、蟹、蘑菇等食物性变应原；青霉素、磺胺、普鲁卡因等药物性变应原及食品添加剂、防腐剂、保鲜剂等。

　　**2. 参与的抗体**　变应原进入机体，诱导机体产生特异性IgE抗体。

　　**3. 参与反应的细胞**　肥大细胞、嗜碱粒细胞、嗜酸粒细胞。

　　**4. 生物活性介质**　组胺、激肽原酶、前列腺素、白三烯等。

## （二）发生机制

Ⅰ型超敏反应的发生机制大致分为致敏阶段、发敏阶段（图 12-1）。

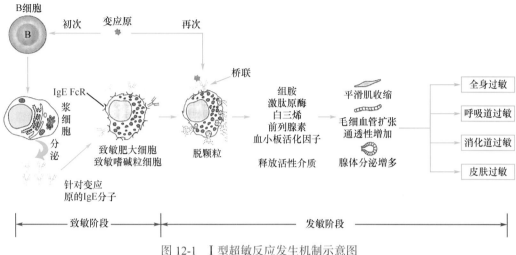

图 12-1　Ⅰ型超敏反应发生机制示意图

**1. 致敏阶段**　变应原通过不同的途径进入机体，刺激 B 细胞增殖分化为浆细胞，产生特异性 IgE 抗体。IgE 通过其 Fc 段与肥大细胞或嗜碱粒细胞表面的 IgE Fc 受体结合，使机体处于对该变应原的致敏状态。致敏状态可维持数月甚至更长，如长期不再接触相同变应原可逐渐消失。

**2. 发敏阶段**　当相同的变应原再次进入致敏机体，与结合在肥大细胞或嗜碱粒细胞表面的 IgE Fab 段特异性结合。只有变应原同时与 2 个或 2 个以上相邻 IgE 结合形成"桥联"，才能使致敏细胞活化。活化的致敏细胞脱颗粒释放生物活性介质。这些生物活性介质作用于效应器官，引起局部或全身病理变化，主要表现为：毛细血管扩张、通透性增加，呼吸道、胃肠道平滑肌、腺体分泌物增多等病理变化。从而在接触变应原数秒或数分钟或数小时后引起过敏反应的一系列临床症状。

## （三）临床常见疾病

**1. 过敏性休克**　是最严重的全身性Ⅰ型超敏反应性疾病。某些人经再次注射相同变应原后，在数秒至数分钟之内发生。患者出现头晕、胸闷、呼吸困难、血压下降、昏迷等症状，如不及时抢救，可很快死亡。引起过敏性休克的变应原多为一些药物和免疫血清。

（1）药物过敏性休克：青霉素引起的过敏性休克最为常见。青霉素本身并无免疫原性，但其降解物青霉噻唑醛酸和青霉烯酸等半抗原与组织中的蛋白质结合后成为完全抗原而具有免疫原性，进而刺激机体产生 IgE 抗体，使机体致敏。再次使用青霉素时可发生过敏性休克。青霉素在弱碱性环境中容易降解。因此，提高青霉素纯度和使用新鲜配制的青霉素制剂是预防青霉素过敏性休克的有效措施。值得注意的是，极少数人在初次使用青霉素时发生过敏性休克，可能和以前无意中接触过被青霉素污染的医疗器械，或吸入青霉菌孢子而使机体处于致敏状态有关。引起过敏性休克的药物主要有青霉素、头孢菌素、链霉素、普鲁卡因、有机碘等，尤其是青霉素引起的最多见。

**链接**

**你是过敏体质吗？**

　　容易发生过敏反应的人称为过敏体质者。过敏体质者可发生各种不同的过敏反应，并具有以下特征：①IgE血清中含量比正常人高1 000～10 000倍。②Th1和Th2细胞比例失调；Th2细胞比正常人占优势，分泌较多IL-4，诱导IgE合成增加。③缺乏消化酶，不能完全分解蛋白质，异种蛋白易进入体内致敏。缺乏SIgA，细菌易在肠黏膜引起炎症，异种蛋白易吸收致敏。④缺乏组胺酶，不能破坏过敏反应中释放出的组胺。此外体内自由基数量比非过敏人群高，与遗传因素关系密切，常有家族史。如果你容易发生过敏反应，查一查，是否为过敏体质，以便采取预防措施。

---

　　（2）血清过敏性休克：临床上在紧急预防和治疗细菌外毒素引起的疾病如破伤风时，给机体注射破伤风抗毒素，因其来源于马血清，有些人在再次使用时会发生过敏性休克。

　　**2. 呼吸道过敏反应**　　最常见的疾病是过敏性鼻炎和支气管哮喘。患者由于吸入一些花粉、尘螨、动物毛屑、真菌孢子、面粉等变应原而发作。

**考点：** Ⅰ型超敏反应的临床常见疾病

　　**3. 消化道过敏反应**　　少数人吃了鱼、虾、蟹、蛋、奶等食物后出现恶心、呕吐、腹痛、腹泻、荨麻疹等症状。

　　**4. 皮肤过敏反应**　　可因药物、食物、冷热刺激等引起，表现为荨麻疹、湿疹、血管神经性水肿，大多数有家族史。

### （四）防治原则

　　**1. 发现变应原并避免与之接触**　　详细询问过敏史、家族史，尽量避免接触变应原。临床上在使用易引起过敏反应的药物、生物制品之前必须做皮肤试验，皮试阳性者，禁忌使用。若必须使用，需人工脱敏。

　　**2. 脱敏治疗和减敏治疗**

　　（1）脱敏治疗：又称异种免疫血清脱敏疗法。使用异种动物免疫血清如破伤风抗毒素治疗破伤风病患者时，皮试阳性而又必须使用者，可采用小剂量、短间隔（20～30分钟）、多次注射抗毒素血清的方法脱敏治疗。其机制是小量注入的抗毒素与肥大细胞或嗜碱粒细胞上的IgE结合，释放少量介质，引起的症状轻微，同时也易被组织中相应的酶降解。多次注射后耗竭掉肥大细胞和嗜碱粒细胞上的IgE，机体短时间内脱离致敏状态，此时大剂量注入抗毒素血清不会发生超敏反应。但这种脱敏是暂时的，以后注射抗毒素血清，仍需做皮试。

　　（2）减敏治疗：又称特异性变应原脱敏疗法。对已查明而又难以避免接触的变应原如花粉、尘螨等，可采用小剂量、长时间（1周）、多次皮下注射相应变应原的方法减敏治疗。其机制是改变了变应原进入机体的途径，诱导机体产生大量的IgG，使之与变应原结合，从而降低肥大细胞和嗜碱粒细胞上的IgE与变应原的结合，阻止脱颗粒。这种IgG抗体又称为封闭抗体。

**考点：** Ⅰ型超敏反应的防治原则

　　舌下含服脱敏治疗，又称舌下特异性脱敏治疗。将诱发过敏的物质，如尘螨活性蛋白，制成不同浓度的脱敏液滴于舌下，从小剂量开始逐渐增加剂量到维持量，疗程2年，疗效维持多年甚至终身，可自己操作，安全性高。

　　**3. 药物防治**　　使用切断Ⅰ型超敏反应任何环节的药物，都可以阻止超敏反应的发生。常用抗过敏药物有肾上腺素、苯海拉明、氯苯那敏、葡萄糖酸钙等。

# 二、Ⅱ型超敏反应

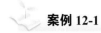 **案例 12-1**

### 这是医疗事故吗?

患者，男，30 岁。因施工意外导致腹部外伤、失血性休克而急诊入院。查血型：B 型。手术中输入相同 B 型全血 2000ml，术后 2 小时再次输入 B 型全血 400ml，输血后患者突然胸闷、呼吸困难、心跳加快、发绀、血压降低，经抢救无效死亡。术前曾询问病史：既往无输血史和过敏史。经诊断最后死亡为输血反应所致。核查发现第二次输血时值班护士马虎大意，错把 A 型血当 B 型血输入。

**问题**：1. 输血反应属于哪一型超敏反应，发生机制如何?

2. 如何避免类似情况再次发生?

Ⅱ型超敏反应又称细胞溶解型或细胞毒型超敏反应。其特点是：①参与抗体主要为 IgG 和 IgM；②有补体参与，参与效应细胞是吞噬细胞、NK 细胞；③引起以细胞溶解或组织损伤为主的病理反应；④损伤的靶细胞主要是血细胞或某些自身组织细胞。

**考点**：Ⅱ型超敏反应的特点

## （一）发生机制

**1. 靶细胞及其表面抗原**　Ⅱ型超敏反应攻击杀伤的靶细胞主要是血细胞和某些组织细胞。靶细胞表面常见抗原主要包括：①同种异型抗原：存在于组织细胞表面的固有抗原，如 ABO 血型抗原、Rh 抗原、HLA 抗原等。②修饰性自身抗原：因受到微生物感染、某些药物或理化因素等作用，导致自身细胞或组织结构发生改变形成的新抗原。③异嗜性抗原：如链球菌细胞壁的成分与心脏瓣膜、关节组织及肾小球基膜之间的共同抗原。④外来抗原、半抗原及免疫复合物：如某些化学制剂、药物等抗原或抗原 - 抗体复合物可吸附在自身组织细胞的表面。

**2. 靶细胞损伤机制**　当靶细胞表面的抗原与相应的 IgG 和 IgM 结合后，主要通过以下途径损伤靶细胞（图 12-2）：①激活补体系统，形成膜攻击复合物引起靶细胞溶解。②激活吞噬细胞，发挥调理吞噬作用，吞噬靶细胞。③激活 NK 细胞，通过 ADCC 作用，杀伤靶细胞。④抗细胞表面受体的自身抗体与细胞表面相应的受体结合，可导致靶细胞功能亢进或功能低下，但无炎症现象和细胞损伤。

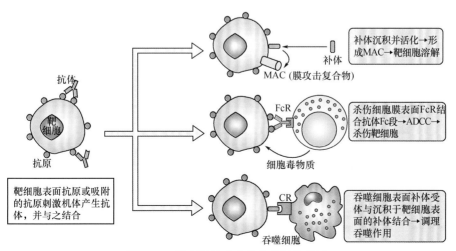

图 12-2　Ⅱ型超敏反应发生机制示意图

## （二）临床常见疾病

**1. 输血反应** 多发生于 ABO 血型不符的输血。因人类血清中存在天然 ABO 血型抗体，供血者红细胞表面血型抗原与受血者血型抗体结合，激活补体，导致红细胞溶解，出现溶血、血红蛋白尿等现象。

**2. 新生儿溶血症** 多发生于 Rh 血型系统。母亲是 $Rh^-$ 妊娠胎儿为 $Rh^+$，分娩时，胎儿血进入母体内，母体产生抗 Rh 的 IgG 抗体。当母亲再次再次妊娠时，胎儿仍为 $Rh^+$ 时，抗 Rh 抗体通过胎盘进入胎儿体内，并与胎儿 $Rh^+$ 红细胞结合，导致胎儿红细胞溶解，引起新生儿溶血症，严重者可引起流产或死胎。

母胎之间 ABO 血型不符也可引起新生儿溶血症，但症状较轻。多见于母亲血型是 O 型，胎儿血型是 A 型或 B 型。

**3. 药物过敏性血细胞减少症** 临床主要有药物过敏性溶血性贫血、粒细胞减少症和血小板减少性紫癜。

1）半抗原型：青霉素等半抗原进入机体与血细胞膜蛋白结合形成完全抗原，刺激机体产生针对药物的特异性抗体，该抗体与结合药物的血细胞作用，通过补体、吞噬细胞和 NK 细胞作用引起相应血细胞溶解破坏。

2）免疫复合物型：某些药物如磺胺、安替比林等半抗原，与血浆蛋白结合形成完全抗原，刺激机体产生相应抗体，当再次使用相同药物时，抗体与相应药物结合形成免疫复合物，吸附到红细胞、粒细胞、血小板等细胞表面，引起相应血细胞受损。

**考点：Ⅱ型超敏反应临床常见疾病**

**4. 甲状腺功能亢进**（Graves 病） 简称甲亢，属于自身免疫性抗受体病，是一种特殊的Ⅱ型超敏反应，即抗体刺激型超敏反应。患者体内可产生针对甲状腺细胞表面的促甲状腺素（TSH）受体的自身抗体（IgG），此抗体与甲状腺细胞表面促甲状腺素受体结合，不引起甲状腺细胞损伤，而是持续刺激甲状腺分泌大量甲状腺素，引起甲状腺功能亢进。

# 三、Ⅲ型超敏反应

### 案例 12-2

#### 他为什么有水肿和蛋白尿？

患者，男，16 岁。主诉乏力、水肿、腰痛 1 周。3 周前曾患扁桃体炎。查体：眼睑及颜面部水肿。化验：尿中可见大量红细胞、白细胞，蛋白（+++），管型（++）。血中循环免疫复合物测定强阳性，补体 CH50 和 C3 水平明显下降。诊断为急性肾小球肾炎。

**问题**：1. 所患疾病与 3 周前扁桃体炎病史有无关系？

2. 血中循环免疫复合物测定强阳性说明什么？

3. 如何解释此病的发病机制？

Ⅲ型超敏反应又称免疫复合物型或血管炎型超敏反应。其特点是：①参与的抗体是 IgG、IgM 和 IgA。②由可溶性抗原与血液中相应抗体结合形成中等大小的可溶性免疫复合物（immune complex，IC）沉积血管基膜引起。③激活补体，参与效应细胞是中性粒细胞、血小板、嗜碱粒细胞等。④引起以充血水肿、局部坏死和中性粒细胞浸润为主要特征的炎症反应和组织损伤。

**考点：Ⅲ型超敏反应的特点**

## （一）发生机制

**1. 中等大小可溶性免疫复合物的形成与沉积** 血液循环中可溶性抗原刺激机体产生 IgG、IgM 和 IgA，相同抗原与血清中相应抗体结合形成可溶性免疫复合物。如果抗原与相应抗体的比例合适，形成大分子复合物，易被单核 / 巨噬细胞吞噬清除；如果抗原（或相应的抗体）的量过剩，可形成小分子复合物，易通过肾小球随尿排出体外；只有抗原与相应抗体的量在一定比例时形成的中等大小复合物，不易被有效清除，随着血液长期在体内循环，当经过一些毛细血管迂回曲折，血流缓慢的部位如肾小球、关节滑膜、心肌等，当血管壁通透性增强时，可沉积于毛细血管基膜上。

**2. 免疫复合物沉积后引起的组织损伤** 在Ⅲ型超敏反应中，抗原抗体复合物激活补体系统，导致中性粒细胞浸润并释放溶酶体酶，是引起炎症反应和组织损伤的主要原因。循环中的免疫复合物沉积在局部通过以下方式引起免疫损伤（图 12-3）。

（1）补体的作用：沉积的 IC 通过经典途径激活补体系统，产生裂解片段 C3a、C5a 等，C3a、C5a 具有过敏毒素作用，能刺激肥大细胞和嗜碱粒细胞释放组胺等生物活性介质，使局部毛细血管通透性增加，导致渗出性炎症反应，出现水肿；还能促进 IC 沉积，并使中性粒细胞在 IC 沉积部位聚集，加重组织损伤。

（2）中性粒细胞的作用：聚集的中性粒细胞在吞噬沉积 IC 的过程中，释放多种溶酶体酶，导致沉积部位出现血管炎症和周围组织损伤。

（3）血小板的作用：IC、C3b 及肥大细胞和嗜碱粒细胞活化释放的 PAF，可使血小板集聚、活化，释放血管活性胺类物质，加重组织水肿；并激活凝血系统形成微血栓，引起局部组织缺血、出血、坏死。

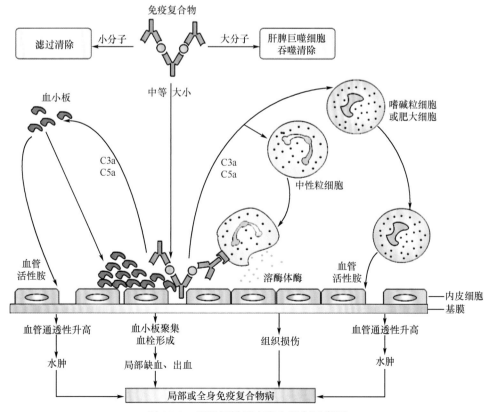

图 12-3　Ⅲ型超敏反应发生机制示意图

## （二）临床常见疾病

**1. 局部免疫复合物病** 机体的局部组织反复受到同一种抗原刺激，抗原将会与体内产生的相应抗体结合形成免疫复合物，在抗原入侵局部引起Ⅲ型局部超敏反应，又称Arthus反应，临床上见于胰岛素依赖型糖尿病患者。局部反复注射胰岛素后可刺激机体产生相应IgG类抗体，若再次注射胰岛素，在注射局部可出现红肿、出血和坏死等局部炎症反应。

**2. 全身免疫复合物病**

（1）血清病：通常发生于机体初次大剂量注射抗毒素（异种动物免疫血清）后1～2周发生，患者出现发热、皮疹、关节疼痛、淋巴结肿大和一过性蛋白尿等临床表现。这是因为患者体内产生的针对抗毒素的抗体与大量尚未完全排除的抗毒素结合形成中等大小的IC沉积所致。血清病具有自限性，一旦停止使用抗毒素，症状可自行消失。临床上有时应用大剂量青霉素、磺胺等药物，也可通过相似的机制引起类似血清病样反应，称为药物热。

（2）链球菌感染后肾小球肾炎（免疫复合物型肾炎）：一般发生于乙型溶血性链球菌感染2～3周，80%以上的肾炎属Ⅲ型超敏反应。由于体内产生的抗链球菌抗体与链球菌可溶性抗原结合形成中等大小IC沉积肾小球基膜，损伤局部组织，引起肾小球肾炎。免疫复合物型肾炎也可在其他病原微生物如葡萄球菌、肺炎链球菌、乙型肝炎病毒、疟原虫感染后及注入异种血清、某些药物或自身抗原等因素发生。

（3）类风湿关节炎（RA）：是一种自身免疫性疾病，病因尚未查明，可能与病毒或支原体持续感染有关。目前认为，上述病原体或其代谢产物能使患者体内IgG分子发生变性，从而刺激机体产生抗自身变性IgG的自身抗体（主要为IgM），临床上称类风湿因子（rheumatoid factor，RF）。类风湿因子与自身变性IgG结合形成中等大小可溶性IC，并反复沉积在小关节滑膜引起类风湿关节炎。

（4）系统性红斑狼疮（SLE）：是一种自身免疫性疾病，好发于女性，病原尚不清楚。患者体内出现多种自身抗体，如抗核抗体、抗线粒体抗体等，自身抗体与自身相应成分结合形成IC沉积于肾小球、关节、皮肤等全身多处血管基膜，导致组织损伤，表现全身多器官病理损伤。

考点：Ⅲ型超敏反应的临床常见疾病

# 四、Ⅳ型超敏反应

**案例 12-3**

### 面膜美容？还是毁容？

患者，女，30岁。因面部红肿、皮疹伴有水疱2天来医院就诊。询问接触物，20天前在美容店贴敷面膜美容，每周3次，每次20分钟。检查：面部病变范围与面膜大小一致。实验室检查证实患者对面膜内一种化学物质对羟基苯甲酯（尼泊金酯）过敏。诊断：接触性皮炎。

分析：为了防止微生物的繁殖及代谢产物产生，延长面膜的保质期，在面膜内加入对羟基苯甲酯作为防腐剂，但羟基苯甲酯对人有致敏作用，尤其是对过敏体质和敏感性皮肤的人，较长时间应用会引起接触性皮炎。2011年7月15日中国香港消费者委员会公布30种流行面膜测试结果，17种含有对羟基苯甲酯或超标，包括某些知名品牌。

Ⅳ型超敏反应又称迟发型超敏反应，其特点是：①由T细胞介导，无抗体和补体参与。②反应发生缓慢，通常在机体再次接触相同变应原后24～72小时发生。③病变发生在局部，以单核细胞、淋巴细胞浸润和组织损伤为主要特征的炎症反应。④除接触性皮炎外，一般无个体差异。

考点：Ⅳ型超敏反应的特点

**（一）发生机制**

**1. T 细胞致敏阶段**　引起Ⅳ型超敏反应的抗原主要是病原体和一些化学物质，如胞内寄生菌、病毒、真菌、寄生虫、油漆、化妆品、药物（青霉素、磺胺类）等。这些抗原进入机体，经抗原提呈细胞（APC）加工处理后，分别提呈给 CD4+ T 细胞和 CD8+ T 细胞，使之活化、增殖、分化成为效应 CD4+ Th1 细胞和效应 CD8+ Tc 细胞，即致敏 T 细胞。

**2. 致敏 T 细胞的效应阶段**

（1）Th1 细胞的作用：效应 Th1 细胞再次与相应抗原接触时释放 IL-2、IFN-γ、TNF-β等细胞因子，在抗原存在部位形成以单核细胞、淋巴细胞浸润和组织损伤为主要特征的炎性反应。

（2）效应 Tc 细胞的作用：效应 Tc 细胞与靶细胞表面抗原结合后，通过释放穿孔素、颗粒酶和 FasL/Fas 这两条途径导致靶细胞的溶解与凋亡。

Ⅳ型超敏反应和细胞免疫机制基本相同并常相伴随发生，在整个反应过程中对机体造成损伤的反应为Ⅳ型超敏反应，对机体产生保护性作用的反应为细胞免疫（图 12-4）。

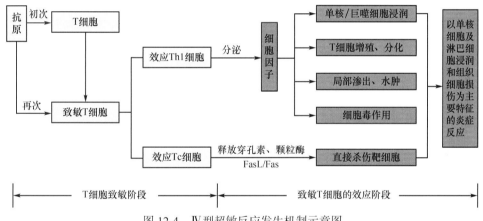

图 12-4　Ⅳ型超敏反应发生机制示意图

**（二）临床常见疾病**

**1. 感染性迟发型超敏反应**　胞内寄生菌、病毒、某些真菌、原虫的感染可引起 T 细胞介导的Ⅳ型超敏反应，因为是在传染过程中发生的，因此又称为传染性迟发型超敏反应。肺部再次感染结核分枝杆菌形成的病灶范围比初次感染形成的要局限，这是细胞免疫的保护作用，而局部组织短时间内存在的坏死、液化甚至空洞，则是Ⅳ型超敏反应损伤的结果。

**2. 接触性皮炎**　是一种皮肤局部Ⅳ型超敏反应。因某些人皮肤接触小分子半抗原物质如染料、某些药物（磺胺或青霉素等）、农药、化妆品、油漆等引起。这些物质与皮肤角质蛋白结合形成完全抗原，从而刺激机体产生相应的效应 T 细胞；当机体再次接触相同变应原可发生接触性皮炎，患者局部皮肤出现红肿、皮疹、水疱，甚至出现剥脱性皮炎。

**3. 其他疾病**　胰腺、甲状腺、脑脊髓等器官在某些情况下，可成为自身抗原，引起Ⅳ型超敏反应，导致器官受损，引起 1 型糖尿病、慢性甲状腺炎、变应性脑脊髓炎。

考点：Ⅳ型超敏反应的临床常见疾病

超敏反应的发生很复杂，临床上某些超敏反应性疾病往往不是单一型，常为混合型，而且以某一型为主，如链球菌感染后肾小球肾炎多为Ⅲ型，也可由Ⅱ型引起。同一变应原在不同条件下可引起不同类型的超敏反应，如青霉素引起过敏性休克属于Ⅰ型超敏反应，引起溶血性贫血属于Ⅱ型超敏反应，引起的药物热属于Ⅲ型超敏反应，青霉素油膏局部应用引起接触性皮炎属于Ⅳ型超敏反应。因此在临床实际中应针对不同超敏反应性疾病，进行具体分析。

<h2>第 2 节　免疫缺陷病</h2>

<h3>一、概　　念</h3>

免疫缺陷病（IDD）是免疫系统因先天发育不全或后天损伤而导致的免疫成分缺失、免疫功能障碍所引起的临床综合征。

免疫缺陷病按发病原因不同分为原发性（先天性）免疫缺陷病和继发性（获得性）免疫缺陷病；按主要累及的免疫成分不同又可分为体液免疫（B 细胞）缺陷、细胞免疫（T 细胞）缺陷、联合性免疫缺陷、吞噬细胞缺陷和补体缺陷等。

**考点：免疫缺陷病的概念和分类**

<h3>二、特　　点</h3>

**1. 易并发感染**　免疫缺陷病患者对各种感染的易感性明显增加，出现反复、持续、严重的感染，难以治愈。感染是免疫缺陷病最常见的临床表现，也是患者死亡的主要原因。

**2. 易发生恶性肿瘤**　免疫缺陷病患者易发生恶性肿瘤，尤其是 T 细胞免疫缺陷病的患者。研究表明，恶性肿瘤的发病率比同龄正常人群高 100 ～ 300 倍，以白血病和淋巴系统肿瘤居多。

**3. 易伴发自身免疫性疾病**　免疫缺陷病患者有高度伴发有自身免疫性疾病的倾向，正常人群的自身免疫性疾病的发病率仅为 0.001% ～ 0.01%，而免疫缺陷病患者的发病率高达 14%，以系统性红斑狼疮和类风湿关节炎多见。

**4. 多有遗传倾向**　多数免疫缺陷病有遗传倾向，约 1/3 为常染色体遗传，1/5 为性染色体隐性遗传。

**考点：免疫缺陷病的特点**

<h3>三、常见类型</h3>

**（一）原发性免疫缺陷病**

原发性免疫缺陷病（PIDD）是由于免疫系统遗传基因异常或先天性免疫系统发育障碍，导致机体免疫功能不全引起的疾病。它多具有遗传性，常见于婴幼儿，严重者会威胁生命，主要有以下几种类型：①B 细胞缺陷病；②T 细胞缺陷病；③联合性免疫缺陷病；④吞噬细胞缺陷病；⑤补体缺陷病。

**（二）获得性免疫缺陷病**

获得性免疫缺陷病（AIDD）是由后天因素造成免疫系统损伤或功能障碍而引起的免疫缺陷性疾病。它可发生在任何年龄，比原发性免疫缺陷病多见。诱发获得性免疫缺陷病的因素有：感染、恶性肿瘤、营养不良、医源性因素等。如人类免疫缺陷病毒（HIV）引起的疾病是典型的获得性免疫缺陷病。该病因 HIV 侵入机体，导致以 $CD4^+$ T 细胞减少为主，引起细胞免疫功能严重缺陷，继之体液免疫功能下降，伴有机会性感染、恶性肿瘤和神经

**考点：获得性免疫缺陷病的诱发因素**

系统病变为特征的临床综合征。

## 四、治疗原则

免疫缺陷病治疗的基本原则是尽可能减少感染并及时控制感染，设法重建或恢复患者的免疫功能。

考点：免疫缺陷病的治疗原则

## 第 3 节　自身免疫性疾病

## 一、概　　念

机体免疫系统对自身成分发生免疫应答的现象称自身免疫。自身免疫可以是生理性的，也可是病理性的。若自身免疫破坏正常组织结构并引起相应的临床症状时，就称为自身免疫性疾病（AID）。因此，自身免疫性疾病是指在某些因素的诱发下，机体免疫系统对自身成分产生过度而持久的异常免疫应答，造成自身组织细胞损伤或功能障碍而引起的一类疾病。

考点：自身免疫性疾病的概念

## 二、特　　点

（1）患者血液中可检测出高效价的自身抗体和（或）自身反应性 T 细胞。

（2）自身抗体和（或）自身反应性 T 细胞作用于表达相应抗原的自身组织细胞，能造成组织细胞损伤或功能障碍。

（3）病情的转归与自身免疫反应的强度密切相关，使用免疫抑制剂治疗有一定效果。

（4）病程一般较长，多呈反复发作和慢性迁延趋势。

（5）易伴发免疫缺陷病或恶性肿瘤。

（6）患者以女性为多见，发病率随年龄增长而增高，具有遗传倾向。

考点：自身免疫性疾病的特点

### 链接

#### 自身免疫性疾病发生的相关因素

1. 抗原因素　自身隐蔽性抗原、修饰性自身抗原及异嗜性抗原（共同抗原）均可导致自身免疫性疾病的发生。

2. 免疫系统因素　①HLA 抗原的异常表达：在某些因素作用下，组织细胞异常表达 HLA-Ⅱ类抗原，可能将自身成分提呈给 Th 细胞而引起自身免疫性疾病。②免疫忽视被打破：如细菌超抗原、细胞因子等使处于耐受的自身反应性 T 细胞被激活，进而对自身成分造成损伤。③表位扩展：在自身免疫性疾病中，机体的免疫系统可不断扩大所识别的自身抗原表位范围，并不断发动攻击，使疾病迁延不愈、不断加重。

3. 遗传因素　自身免疫性疾病多有遗传倾向性，常有家族群集发生的特征。

4. 其他因素　还与性别、年龄、环境因素（寒冷、潮湿、日晒等）等有关。

## 三、常见类型

自身免疫性疾病根据诱发原因分为原发性自身免疫性疾病和继发性自身免疫性疾病两

类。临床上大多为原发性，少数为继发性。继发性自身免疫性疾病与药物、感染、外伤等原因有关，常见的疾病有红斑狼疮样综合征、外伤性交感性眼炎、病毒感染后心肌炎等，与遗传无关，去除诱因后常能治愈。

原发性自身免疫性疾病又可分为器官特异性和非器官特异性两类，前者的病变常局限于某一特定器官，后者常可累及多种器官和结缔组织，又称为系统性（全身性）自身免疫性疾病或结缔组织（胶原）病，原发性自身免疫性疾病与遗传关系密切，常呈慢性迁延，预后多数不良。

自身免疫性疾病发生的主要原因是由自身抗体和（或）自身反应性 T 细胞介导的对自身成分发生的适应性免疫应答。其发生机制多与Ⅱ、Ⅲ或Ⅳ型超敏反应有关。大多数自身免疫性疾病由单一型超敏反应引起，但也有少数的自身免疫性疾病由两型或两型以上的超敏反应所致。

# 四、治疗原则

**考点：** 自身免疫性疾病的治疗原则

自身免疫性疾病的治疗原则包括：①预防和控制微生物感染；②应用免疫抑制剂；③应用细胞因子及其受体的阻断剂；④重建对自身抗原的特异性免疫耐受。

## 小结

　　临床免疫性疾病最常见的有超敏反应性疾病、免疫缺陷病、自身免疫性疾病和肿瘤。超敏反应又称为变态反应，是病理性的适应性免疫应答，根据超敏反应发生机制和临床特点不同，将其分为Ⅰ、Ⅱ、Ⅲ和Ⅳ型。Ⅰ～Ⅲ型是由B细胞介导的，抗体参与。Ⅳ型由T细胞介导，效应T细胞参与。Ⅰ型超敏反应是临床上最常见和最重要的超敏反应。免疫缺陷病是免疫系统先天发育不全或后天损伤导致的免疫成分缺失、免疫功能障碍所引起的临床综合征。自身免疫性疾病是在某些因素的诱发下，免疫系统对自身成分产生过度而持续的异常免疫应答，造成自身组织细胞损伤或功能障碍的疾病。

# 自 测 题

## 一、选择题

1. 参与Ⅰ型超敏反应的抗体和细胞表面的受体有

　A. IgG——吞噬细胞表面的 Fc 受体

　B. SIgA——宿主细胞膜上的菌毛受体

　C. IgE——肥大细胞表面的 Fc 受体

　D. IgM——吞噬细胞表面的 C3b

　E. 以上均否

2. 参与Ⅰ型超敏反应的抗体主要为

　A. IgG　　　　　　B. IgM

　C. IgE　　　　　　D. IgA

　E. IgD

3. 下列超敏反应性疾病病例中错误的是

　A. Ⅰ型——药物过敏性休克

　B. Ⅱ型——新生儿溶血症

　C. Ⅲ型——接触性皮炎

　D. Ⅲ型——系统性红斑狼疮

　E. Ⅲ型——类风湿关节炎

4. 下列哪种超敏反应性疾病的发生与补体无关

　A. 血清病　　　　　　B. 血小板减少性紫癜

　C. 接触性皮炎　　　　D. 新生儿溶血症

　E. 系统性红斑狼疮

5. 与类风湿关节炎相关的是

　A. 自身变性的 IgG　　B. 穿孔素

　C. 组胺　　　　　　　D. 血型抗体

E. 抗甲状腺刺激素受体的抗体

6. 乙型溶血型链球菌 A 组感染引起的急性肾小球肾炎发生机制有

A. Ⅰ型超敏反应

B. Ⅱ型超敏反应

C. Ⅰ、Ⅱ型超敏反应

D. 多为Ⅲ型超敏反应，少数为Ⅱ型超敏反应

E. Ⅳ型超敏反应

7. 由 T 细胞介导的超敏反应性疾病是

A. 输血反应 　　　　B. 青霉素过敏性休克

C. 消化道过敏反应 　D. 传染性超敏反应

E. 感染后肾小球肾炎

8. 当患者需要注射抗毒素，而又对其过敏时，可采取的治疗措施是

A. 脱敏注射

B. 减敏疗法

C. 先小量注射类毒素，再大量注射抗毒素

D. 同时注射类毒素和足量抗毒素

E. 先服用抗过敏药物，再注射抗毒素

9. 新生儿溶血症发生的关键是

A. 母胎 Rh 血型不合

B. 母胎 ABO 血型不合

C. 父母 Rh 不合

D. 母亲产生抗胎儿红细胞 IgG

E. 母亲产生抗胎儿红细胞 IgM

10. 患者，女性，40 岁。诊断哮喘 5 年。近年来每当给宠物狗洗澡后即出现咳嗽、咳痰伴喘息发作。护士考虑最可能的变应原是

A. 花粉 　　　　　　B. 尘螨

C. 狗毛 　　　　　　D. 真菌

E. 精神因素

11. 患者，女，45 岁。急性肺炎，医嘱给予青霉素治疗，护士给患者做青霉素皮试前首先要了解的情况是

A. 用药史 　　　　　B. 家族史

C. 过敏史 　　　　　D. 注射部位

E. 皮试剂量

12. 患者，男，19 岁。注射大量破伤风抗毒素后 10 天，出现疲乏、头痛、肌肉和关节痛。实验室检查尿蛋白量阳性，血清中循环免疫复合物阳性，补体 C3 和 C4 含量下降。你认为产生此临床表现的最可能原因是

A. 由破伤风抗毒素与外毒素结合形成 IC 沉积引起

B. 由破伤风抗毒素引起的过敏反应

C. 由破伤风血清蛋白与相应抗体结合形成的 IC 沉积引起

D. 由破伤风抗毒素引起的迟发型超敏反应

E. 以上都不对

二、简答题

1. 超敏反应与正常免疫反应有何区别？

2. Ⅰ型超敏反应有哪些特点？为什么发病率有逐年上升的趋势？

3. 简述青霉素引起的过敏性休克的发生机制。

4. 解释免疫缺陷病、自身免疫性疾病的概念，他们的基本特征是什么？

（刘　萍）

# 13

# 第13章 免疫学应用

免疫学理论和技术与临床医学实践紧密结合，这是现代免疫学发展的重要特征之一。免疫学在临床医学中的应用涉及免疫学诊断、免疫学预防、免疫学治疗和器官移植等。

## 第1节 免疫学检测技术

免疫学检测技术是指借助免疫学、细胞生物学、分子生物学等理论或方法，对抗原、抗体、免疫细胞及细胞因子等进行定性或定量检测。临床医学实践中，免疫学检测技术可用于免疫相关疾病（如感染性疾病、免疫缺陷病、自身免疫病、肿瘤、移植排斥反应、超敏反应等）的诊断、病情监测和疗效评价等。本节重点介绍常用免疫学检测技术的基本原理及其临床应用。

考点：血清学反应的原理和常见类型

## 一、检测抗原或抗体的体外试验

### （一）抗原抗体反应的原理及特点

抗原与相应抗体能特异性结合，在一定条件下呈现可见的反应现象或可用仪器定量分析。因此，可以用已知抗体（或抗原）检测未知抗原（或抗体）。因抗体多存在于血清中，故体外抗原抗体反应又称血清学反应。随着单克隆抗体、基因工程抗体等免疫学新技术的应用，血清学反应已不能涵盖目前体外所有的抗原抗体反应内容。

抗原抗体反应具有特异性、可逆性、可见性和阶段性等特点，并受电解质、温度、酸碱度等因素的影响。其中特异性是一切抗原抗体反应的基础。

### （二）抗原抗体反应的种类

**1. 凝集反应** 颗粒性抗原（凝集原，如细菌、细胞等）与相应抗体（凝集素）结合，或可溶性抗原（亦可用抗体）吸附于与免疫无关的载体形成致敏颗粒后再与相应抗体（或抗原）结合，在一定条件下，出现肉眼可见的凝集物。

（1）直接凝集反应：是颗粒性抗原（凝集原，如细菌、细胞等）与相应抗体（凝集素）直接结合所呈现的凝集现象（图13-1）。其主要有玻片法和试管法。①玻片法为定性试验，常用已知抗体检测未知抗原，用于细菌的鉴定与分型及鉴定 ABO 血型等。②试管法为半定量试验，多用已知抗原检测血清中相应抗体及其含量，如临床上用于辅助诊断肠热症的肥达反应。

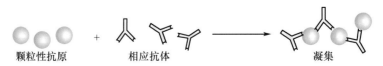

颗粒性抗原 ＋ 相应抗体 ⟶ 凝集

图 13-1 直接凝集反应示意图

（2）**间接凝集反应**：是可溶性抗原或抗体，吸附于与免疫无关的载体颗粒上（如红细胞、聚苯乙烯胶乳），形成致敏颗粒再与相应抗体或抗原进行反应，出现凝集，称为间接凝集反应（图 13-2）。

（3）**间接凝集抑制试验**：将待测抗原（或抗体）与特异性抗体（或抗原）先行混合，再加入相应致敏载体悬液；若待测抗原与抗体对应，即发生中和，随后加入的相应致敏载体颗粒不再被凝集，使本应出现的凝集现象被抑制。此实验灵敏度高于一般间接凝集试验。

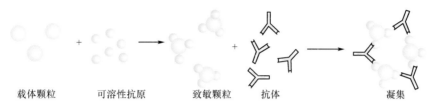

载体颗粒　　　可溶性抗原　　　致敏颗粒　　　抗体　　　　　凝集

图 13-2　间接凝集反应原理图

（4）**协同凝集试验**：人血清 IgG Fc 段能与葡萄球菌 A 蛋白（staphylococcal protein A，SPA）结合，将已知特异性抗体 IgG 结合至 SPA，IgG Fab 段暴露在金黄色葡萄球菌菌体表面，其与相应抗原特异性结合，导致金黄色葡萄球菌凝集。

**2. 沉淀反应**　可溶性抗原（如血清蛋白、细胞裂解液或组织浸出液等）与相应抗体结合，在一定的条件下，出现肉眼可见的沉淀物，称沉淀反应。参与沉淀反应的抗原称沉淀原，抗体称沉淀素。沉淀反应包括环状沉淀试验、絮状沉淀试验、琼脂扩散试验和免疫电泳等，以琼脂扩散试验较为常用。

（1）**单向琼脂扩散试验**：将定量抗体混匀在琼脂凝胶中，加待测的抗原于孔中，使其在凝胶中扩散，当抗原抗体相遇比例合适，两者结合形成沉淀环，沉淀环的大小与抗原浓度成正相关。用不同浓度的标准抗原制成标准曲线，则未知标本中的抗原含量即可从标准曲线中求出（图 13-3、图 13-4）。其常用于检测各类 Ig 和补体的含量。

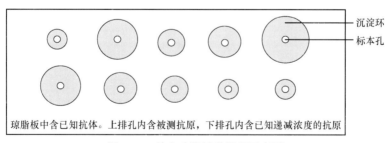

琼脂板中含已知抗体。上排孔内含被测抗原，下排孔内含已知递减浓度的抗原

图 13-3　单向琼脂扩散结果示意图

（2）**免疫电泳**：将待检血清标本进行琼脂凝胶电泳，使血清中各蛋白组分被分为不同区带，然后按电泳方向平行挖一小槽，加入相应抗血清，与已分成区带的蛋白抗原成分做双向免疫扩散，在各区带相应位置形成沉淀弧（图 13-5）。根据对照正常血清所形成沉淀弧的数量、位置和形态，可分析标本中所含抗原成分的性质和含量。该法常用于分析血清蛋白种类，以观察 Ig 异常增多或缺失。其亦用于分析血清蛋白组分，鉴定提取

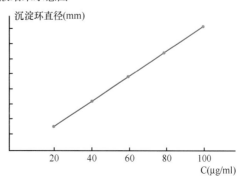

图 13-4　单向琼脂扩散参考标准曲线

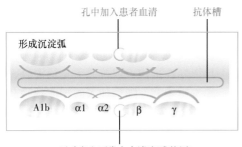

图 13-5　患者血清与正常人血清免疫电泳结果对比图

物纯度等。

（3）免疫比浊试验：是在液相中进行的一种沉淀反应。在一定量抗体中分别加入递增量抗原，所形成免疫复合物致液体浑浊，浊度与复合物的量呈正相关，可用浊度测量，通过绘制标准曲线而推算出样品中抗原含量。该法简便快速，易自动化，已逐渐取代单向免疫扩散定量测定标本中抗原含量。

**3. 免疫标记技术**　指用荧光素、酶、放射性核素或化学发光物质等标记抗体或抗原，进行抗原 - 抗体反应的检测技术，具有灵敏度高、快速、可定性、可定量、可定位等优点。

（1）免疫酶技术：用酶作为标记物，检测抗原或抗体。反应中的酶与抗原抗体复合物结合在一起，并能催化随后加入的底物，使底物显色，根据颜色的有无和深浅判断抗原或抗体的有无和含量。其中的酶联免疫吸附试验（ELISA）为目前应用最广泛的免疫检测技术，包括间接法、双抗体夹心法等。

ELISA 是将已知抗原或抗体通过物理作用吸附到固相载体表面，依次加入被检标本和酶标记物，使之与固相抗原或抗体发生免疫反应而被结合固定，经洗涤除去游离的酶标记物，再在反应体系中加入酶的相应底物，使之发生酶促反应而显色。用目测或酶标仪测定底物显色后颜色深浅，推测或计算待检抗原或抗体的量，常用的方法有间接法和双抗体夹心法（图13-6）。

现在应用于多种病原微生物所引起的传染病、寄生虫病及非传染病等方面的免疫诊断。该法具有灵敏、特异、简单、快速、稳定及易于自动化操作等特点。

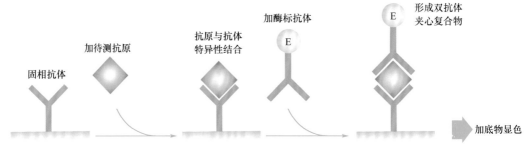

图 13-6　双抗体夹心法 ELISA 原理示意图

（2）免疫荧光技术：是以荧光显微镜为检测工具，用荧光素标记特异性抗体或抗核抗体，检测固定组织细胞上的抗原或血清中的抗体，用于定性和定位检查（图13-7）。其应用于细菌、螺旋体、病毒性疾病的诊断，还可用于免疫细胞表面 CD 分子的测定、检测自身免疫病的抗核抗体等。

（3）放射免疫测定（RIA）：是用放射性核素标记抗原或抗体进行免疫学检测的技术，它将放射性核素的高灵敏性和抗原抗体反应的高特异性相结合，使检测的灵敏度达

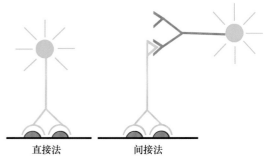

图 13-7　免疫荧光法

pg/ml 水平，应用于人体各种微量蛋白质、激素、药物和肿瘤标志物的定量分析。

（4）免疫胶体金技术：采用胶体金标记抗体或抗原，以检测未知抗原或抗体的方法。胶体金是氯金酸（$HAuCl_4$），在还原剂如枸橼酸钠或鞣酸作用下聚合形成特定大小的金颗粒，其由于静电作用形成一种稳定的胶体状态，不影响蛋白质的生物特性。胶体金在弱碱环境下带负电荷，可与蛋白质的正电荷牢固结合。胶体金可标记很多大分子物质，如清蛋白、免疫球蛋白、糖蛋白、激素等。胶体金标记技术制作简便，方法敏感、特异，不使用放射性同位素，可用于光镜或电镜，更广泛应用于各种液相免疫检测和固相免疫分析及流式细胞术等。

# 二、免疫细胞及其功能检测

　　检测免疫细胞数量与功能，是判断机体免疫功能状态的重要指标。人体外周血是免疫细胞的主要来源，实验动物还可检测胸腺、脾脏、淋巴结等标本。免疫细胞及其功能检测包括 T 细胞、B 细胞、吞噬细胞等的检测，其中以 T 细胞的检测最为重要。

## （一）T 细胞数量检测

　　**1. E 玫瑰花结试验**（E 花环试验）　T 细胞表面有绵羊红细胞受体（E 受体，即 CD2 分子），它能在体外一定条件下与绵羊红细胞结合，使绵羊红细胞结合在 T 细胞周围，形成玫瑰花环状的细胞团，称为 E 玫瑰花结（E 花环）（图 13-8）。显微镜检查计数总花环形成率，可检测外周血 T 细胞的百分率。其正常值为 60% ～ 80%，若花环形成率下降，表明细胞免疫功能降低。目前主要用此法获得纯化的 T 细胞。

　　**2. T 细胞特异性抗原的检测**　因 T 细胞表面具有特异性抗原成分 CD3 分子，可用抗 CD3 的单克隆荧光抗体来检测 T 细胞，在显微镜下计数荧光抗体结合的细胞即为 T 淋巴细胞，正常值为 60%～ 80%。

## （二）T 细胞功能检测

　　**1. 淋巴细胞转化试验**（淋转实验）　T 细胞在体外受到有丝分裂原（应用最广的是 PHA，称为植物血凝素）的刺激，发生增殖反应，细胞体积增大，核大，胞质增多，能进行有丝分裂，称为淋巴母细胞（图 13-9）。将细胞悬液涂片染色，显微镜下检查可计算淋巴细胞的转化率，正常值为 70% 左右。若淋巴细胞转化率降低，提示细胞免疫功能低下。

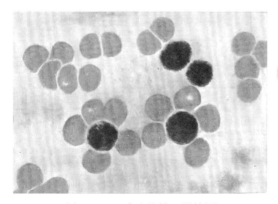
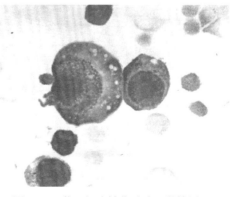

图 13-8　E 玫瑰花结显微镜图　　　　　图 13-9　淋巴细胞转化试验显微镜图

　　**2. 迟发型**（Ⅳ型）**超敏反应皮肤试验**　即结核菌素试验。将抗原定量注入皮内，48 ～ 72 小时后观察结果，若注射部位出现红肿、硬结甚至坏死，为阳性反应（图 13-

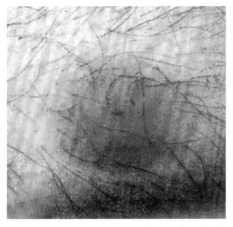

图13-10　迟发型（Ⅳ型）超敏反应皮肤试验阳性图

10）。细胞免疫功能缺陷、低下者，试验多为阴性或弱阳性反应。皮肤试验是临床上常用的简便测定方法。

### （三）T细胞亚群检测

目前检测T细胞亚群的技术主要有免疫荧光法、流式细胞术、免疫酶标法等。T细胞亚群的检测对于了解机体的免疫状态和探讨免疫调节与自身免疫性疾病和肿瘤的发生发展的关系有重要临床意义。

## 三、细胞因子的检测

细胞因子测定在科研和临床上广泛应用，可作为特定疾病诊断和鉴别诊断的辅助指标，评估机体免疫功能状态，判断治疗效果及预后，细胞因子临床应用时的鉴别。

目前检测细胞因子的方法主要是免疫学测定法，一般用特异性抗体定量或半定量检测细胞因子（ng/ml）。该方法具有特异性高、操作简便、无需维持依赖性细胞株的特点。分泌性细胞因子检测可借助抗体夹心法、ELISA、免疫斑点法、放射免疫法（RIA）、免疫印迹法等进行检测；胞内细胞因子检测采用FCM免疫荧光技术或ELISIPOT，可在单细胞水平检测不同细胞亚群内产生的细胞因子。

此外还有生物活性检测法及分子生物学检测法等。

### ▎小结

免疫学检测技术已从细胞水平深入到分子乃至基因水平，应用范围不断扩大，技术手段不断更新。日益显现其重要性的优势在于高度敏感性、特异性、准确性。

抗原、抗体反应的主要类型有凝集反应、沉淀反应、免疫电泳和免疫标记技术等。免疫标记技术包括免疫酶技术、免疫荧光技术、同位素标记技术、免疫胶体金技术等，它提高了抗原抗体反应的敏感性（ng/ml或pg/ml），将血清学反应推向一个全新的境界。其中最普遍应用的是酶联免疫吸附试验（ELISA）。

## 自 测 题

**选择题**

1. 抗原抗体的结合是

  A. 分子表面的特异性结合

  B. 不稳定的结合

  C. 随机结合

  D. 不可逆结合

  E. 无限量结合

2. 下列哪种抗原抗体反应，抗原是颗粒性的

  A. 沉淀反应　　　　　B. 琼脂扩散试验

  C. 凝集反应　　　　　D. 补体结合试验

  E. 中和反应

3. 肥达反应是

  A. 直接凝集反应　　　B. 间接凝集反应

  C. 沉淀反应　　　　　D. 中和反应

E. 免疫标记技术

4. 检查微量 Ag 或 Ab 的方法是

A. 玻片凝集反应

B. 间接凝集反应

C. 沉淀反应

D. 试管凝集反应

E. 酶联免疫吸附试验

5. 不属于抗原抗体反应的试验

A. 玻片凝集试验　　　　B. 肥达试验

C. 结核菌素试验　　　　D. 青霉素皮肤试验

E. 试管凝集试验

6. SPA 能非特异性地结合于哪类 Ig 的 Fc 段

A. IgA　　　　B. IgG　　　　C. IgM

D. IgD　　　　E. IgE

（王　玲）

# 第 2 节　免疫学防治

免疫学防治是应用免疫制剂或免疫调节剂调节机体免疫功能，以达到预防和治疗疾病的目的。

# 一、免疫预防

机体可以通过自然免疫与人工免疫两条途径获得免疫保护。隐性感染或显性感染后机体可自动获得对该病原体的特异性免疫力，称为自然主动免疫。胎儿和新生儿经胎盘和乳汁获得母体内的抗体，称为自然被动免疫。免疫预防是以人工免疫方法给机体接种抗原或输入抗体等，使机体获得特异性免疫力的方法，它包括人工主动免疫和人工被动免疫两种。

## （一）人工主动免疫

给机体输入疫苗、类毒素等抗原物质，刺激机体产生抗体或效应 T 淋巴细胞，从而获得免疫力的方法称人工自动免疫。其特点有：①输入物质是抗原；②产生免疫力慢；③免疫力维持时间长；④可用于传染病的特异性预防。

**考点：** 人工主动免疫特点及常用生物制品

### 1. 人工主动免疫常用的生物制品

（1）类毒素：细菌外毒素经 0.3% ～ 0.4% 甲醛处理后，使其失去毒性，保留其免疫原性，制成类毒素。常用的有白喉类毒素、破伤风类毒素，类毒素还可与死疫苗混合，制成联合疫苗（如百日咳 - 白喉 - 破伤风三联疫苗）。

（2）疫苗：用病原微生物制成的人工免疫制品称为疫苗。疫苗分为死疫苗（灭活疫苗）和减毒活疫苗两种，两者的主要区别见表 13-1。

表 13-1　死疫苗与活疫苗的区别

| 区别要点 | 死疫苗 | 活疫苗 |
|---|---|---|
| 制剂 | 杀死的病原体 | 活的、弱毒或无毒的病原体 |
| 接种剂量及次数 | 量大，2 ～ 3 次 | 量小，多为 1 次 |
| 副作用 | 大 | 小 |
| 免疫效果 | 较差，6 个月～ 2 年 | 较好，3 ～ 5 年 |
| 稳定性 | 稳定，易保存，有效期约 1 年 | 不稳定，难保存，4℃冰箱保存数周 |
| 常用疫苗 | 霍乱、伤寒、百日咳、钩端螺旋体病、斑疹伤寒、流行性脑膜炎、狂犬病、甲型肝炎、流感及乙型脑炎等疫苗 | 卡介苗（BCG）、鼠疫耶尔森菌低毒株、腮腺炎、麻疹、脊髓灰质炎、风疹、水痘带状疱疹、甲型肝炎等疫苗 |

（3）新型疫苗：为克服以完整病原体制备疫苗存在的问题，国内外均研发新型疫苗，即用能诱导有效保护性反应的抗原成分来制备疫苗。常见的有：①亚单位疫苗；②合成肽疫苗；③基因工程疫苗。

当代疫苗的发展趋势是增强免疫效果、简化接种程序、提高预防接种效益。目前，我国国家免疫规划疫苗种类有：卡介苗、乙肝疫苗、百白破联合疫苗及吸附白喉破伤风联合疫苗、口服脊髓灰质炎减毒活疫苗、麻疹减毒活疫苗，这些疫苗由国家免费提供。属一类疫苗。有些地方增加有乙脑疫苗、流脑疫苗、麻腮二联疫苗、麻风腮三联疫苗、水痘疫苗、甲肝疫苗等，这些疫苗属二类疫苗，由受种者自费接种。

 **链接**

### 彻底消除宫颈癌不再是梦想

资料显示，有 70% 的宫颈癌是由人乳头瘤病毒（HPV）引起的，每年全球因此死亡的女性近 24 万人。最近由美国成功研制的 HPV 16 和 HPV 18 疫苗，可用来预防由该病毒引起的宫颈癌。这是人类首次真正尝试通过疫苗将一种癌症彻底消除。该疫苗主要用于 9～26 岁的女性，而且如果女性能在开始性生活前使用此疫苗效果更好。接种者需要在 6 个月时间内打完三针疫苗，此后人体内 HPV 抗体的水平将比平常高出数百倍，并在至少 3 年半的时间内持续保持这种高水平状态。

#### 2. 人工主动免疫注意事项

（1）接种对象：易感人群、计划免疫的儿童。儿童应按国家规定进行法定疫苗的接种。

（2）接种剂量和时间：死疫苗接种剂量大，反复 3 次，每次间隔 4～6 周。活疫苗因在体内繁殖只需接种 1 次，剂量小。

（3）接种途径：死疫苗皮下注射；活疫苗皮肤划痕、皮内注射或自然感染途径口服。

（4）接种反应：活疫苗接种后反应轻微，死疫苗接种后可能出现局部红肿、疼痛、淋巴结肿大、发热、头痛、恶心，几天后消失，这些反应不需处理。先天免疫缺陷或免疫功能抑制者，接种活疫苗后会引起严重感染，如接种后脑炎，个别人有过敏反应。这些需要严格掌握接种对象。

（5）预防接种禁忌证：高热、严重心血管疾病、急性传染病、恶性肿瘤、肾病、活动性结核、活动性风湿病、甲亢、糖尿病、免疫缺陷病等患者不易接种。为防止流产和早产，孕妇应暂缓接种。

## （二）人工被动免疫

考点：人工被动免疫特点及常用生物制品

是指给机体输入抗体或细胞因子所获得的适应性免疫。其特点有：①输入物质是抗体或细胞因子等；②产生免疫力快；③免疫力维持时间短；④用于疾病的治疗或紧急预防。

#### 1. 人工被动免疫常用生物制品

（1）抗毒素：是用类毒素多次免疫动物（通常选择马）所制备的免疫血清。其方法是待免疫马产生大量抗体（抗毒素）后，采血分离血清。其常用于外毒素所致疾病的治疗和紧急预防，目前有白喉、破伤风、肉毒及气性坏疽的抗毒素。

（2）非特异性免疫球蛋白：是正常人血浆丙种球蛋白（IgG、IgM）和健康产妇胎盘丙种球蛋白（IgG）。其常用于麻疹、脊髓灰质炎、甲肝等疾病的潜伏期治疗或紧急预防。另外，丙种球蛋白缺乏症的患者需长期注射此制剂，以维持抵抗力。

（3）人特异性免疫球蛋白：从某传染病恢复期患者的血浆中提取特异性免疫球蛋白，或从接种疫苗、类毒素者血浆中提取的高效价抗体，如乙型肝炎免疫球蛋白。其常用于特定微生物感染、过敏体质及丙种球蛋白疗效不佳的疾病。

此外，常用的细胞免疫制剂有转移因子、胸腺素、免疫核糖核酸等。常用的细胞因子有 IFN-γ、IL-2 等。

### 2. 人工被动免疫注意事项

（1）防止超敏反应：动物免疫血清既是抗体，又是异种蛋白，注射前要询问病史，做皮试，必要时脱敏。

（2）早期足量：抗毒素只能中和游离的外毒素，不能阻止已结合在组织细胞上的，因此临床上要早期足量使用抗毒素。

人工自动免疫与人工被动免疫的比较见表 13-2。

**表 13-2　人工主动免疫与人工被动免疫的比较**

| 主要区别 | 人工主动免疫 | 人工被动免疫 |
|---|---|---|
| 免疫物质 | 抗原 | 抗体或细胞因子等 |
| 免疫力产生时间 | 较慢，2 ~ 4 周 | 快，立即 |
| 免疫力维持时间 | 较长，数月 ~ 数年 | 短，2 ~ 3 周 |
| 主要用途 | 多用于预防 | 多用于治疗或紧急预防 |
| 常用制剂 | 疫苗、类毒素 | 抗毒素、胎盘球蛋白、丙种球蛋白、CK、McAb |

## （三）计划免疫

为了预防某些特定传染病，提高人群的免疫水平，达到最终控制乃至消灭相应传染病的目的，根据相应传染病的疫情监测和人群免疫状况分析，有计划的用疫苗进行免疫接种，此为计划免疫。计划免疫包括儿童计划免疫，成人和特殊职业、特殊地区人群的计划免疫。为有效预防儿童常见传染病，而有计划地安排好各疫苗的免疫程序，这种预防接种方案称为儿童计划免疫。我国目前实施的最新儿童计划免疫程序见表 13-3。目前我国的计划免疫工作取得了显著成效，以县为单位的儿童接种率已达到 85%，传染病的发病率大幅下降。

**表 13-3　我国儿童计划免疫程序（国家一类疫苗免疫程序推荐表）**

| 接种时间 | 接种制品 |
|---|---|
| 出生后 | 接种第 1 剂卡介苗和乙型肝炎疫苗 |
| 1 个月 | 接种第 2 剂乙型肝炎疫苗 |
| 2 个月 | 口服三价混合脊髓灰质炎疫苗糖丸第 1 丸 |
| 3 个月 | 口服三价糖丸第 2 丸，接种百白破第 1 剂 |
| 4 个月 | 口服三价糖丸第 3 丸，接种百白破第 2 剂 |
| 5 个月 | 接种百白破第 3 剂 |
| 6 个月 | 接种第 3 剂乙型肝炎疫苗 |
| 8 个月 | 接种第 1 剂麻风腮（麻疹）疫苗和第 1 剂乙脑减毒活疫苗 |
| 6 ~ 18 个月 | 接种 2 剂 A 群流脑疫苗（第 1、2 剂间隔 3 个月） |
| 18 个月 | 接种 1 剂甲肝减毒活疫苗 |
| 1 岁半 ~ 2 岁 | 接种百白破第 4 剂和麻风腮（麻疹）疫苗第 2 剂 |
| 2 岁 | 接种第 2 剂乙脑减毒活疫苗 |
| 3 岁 | 接种 1 剂 A+C 群流脑疫苗 |
| 4 岁 | 口服三价混合脊髓灰质炎疫苗糖丸第 4 丸 |
| 6 岁 | 接种白喉、破伤风混合制剂 1 剂、加强卡介苗 1 剂 |

## 二、免疫治疗

机体免疫功能异常和缺陷可以导致多种疾病的发生，如自身免疫性疾病、免疫缺陷病和肿瘤等。采用物理、化学和生物学手段来改变机体的免疫功能状态，达到治疗疾病的目的，称为免疫治疗，包括免疫调节和免疫重建两方面。

**1. 免疫调节**　是用人为措施调节机体的免疫功能状态，使免疫功能增强或减弱。其包括免疫增强疗法和免疫抑制疗法，常用的免疫治疗制剂见表 13-4。

表 13-4　常用免疫治疗制剂

|  | 生物应答调节剂 | 免疫抑制剂 |
| --- | --- | --- |
| 合成药物 | 左旋咪唑、西咪替丁 | 糖皮质类固醇、环磷酰胺、硫唑嘌呤 |
| 微生物制剂 | 卡介苗、短小棒状杆菌 | 环孢素 A、FK-506 |
| 生物制品 | 细胞因子，免疫核糖核酸、胸腺肽 | 抗淋巴细胞血清、抗全 T 细胞血清、单克隆抗体 |
| 中草药 | 猪苓、灵芝 | 雷公藤、青蒿素 |

**2. 免疫重建**　是将免疫功能正常个体的造血干细胞或淋巴细胞移植给免疫功能缺陷患者，使后者的免疫功能得到恢复。其主要包括骨髓移植、胚胎肝移植、脐血干细胞移植，常用于治疗免疫缺陷病、再生障碍性贫血及白血病等。

### 护考链接

乙肝疫苗初次接种的年龄是

A. 出生 1 天　　　　　B. 6 个月　　　　　C. 8 个月
D. 10 个月　　　　　E. 1 岁以上

分析：乙肝疫苗是抗原（HBsAg），接种后产生抗体慢。因此对新生儿接种越早越好。早接种，早产生抗体，减少乙肝病毒感染致病的风险。现在实行新生儿出生后立即接种（出生 1 天内）。

### 小结

人工主动免疫和人工被动免疫都可使机体获得适应性免疫。人工自动免疫是给机体输入抗原物质，如疫苗或类毒素。人工被动免疫是向机体输入抗体物质，如抗毒素或人免疫球蛋白。人工主动免疫与人工被动免疫在免疫作用发挥快慢、维持时间长短和主要用途方面均有不同。

当机体免疫功能发生异常时，可以使用免疫增强剂和免疫抑制剂来调节免疫功能。免疫重建是将免疫功能正常个体的造血干细胞或淋巴细胞移植给免疫缺陷的个体，使其恢复免疫功能。

# 自 测 题

**一、选择题**

1. 下列属于死疫苗的是

A. 卡介苗　　　　　B. 麻疹疫苗
C. 脊髓灰质炎疫苗　　　　　D. 百日咳疫苗

E. 破伤风类毒素

2. 脊髓灰质炎疫苗是

　A. 活疫苗　　　　　B. 死疫苗

　C. 亚单位疫苗　　　D. 基因工程疫苗

　E. 合成肽疫苗

3. 人工主动免疫的最大优点是

　A. 免疫出现快　　　B. 维持时间长

　C. 制剂好保存　　　D. 注射剂量小

　E. 副作用小

4. 下列不属于我国儿童计划免疫程序的是

　A. 卡介苗　　　　　B. 乙肝疫苗

　C. 甲肝疫苗　　　　D. 百白破三联疫苗

　E. 脊髓灰质炎疫苗

5. 人工主动免疫给机体输入

　A. 抗毒素　　　　　B. 干扰素

　C. 类毒素　　　　　D. 丙种球蛋白

　E. 胎盘球蛋白

（王 玲）

## 第3节　移植免疫

用正常的组织或器官置换受损或失去功能的组织或器官，以维持和重建机体的生理功能，这一过程称为组织或器官移植。移植时，提供移植物的个体称为供者，接受移植物的个体称为受者。移植过程中，宿主的免疫系统与供者的移植物相互作用，或移植物中的免疫细胞对宿主组织抗原识别而发生的免疫应答，称为移植免疫或移植排斥反应。

### （一）移植的分类

根据移植物的来源和及其遗传背景的不同，可将移植分为以下四类：

**1. 自体移植**　指移植物取自受者自身，不发生排斥反应。

**2. 同系移植**　也称同种同基因移植，是指遗传基因完全相同或基本近似个体间的移植，如单卵孪生子之间的移植，一般不发生排斥反应。

**3. 同种异体移植**　又称同种异基因移植，指同种内遗传基因不同的个体的移植，临床移植多属此类移植，一般均发生排斥反应。

**4. 异种移植**　指不同种属个体间的移植，移植后常出现严重的排斥反应。在同种异体移植或异种移植中，受者对移植物的排斥反应是移植成功的主要障碍。

### （二）临床同种异型移植排斥反应的类型

**1. 宿主抗移植物反应**　心脏、肾、皮肤等组织器官移植后，主要发生宿主抗移植物反应（HVGR）。根据移植物与受者的组织相容程度，以及受者的免疫状态，移植排斥反应主要表现为三种不同的类型：超急性排斥反应、急性排斥反应、慢性排斥反应。

**2. 移植物抗宿主反应**（GVHR）　常见于骨髓、胸腺、脾、小肠等器官移植；造血干细胞或其他免疫细胞移植；免疫缺陷的新生儿或使用免疫抑制剂的成人接受输血。发生后一般难以逆转，不仅导致移植失败，还可能威胁受者生命。其主要损伤受者皮肤、肝、消化道上皮等，可表现为急性和慢性两种类型。

### （三）同种异型移植排斥反应的防治

显微外科技术的成熟和移植物保存技术的进步促进了临床器官移植广泛开展。然而，移植成功的关键是如何尽量减少排斥反应。预防和降低移植排斥反应能延长移植物存活时间并保护受者。

同种异体移植排斥反应的防治包括：选择合适的供者、免疫抑制治疗、诱导移植耐受和免疫指标监测。

**链接**

### 器官移植病人的护理

术前：心理护理；加强营养，改善全身状况；充分全身评估。

术后：严格消毒隔离，避免感染；监测生命体征；观察与护理切口及排斥反应（密切注意有无发热、尿量减少、体重增加、血压升高、切口肿胀、生化指标上升）等；免疫抑制剂的正确服用；抗凝治疗的护理；饮食护理（给予高热量、低脂肪、低盐、低蛋白、多维生素食物）。

出院后的康复教育：家庭护理物品的准备、各项指标监测、感染预防、加强营养、心理护理。

---

## 小结

用正常的组织或器官置换受损或失去功能的组织或器官，以维持和重建机体的生理功能。移植分自体移植、同系移植、同种异体移植和异种移植；临床同种异型移植排斥反应的类型有宿主抗移植物反应和移植物抗宿主反应；同种异体移植排斥反应的防治包括选择合适的供者、免疫抑制治疗、诱导移植耐受和免疫指标监测。

 # 自 测 题

**一、名词解释**

1. 移植　　　　2. 移植排斥反应

**二、填空题**

1. 根据移植物的来源和及其遗传背景的不同，可将移植分为＿＿＿、＿＿＿、＿＿＿、＿＿＿。

2. 临床同种异型移植排斥反应的类型包括＿＿＿、＿＿＿。

（王　玲）

# 病原生物与免疫学基础实验指导

## 一、实验目的

(1) 实验的目的是验证理论和加深对基本理论知识的理解，并掌握基本操作技能和无菌技术，建立无菌观念。因此，实验者在实验前必须复习相关理论知识和预习实验内容；对每次实验的目的要求、方法步骤等应做到心中有数。

(2) 在实验中通过正确地操作，观察和分析实验及其结果，培养学生实事求是的科学态度，严肃认真的工作作风，分析和解决问题的能力。

## 二、实验室规则

病原生物与免疫学基础实验对象大多数是病原生物，因此应严格遵守实验室规则，按无菌操作的要求进行实验，以防止实验中自身感染和环境污染。

(1) 进入实验室应穿工作服，离开前脱下并反折放好。工作服要经常清洗，保持洁净。

(2) 凡实验不需要的物品如书包等，不得带入实验室。带进实验室的必要的教材和文具，要远离操作部位。禁止在室内饮食、吸烟或用嘴湿润标签、铅笔等。

(3) 实验时不得高声谈笑和随便来回走动，以保证实验室的安静和实验的正常进行。

(4) 要爱护室内仪器设备，按使用规则操作，并应节约使用实验材料。酒精灯使用完毕，要及时盖灭火焰。所有物品用完放回原处。凡属操作不当损坏者，需报告老师，进行登记。

(5) 凡具有传染性的培养物、带菌材料、动物、器具等，均需按要求消毒处理，不得随便乱放或用水冲洗。实验室内任何物品不得携出室外。

(6) 实验中发生差错或意外事故时，如划破皮肤、细菌污染实验台、地面、手或衣物时，应立即报告指导教师，及时处理，切勿隐瞒，以免发生传染。

(7) 实验结束，应清洗仪器，擦净桌面，放好物品。并轮流值日，负责实验室的卫生清洁和水电、门窗的安全。

(8) 实验完毕，需用消毒液泡手，再以清水冲洗，然后离开实验室。

(9) 应实事求是写好每次实验报告。实验报告要简洁、准确、清楚。

## 三、实验室意外事故应急处理措施

(1) 皮肤或黏膜破损：如为皮肤破损，受伤的操作者应立即停止实验，用清水和洗手液清洗伤口或玷污的皮肤，尽量挤出伤口处的血液，清理异物，再用适当的皮肤消毒剂（如0.5%聚维酮碘、75%乙醇等）浸泡或涂抹消毒，必要时进行医学处理；如为黏膜破损，受伤者应用无菌生理盐水（或清水）反复冲洗，再用适当的黏膜消毒剂（如0.5%聚维酮碘）涂抹消毒，必要时进行医学处理，实验指导教师对事故进行记录并报告。

(2) 化学药品腐蚀伤：立即停止实验，若为强酸，先用大量自来水冲洗，再用弱碱（5%

碳酸氢钠或 5% 氢氧化铵溶液）中和；最后用消毒水（清水）冲洗干净；若为强碱，先用自来水冲洗，再用弱酸（0.5%～5% 乙酸、5% 氯化铵或 10% 枸橼酸溶液）中和，最后用消毒水（清水）冲洗干净。

（3）感染性物质污染眼睛：立即停止实验到缓冲区用洗眼器冲洗再用无菌生理盐水连续冲洗至少 10 分钟，勿揉擦以避免损伤眼睛，然后请指导老师再进行相应的医学处理。

（4）衣物污染：①尽快脱掉最外层的实验服以防止污染物质进一步扩散。②将已污染的实验服放入黄色垃圾袋内，待处理。③洗手并更换实验服。④对发生污染的地方及脱放置实验服的地方进行消毒。⑤如果内衣被污染，应立即脱掉已污染的衣物，洗澡消毒并更换干净的衣物或一次性衣物。

（5）吸入病原菌液：立即将口腔中的菌液吐入容器内，并用大量清水漱口；然后根据吸入病原菌的不同，服用抗菌药物予以预防（在校医指导下进行）。

（6）潜在危害性气溶胶的释放（在生物安全柜以外）：所有人员必须立即撤离该实验室，并且立即报告实验室指导员，关门并张贴"禁止入内"，然后由指导老师指导清除污染（暴露人员应进行医学观察，必要时及时就医）。

（7）菌液流洒桌面：倾倒适量消毒液于被流洒桌面，让其浸泡半小时后戴上手套后抹去，如果不小心手上也沾有活菌，则应用手消毒液认真洗手，再用自来水冲洗干净。

（8）容器破碎及菌液的溢出：戴上手套把破碎的容器和被溅的地方用经消毒剂浸泡的吸水物质（布、纸等）覆盖，覆盖 10～15 分钟后用镊子小心把吸水性物质和破碎的容器放进盛放污染性废弃物的容器内，用高压灭菌或有效的消毒剂浸泡，然后再用消毒剂冲洗清理被污染的地方。

（9）实验教材、实验报告本、实验记录讨论本等被污染：应将这些信息复制，并将原件置于黄色垃圾袋内，最后高压灭菌处理。

（10）严防火灾：如发生火灾沉着处理，切勿慌张，立即关闭电源，如系乙醇、二甲苯、乙醚等起火，切忌用水，应迅速用蘸水的布类和沙土覆盖扑火。

（11）感染的实验动物逃跑：应立即抓回，并对污染区进行处理。

# 实验一  细菌形态结构观察与染色

## 一、实 验 目 的

（1）学会显微镜油镜的使用和保护方法。
（2）能够辨认细菌的基本形态和特殊结构。
（3）学会制作细菌涂片、能进行革兰染色方法操作及结果判断。

## 二、实验内容和方法

### （一）显微镜油镜的使用与保护方法（操作）

**1. 油镜的原理**　细菌须用显微镜油镜放大 1000 倍才能看到。一般光镜镜头从聚光器出来的光线通过标本玻片进入物镜时，由于玻片与空气折光率不同会发生折射，导致物像不清。因为玻璃和香柏油折光率相似（约 1.52），所以在玻片上滴加香柏油可以减少光线折射，增加视野亮度，提高分辨率，获得清晰的物像（实验图 1-1）。

### 2. 油镜使用与保护方法

（1）放置显微镜：用双手取出显微镜平放于实验台面上，转动反光镜，使镜座距实验台边缘约 5cm。使用油镜时，必须端坐，不要倾斜镜台，以免镜油流出。

（2）对光：用低倍接物镜对光。由于使用油镜时要求摄入的光线最强，故必须做到以下三点：①聚光器上升到与载物台持平；②以灯光为光源时，将凹面反光镜对准光源，以自然光线为光源时，将平面反光镜对准光源；③光圈完全打开。

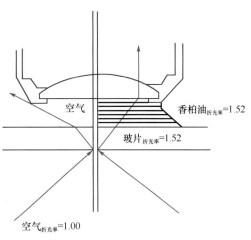

实验图 1-1　油镜原理示意图

（3）转换油镜头：在标本玻片上滴一滴香柏油，再将标本片置于载物台上，用弹簧夹或移动器固定。转动旋转盘，调换油镜镜头。油镜头的三标志：①油镜头上标有 100×；②镜头前端有白色圆圈；③刻有"油"或者"Oil"字样。

（4）调节焦距：眼睛从镜筒侧面注视油镜头，再小心转动粗调节器，把镜头缓慢下降，或缓慢上升载物台，使镜头浸入油中至几乎与玻片接触为止，切勿相撞。然后一边从接目镜观察，一边慢慢转动粗调节器，使油镜头远离玻片。当见到视野出现模糊物像时，立即停止，再用细调节器调到物像清晰为止。若油镜已离开油面而仍未见到物像，必须重复操作。

（5）观察标本：应练习两眼同时睁开观察，最好左眼看接目镜，右眼配合绘图或记录。

（6）擦镜：镜检完毕，转动粗调节器使油镜镜头远离载物台，用 3 张擦镜纸擦镜。先用一张擦去镜头上的镜油，再用一张蘸少许二甲苯擦去残留的油迹，最后一张擦去残留的二甲苯。

（7）显微镜还原：取下标本片，下降聚光器，关闭光源，竖起反光镜，转动旋转盘，将接物镜摆成"八"字形。下降镜筒，罩上镜罩，双手托持显微镜，放入显微镜箱中。

### 3. 显微镜的保护

（1）显微镜是贵重精密仪器，使用时要精心爱护，不得随意拆卸和碰撞。

（2）取送显微镜时应轻拿轻放，一手握镜臂，一手托镜座，防止因震动使镜头受损。

（3）显微镜的调节器只能做有限的旋转，当旋转感到有阻力时应立即向反方向退回，以免碰撞损坏镜头。细调节器用于焦距的细微调节，使用时转动不宜超过 360°，需要较大幅度调节时，应使用粗调节器。

（4）显微镜应放置于干燥无尘的地方。

## （二）细菌基本形态与特殊结构观察

### 1. 细菌的基本形态观察
使用显微镜油镜，观察各种球菌、杆菌和螺形菌的革兰染色标本片，认识细菌的基本形态。观察时应注意细菌的形状、大小、排列和染色性，同时绘图或记录。

（1）球菌：①葡萄球菌，菌体正圆形，呈葡萄串状排列，染成紫色，为革兰阳性球菌；②链球菌，菌体正圆形，呈链状排列，染成紫色，为革兰阳性球菌；③脑膜炎奈瑟菌，菌体肾形，成双排列，染成红色，为革兰阴性球菌。

（2）杆菌：大肠埃希菌，菌体短杆状，呈分散排列，染成红色，为革兰阴性杆菌。

（3）螺形菌：霍乱弧菌，菌体弧形，呈分散排列，染成红色，为革兰阴性弧菌。

**2. 细菌的特殊结构观察** 观察示教镜下肺炎链球菌的荚膜、破伤风梭菌的芽胞、伤寒沙门菌的鞭毛。注意细菌菌体与特殊结构的形状、染色性、大小、位置等形态特点并绘图。

（1）鞭毛：伤寒沙门菌鞭毛染色标本片，菌体较为粗大呈杆状，染成红色，分散排列，周围可见到波浪状弯曲、较长、呈红色的鞭毛。

（2）荚膜：肺炎链球菌荚膜染色标本片，视野背景为蓝色，菌体呈纵向、双排列、双瓜子状或链状，菌体周围有未染上颜色的较厚的发亮区域，此即荚膜。

（3）芽胞：①破伤风梭菌芽胞的革兰染色标本片，革兰阳性菌，菌体为长杆状，顶端有不着色的圆形结构，大于菌体宽度，此即芽胞，使菌体呈"鼓槌状"，在视野内其他散乱分布的无色球体，为菌体脱落的成熟芽胞；②炭疽芽孢杆菌革兰染色标本片，菌体粗大杆状，呈链状排列，似竹节状，为革兰阳性杆菌。菌体中间有卵圆形的小于菌体的芽胞。

## （三）细菌涂片制作和革兰染色方法

**1. 革兰染色法的原理** 由于细胞壁结构的差异等原因，革兰阳性菌可牢固结合初染的紫色，不易被乙醇脱色，故不能染上复染的红色，而保持初染的紫色；革兰阴性菌结合初染的紫色不牢固，易被乙醇脱色，故染上复染的红色。

**2. 材料**

（1）菌种：大肠埃希菌、葡萄球菌培养物。

（2）其他：革兰染色液、载玻片、生理盐水、酒精灯、接种环等。

**3. 方法**

（1）制片：细菌涂片标本制作的基本步骤为：涂片→干燥→固定。①涂片，取生理盐水 1 滴置于洁净载玻片上，将接种环在酒精灯火焰中烧灼灭菌，用接种环从培养基上取少许细菌，在盐水中涂匀，涂布成约 1cm² 大小的圆形薄膜；②干燥，把涂片置于室温中自然干燥，或将菌膜面向上置于酒精灯火焰上方不烫手的高处微微烘干；③固定，将已干燥的涂片标本膜面向上，用玻片夹固定玻片一端，以钟摆速度迅速通过火焰温度最高处 3 次，载玻片以热而不烫为宜。注意切勿将菌体烤焦。

（2）染色

1）初染：滴加甲紫染液于涂膜上，染色 1 分钟后，用水轻轻冲洗。

2）媒染：滴加碘液，约 1 分钟后，水洗。

3）脱色：滴加 95% 乙醇溶液，轻轻摇动载玻片至无紫色液脱出为止，0.5～1 分钟后，水洗。

4）复染：滴加稀释复红，染色 0.5 分钟后，水洗。

（3）镜检：将染色标本片用滤纸吸干，油镜观察。

（4）结果：革兰阳性菌染成紫色，革兰阴性菌染成红色。

# 三、实 验 报 告

（1）列出油镜镜头的三个标志。

（2）写出油镜使用时采光的方法要点。

（3）绘出镜下所见的细菌基本形态和特殊结构简图。

（4）记录革兰染色的结果并进行分析。

（苏书亮）

## 实验二　细菌的培养与代谢产物观察

## 一、实验目的

（1）熟悉培养基的制备原则和程序。

（2）掌握常用培养基的种类。

（3）正确描述细菌在培养基上的生长现象及代谢产物。

（4）初步学会细菌接种方法。

## 二、实验内容与方法

### （一）常用培养基的种类和制备（示教）

**1. 制备原则**　①适当的营养成分；②合适的酸碱度；③配置后经灭菌使之无菌方可使用。

**2. 制备程序**　配料→溶化→测定及校正 pH →过滤→分装→灭菌→备用。

**3. 常用培养基的种类**

（1）按物理性状分类

1）液体培养基（肉汤培养基）：取 1000ml 水，加入牛肉膏 35g，蛋白胨 10g，氯化钠 5g，混合加热溶解后，调整 pH 至 7.4 ～ 7.6，分装于烧瓶中，高压蒸汽灭菌后备用，可供一般细菌生长。

2）固体培养基（普通琼脂培养基）：取 100ml 肉汤培养基，加入 2% ～ 3% 琼脂，加热溶化，过滤，分装于烧瓶或试管中。高压蒸汽灭菌后，冷却至 50 ～ 60℃时，以无菌操作缓慢倾入灭菌的空培养皿，冷凝后即为琼脂平板培养基；或趁热将试管斜置，冷凝后即为琼脂斜面培养基。前者用于分离细菌，后者用于增殖或保存菌种。

3）半固体培养基：取 100ml 肉汤培养基，加入 0.3% ～ 0.5% 琼脂，加热溶化，过滤，分装于烧瓶或试管中。高压蒸汽灭菌后备用。其主要用于保存菌种或观察细菌动力。

（2）按用途不同分类

1）基础培养基：含有细菌生长需要的基本营养成分，如肉汤培养基、普通琼脂培养基或斜面培养基。

2）营养培养基：在普通培养基中加入血液、血清等营养物质即成营养培养基，适于营养要求较高的细菌生长，如血琼脂培养基。

3）鉴别培养基：供细菌生化实验用，可根据实验结果鉴别细菌，如糖发酵培养基。

4）选择培养基：在培养基中加入抑制非目的菌生长的化学物质或药物，有利于目的菌的分离和检出，如 SS 琼脂平板培养基。

5）厌氧培养基：供培养厌氧菌用，如疱肉培养基。

### （二）细菌接种方法

**1. 平板划线分离培养法**（操作）主要用于细菌的分离培养，以获得纯种，最常用的是平板分区划线接种法。

（1）材料

1）标本：葡萄球菌和大肠埃希菌混合培养物。

2）培养基：普通琼脂平板。

（2）方法

1）右手以持笔式握接种环，在火焰上烧灼灭菌。

2）待冷后，以无菌操作方法挑取葡萄球菌、大肠埃希菌混合培养物 1 环。

3）左手持平板培养基，用五手指固定，以拇指和示（食）指将平板盖启开一侧。右手将蘸有菌液的接种环在平板表面的边缘部分涂抹。烧灼接种环，冷却，自涂抹部分开始，连续在平板表面左右划线，第一区划线占平板表面的 1/5 ～ 1/4。

4）再次烧灼接种环，待冷，将培养基转动 60°左右进行第二区划线，第二区划线与第一区划线开始相交 2 ～ 3 条，以后可不相交。烧灼接种环后用相同方法进行第三区、第四区、第五区划线（实验图 2-1）。

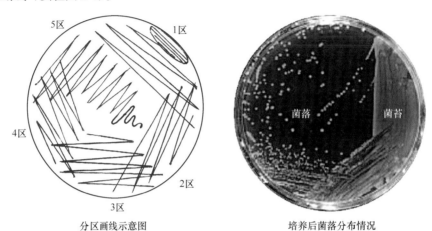

分区画线示意图　　　　　　　　　　　　培养后菌落分布情况

实验图 2-1　细菌平板分区划线接种法示意图

5）接种完毕后，接种环经火焰灭菌，平板底部做好标记（姓名、日期、标本名称等），将平皿倒置（皿底在上）置 37℃培养箱中培养 18 ～ 24 小时，观察结果。

（3）注意事项

1）划线接种时，力量要适中。

2）接种环与培养基的夹角以 45°为宜，切勿划破培养基表面。

3）划线要密而不重复，充分利用平板表面。

4）严格无菌操作。

**2. 斜面培养基接种法**（示教）主要用于细菌的纯培养和保存菌种，某些特殊的斜面培养基可用于观察生化反应。

（1）材料

1）标本：大肠埃希菌或葡萄球菌斜面培养物，即菌种试管。

2）培养基：普通琼脂斜面培养基。

（2）方法

1）左手拇指、示指、中指、环指（无名指）分别握持菌种试管与待接种的斜面培养基试管，拇指压住试管底部上方，菌种管位于左侧，培养基管位于右侧，斜面均向上（实验图 2-2）。

2）右手拇指和示指分别松动两管棉塞，右手持接种环火焰灭菌。

3）以右手小指与手掌、小指与环指分别拔取两管棉塞（先外后内），将两管口迅速通过火焰灭菌。

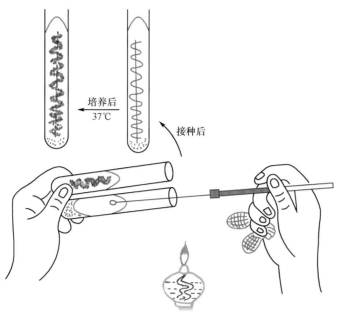

实验图 2-2　斜面双管移种法示意图

4) 将灭菌接种环伸入菌种管内，从斜面上取菌苔少许，迅速伸入培养管内，在斜面上先由底部向上拉一条直线，再从斜面底部向上划蛇形线。

5) 取出接种环，火焰灭菌管口，塞上棉塞（先塞菌种试管，后塞接种管），然后灭菌接种环，做好标记。将其置 37℃培养箱中培养 18 ～ 24 小时，观察结果。

**3. 液体培养基接种法**（示教）　主要用于增菌培养及检测细菌的生化反应。

（1）材料

1）标本：大肠埃希菌或金黄色葡萄球菌斜面培养物。

2）培养基：肉汤培养基。

（2）方法

1）同斜面培养基接种法的 1）、2）、3）。

2）接种环灭菌冷却后，从菌种管挑取少量菌苔移到肉汤管，在接近液面上方的管壁上轻轻研磨，并蘸取少许肉汤调和，使细菌混合于肉汤中（实验图 2-3）。

3）将接种环和试管口在酒精灯火焰上烧灼灭菌。做好标记，并将其置 37℃培养箱中培养 18 ～ 24 小时，观察结果。

**4. 半固体培养基接种法**（示教）　主要用于观察细菌的动力，在肠道杆菌鉴别中尤其重要。

（1）材料

1）标本：变形杆菌、葡萄球菌斜面培养基。

2）培养基：半固体琼脂培养基。

（2）方法

1）同斜面培养基接种法 1）、2）、3）。接种环改用接种针。

2）右手持接种针，灭菌冷却后，以接种针挑取少许菌苔，垂直刺入半固体培养基的中心，伸入培养基高度约3/4处，然后循原路退出，置37℃培养箱中培养18 ～ 24 小时，观察结果（实验图 2-4）。

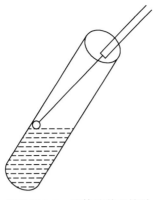

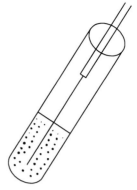

实验图 2-3　液体培养基接种
法示意图

实验图 2-4　半固体培养
基接种法示意图

## （三）细菌生长现象与代谢产物观察（示教）

### 1. 细菌在培养基中的生长现象观察

（1）材料

1）菌种：乙型溶血性链球菌、枯草芽孢杆菌、金黄色葡萄球菌、大肠埃希菌、痢疾志贺菌。

2）培养基：普通琼脂平板、血琼脂平板、液体培养基、半固体培养基。

（2）方法

1）将金黄色葡萄球菌、枯草芽孢杆菌、乙型溶血性链球菌分别接种于液体培养基。

2）将金黄色葡萄球菌、乙型溶血性链球菌分别接种于普通琼脂平板和血琼脂平板。

3）将大肠埃希菌、痢疾志贺菌分别接种于半固体培养基。

4）将以上接种的培养基置 37℃ 培养箱中培养 18 ～ 24 小时，观察结果。

（3）结果

1）液体培养基：呈均匀浑浊生长（葡萄球菌）、形成菌膜（枯草芽孢杆菌）和沉淀生长（乙型溶血性链球菌）。

2）固体培养基：菌落和菌苔。注意菌落的大小、形态、透明度、颜色、表面和边缘是否整齐及周围有无溶血环。

3）半固体培养基：无动力的细菌（痢疾志贺菌）沿穿刺线生长，穿刺线清晰，周围培养基透明；有动力的细菌（大肠埃希菌）沿穿刺线向周围扩散生长，穿刺线模糊，周围培养基变为浑浊。

### 2. 细菌代谢产物观察

（1）糖发酵试验：将大肠埃希菌分别接种到葡萄糖及乳糖发酵管中，再将痢疾志贺菌分别接种到同样的发酵管中，置 37℃ 培养箱中培养 18 ～ 24 小时，观察结果。大肠埃希菌既能分解乳糖，又能分解葡萄糖产酸产气，使培养基变黄，倒置小导管中有气泡，用符号"+"表示；痢疾志贺菌分解葡萄糖产酸不产气，培养基变黄，导管中无气泡，用"+"表示；痢疾志贺菌不分解乳糖，发酵管不变色，导管中无气泡，用"-"表示（实验表 2-1）。

实验表 2-1　大肠埃希菌与痢疾志贺菌的糖发酵试验结果

| 细菌种类 | 葡萄糖 | 乳糖 | 细菌种类 | 葡萄糖 | 乳糖 |
|---|---|---|---|---|---|
| 大肠埃希菌 | + | + | 痢疾志贺菌 | + | - |

(2) 靛基质试验：将大肠埃希菌、痢疾志贺菌分别接种到两支蛋白胨水中，置 37℃ 培养箱中培养 18 ～ 24 小时后，沿培养基管壁缓缓滴加靛基质指示剂 0.5ml，观察结果。接种大肠埃希菌的试管在培养基表面出现红色化合物，为靛基质试验阳性，用 "＋" 表示；接种痢疾志贺菌的试管则出现黄色，为靛基质试验阴性，用 "－" 表示。

## 三、实验报告

(1) 记录并分析平板划线接种法的结果。
(2) 描述细菌在固体、液体、半固体培养基上的生长现象。
(3) 记录糖发酵试验及靛基质试验的实验结果。

（苏书亮）

# 实验三　细菌的分布检查、消毒与灭菌、药物敏感试验

## 一、实验目的

(1) 学会不同部位细菌的检查方法，认识细菌的分布情况。
(2) 学会常用消毒灭菌法。
(3) 认识并学会使用常用的消毒灭菌器。
(4) 学会药物敏感试验。

## 二、实验内容和方法

### （一）细菌在人体及自然界的分布与检查（操作）

**1. 空气中细菌的检查**　取普通琼脂平板 2 个，一个放实验室内揭开平皿盖，在空气中暴露 10 分钟后盖上；另一个放在消毒过的无菌室或超净工作台上，暴露 10 分钟后盖上平皿盖，分别做好标记，置 37℃ 培养箱培养 18 ～ 24 小时，观察并记录实验结果。

**2. 咽喉部细菌的检查**　以下两种方法任选一种：

(1) 咽拭子法：每两位同学为一组，取血平板一个，在平板底部正中画一直线分为两部分，分别做好标记，由两位同学用无菌操作分别将咽喉部棉拭子标本涂于血平板表面的相应位置，然后再用接种环划线，37℃ 培养 18 ～ 24 小时，观察并记录实验结果。

(2) 咳碟法：取血琼脂平板一个，将盖打开，置于距口 10cm 处，用力咳嗽数次，盖好盖子，在平板底面做好标记，37℃ 培养 18 ～ 24 小时，观察并记录实验结果。

### （二）常用消毒灭菌及除菌方法介绍（示教）

**1. 高压蒸汽灭菌法**　是应用最广的灭菌法，凡能耐湿耐高温高压的普通培养基、生理盐水、敷料、手术器械、药品及注射用液体、玻璃器皿等，均可用此法灭菌。

先向高压蒸汽灭菌器的外筒内加水，把所需灭菌的物品放入内筒，盖好盖并将螺旋拧紧使之密闭。打开排气阀开始加热，待水沸腾后，排气阀开始排出气体，筒内冷空气完全排出后，持续排水蒸气时，关上排气阀。此时筒内压力逐渐上升。至压力达到 103.4kPa 时，此时温度为 121.3℃，调节热源，维持 20 ～ 30 分钟可达到灭菌目的。灭菌完毕，关掉热源，待压力下降到 0 时，徐徐开放排气阀，排除余气后开盖取物。

**2. 干热灭菌法** 主要用于玻璃器皿、试管、吸管、三角烧瓶、粉剂等的灭菌。用时将需要灭菌的物品经清洗和晾干之后整齐摆放在干烤箱内，不宜过挤，关闭两层箱门，通电，待温度升高到 160 ~ 170℃，维持 2 小时即可达到灭菌目的。温度不可过高，以免棉塞或包装纸烤焦甚至燃烧。灭菌完毕，关闭电源，待温度自然下降到 40℃以下方可开门取物，以防玻璃器皿骤冷破裂。

**3. 滤过除菌法** 用物理阻留的方法将液体中的细菌除去，常用于不耐热的液体培养基、血清、溶液以及药品的除菌或分离细菌外毒素及病毒。其常用的滤器有蔡氏滤器和玻璃滤器。

### （三）消毒与灭菌试验（操作）

**1. 皮肤消毒试验** 每两位同学为一组，取一个普通琼脂平板，在平板底部用笔划分为 5 格，标明序号，两人用未消毒手指分别在培养基上各涂一格（1 格、2 格），然后用聚维酮碘消毒手指后再各涂一格（3 格、4 格），余下第 5 格作为空白对照，盖好盖，置 37℃培养 18 ~ 24 小时，观察并记录实验结果。

**2. 热力灭菌试验** 取 4 支无菌肉汤管，分别标记为 1、2、3、4 号，其中 1、2 号管接种大肠埃希菌，3、4 号管接种枯草芽孢杆菌，将 1、3 号管在水浴锅中煮沸 5 ~ 10 分钟，然后均置于 37℃培养 18 ~ 24 小时，观察并记录实验结果。

**3. 紫外线杀菌试验** 取普通琼脂平板一个，密集划线接种大肠埃希菌。用无菌小镊子把经过灭菌的长方形纸片贴于平板表面中央部分。打开平皿盖约 2/3，置于紫外线灯下距离 20 ~ 30cm 处照射 30 分钟，盖上平皿盖，置于 37℃培养 18 ~ 24 小时，观察并记录实验结果。

### （四）药物敏感试验（纸片法）（操作）

（1）用接种环取大肠埃希菌或葡萄球菌培养物，在整个琼脂平板表面密集划线涂布均匀。

（2）稍干后，用镊子无菌操作取药敏纸片，贴在涂布细菌的培养基表面，一次贴成，不得移动，并使其贴平。纸片一贴上就不可再拿起，因纸片中的药液已扩散到琼脂中。每取一种药敏纸片前，均须先灭菌镊子并冷却。每张纸片中心间距不少于 24mm，纸片中心距平板边线距离不少于 15mm，直径为 90mm 的平板最多贴 6 片（实验图 3-1）。

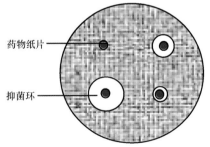

药物纸片

抑菌环

实验图 3-1　细菌对药物的敏感试验示意图

（3）将平板放入 37℃温箱培养 18 ~ 24 小时后观察结果。

（4）结果：若细菌对某种抗菌药物敏感，则在药物纸片的周围有一圈无细菌生长的区域，即抑菌圈。通过测量抑菌圈直径的大小，可判断对药物的敏感度，一般以敏感、中介、耐药三个等级报告结果（实验表 3-1）。

敏感（S）：指细菌被常用剂量的抗菌药物所抑制。

中介（I）：指细菌被高于常用剂量的抗菌药物所抑制，但治疗指数低（即治疗量与中毒量接近）；或者是敏感与耐药之间的缓冲带，为实验误差造成。

耐药（R）：指细菌不被常用剂量的抗菌药物所抑制，治疗效果差。

实验表 3-1  常用药敏试验纸片法判断标准

| 细菌 | 抗菌药物 | 抑菌环直径 | | |
|------|----------|:---:|:---:|:---:|
| | | R | I | S |
| 葡萄球菌属 | 青霉素 | ≤ 28 | — | ≥ 29 |
| | 红霉素 | ≤ 13 | 14 ~ 22 | ≥ 23 |
| | 氨苄西林 | ≤ 28 | — | ≥ 29 |
| | 头孢唑林 | ≤ 14 | 15 ~ 17 | ≥ 18 |
| | 庆大霉素 | ≤ 12 | 13 ~ 14 | ≥ 15 |
| | 四环素 | ≤ 14 | 15 ~ 18 | ≥ 19 |
| | 环丙沙星 | ≤ 15 | 16 ~ 20 | ≥ 21 |
| | 磺胺药 | ≤ 12 | 13 ~ 16 | ≥ 17 |
| 肠杆菌科 | 氨苄西林 | ≤ 13 | 14 ~ 16 | ≥ 17 |
| | 头孢唑林 | ≤ 14 | 15 ~ 17 | ≥ 18 |
| | 庆大霉素 | ≤ 12 | 13 ~ 14 | ≥ 15 |
| | 四环素 | ≤ 14 | 15 ~ 18 | ≥ 19 |
| | 环丙沙星 | ≤ 15 | 16 ~ 20 | ≥ 21 |
| | 磺胺药 | ≤ 12 | 13 ~ 16 | ≥ 17 |

## 三、实 验 报 告

(1)记录空气、皮肤及咽喉部细菌检查的结果。

(2)记录热力灭菌及紫外线杀菌试验结果。

(3)记录皮肤消毒试验的结果。

(4)说明药物敏感试验（纸片法）的方法及结果。

（苏书亮）

# 实验四  常见病原菌实验

## 一、实 验 目 的

(1)识别各种常见病原菌的形态、结构、排列和染色性及所致疾病。

(2)辨认常见病原菌培养物的特点，知道厌氧培养常用方法。

(3)初步学会血浆凝固酶试验操作，认识其临床意义。

(4)观察抗"O"试验、肥达试验和抗酸染色试验，学会判断结果，并知道其临床意义及应用。

# 二、实验内容和方法

## （一）常见病原菌形态结构和培养物观察

### 1. 常见病原菌形态结构观察（示教）

（1）材料：常见病原菌染色标本片，如葡萄球菌、链球菌、肺炎链球菌、脑膜炎奈瑟菌、淋病奈瑟菌、大肠埃希菌、伤寒沙门菌、变形杆菌、破伤风芽孢梭菌、炭疽芽孢杆菌、霍乱弧菌等的革兰染色标本片，结核分枝杆菌抗酸染色标本片、白喉棒状杆菌异染颗粒标本片。

（2）方法

1）形态观察：用油镜观察各种病原菌，注意比较形态、大小、排列及染色性。

2）特殊结构观察

荚膜：肺炎链球菌的荚膜标本片。

鞭毛：变形杆菌鞭毛标本片。

芽胞：炭疽芽孢杆菌、破伤风芽孢梭菌的芽胞标本片。

### 2. 化脓性球菌和肠道杆菌培养物观察（示教）

（1）材料：化脓性球菌的血平板培养物，肠道杆菌在肠道选择培养基 SS 或麦康凯平板上的培养物，铜绿假单胞菌在普通平板上的培养物。

（2）方法：观察葡萄球菌在固体培养基上的菌落形态、色素、溶血环；链球菌和肺炎链球菌的菌落形态和溶血环。观察并比较大肠埃希菌、伤寒沙门菌、志贺菌的菌落大小和颜色。观察铜绿假单胞菌菌落形态、色素。

## （二）血浆凝固酶试验——玻片法（操作）

### 1. 原理
大多数致病性葡萄球菌能产生血浆凝固酶，而非致病性葡萄球菌不能产生此酶。该酶能使含抗凝剂的兔血浆或人血浆中的纤维蛋白原变成纤维蛋白，从而使血浆出现凝固现象。

### 2. 材料
金黄色葡萄球菌及表皮葡萄球菌 18～24 小时培养物、兔血浆、0.9% 氯化钠溶液、载玻片等。

### 3. 方法

1）取 0.9% 氯化钠溶液，分别在载玻片两侧各加一滴。

2）用接种环烧灼灭菌后，取金黄色葡萄球菌培养物少许于玻片左侧盐水中研磨均匀，同法取表皮葡萄球菌于玻片右侧 0.9% 氯化钠内溶液中磨匀作对照，观察有无自凝现象。

3）如无自凝，则在玻片左右两侧菌液中各加兔血浆一滴后摇匀。2 分钟内如出现颗粒状凝集，即为阳性；若未出现颗粒状凝集，即为阴性。

### 4. 结果
金黄色葡萄球菌血浆凝固酶试验阳性，表皮葡萄球菌血浆凝固酶试验阴性。

### 5. 临床意义
血浆凝固酶试验是鉴别葡萄球菌有无致病性的重要指标。

## （三）抗链球菌溶血素 O 试验（抗"O"试验）——胶乳法（操作或示教）

### 1. 原理

1）本试验是间接凝集试验。溶血素 O 抗原是可溶性抗原，与相应抗体结合后，形成肉眼不可见的复合物，当其吸附在与免疫无关的胶乳颗粒上（溶血素 O 抗原致敏胶乳），成为颗粒性抗原，再与相应的抗"O"抗体结合，则出现肉眼可见的凝集现象。

2）正常情况下，人体血清中含有一定量的抗"O"抗体，能与一定量的溶血素 O 抗原结合。当链球菌感染时血清中抗"O"抗体含量明显增高。除能与一定量的溶血素 O 抗原结合外（肉眼看不见），还有剩余抗"O"抗体与胶乳上的溶血素 O 抗原结合，而使胶乳出现凝集（肉眼可见）。

**2. 实验材料** 待检血清、溶血素 O 溶液、ASO 胶乳试剂（溶血素 O 抗原致敏胶乳）、阳性对照血清、阴性对照血清、反应板或载玻片。

**3. 实验方法** 反应板方格试剂盒滴加顺序：在 1、2、3 号格分别各滴一滴待测血清、阳性对照血清、阴性对照血清后每格再滴溶血素 O 1 滴摇匀，2 分钟后各滴加 1 滴 ASO 胶乳试剂后摇匀，2 分钟后观察结果。

**4. 实验结果** 先观察对照格：阳性血清出现凝集现象，阴性血清不出现凝集现象。再观察待测血清格：若凝集为阳性，不凝集为阴性。

**5. 临床意义** 凝集效价＞1：400，可作为急性肾小球肾炎、风湿热等与链球菌感染有关疾病的辅助诊断。

## （四）肥达试验（示教）

**1. 原理** 用已知伤寒沙门菌 O、H 抗原，甲、乙、丙型副伤寒沙门菌 H 抗原与患者血清做定量凝集试验，以辅助诊断伤寒、副伤寒。

**2. 材料** 伤寒沙门菌 O、H 抗原，甲、乙、丙型副伤寒沙门菌 H 抗原，1：20 稀释患者血清 5ml，0.9% 氯化钠溶液，有孔塑板，1ml 吸管等。

**3. 方法**

（1）取 28 支小试管分 4 列，每排 7 管排于试管架上，于第 1 列上分别标明"O"、"H"、"PA"、"PB"。

（2）每管各加生理盐水 0.5ml。

（3）每排第 1 管各加 1：10 待检血清 0.5ml，并做倍比稀释，即从每排的第 1 管开始吸取混匀后的血清 0.5ml 置于第 2 管，如此类推直至第 6 管。将第 6 管内混匀后的血液弃去 0.5ml，第 7 管不加血清作为阴性对照。此时第 1～第 6 管的血清稀释度分别为 1：20、1：40、1：80、1：160、1：320、1：640。

（4）每列的第 1～第 7 管加相应诊断菌液（TO、TH、PA、PB）各 0.5ml，至此第 1～第 6 管血清最终稀释度分别为 1：40～1：1280。

（5）混匀置室温或 35℃ 温箱 24 小时后观察结果，具体结果见实验表 4-1。

**实验表 4-1　肥达试验试管法**

| 试管号 | 1 | 2 | 3 | 4 | 5 | 6 | 7 |
|---|---|---|---|---|---|---|---|
| 0.9% 生理盐水 (ml) | 0.5 | 0.5 | 0.5 | 0.5 | 0.5 | 0.5 | 0.5 |
| 稀释血清 (ml) | 0.5 | 0.5 | 0.5 | 0.5 | 0.5 | 0.5 | 弃 0.5 |
| 血清稀释度 | 1：20 | 1：40 | 1：80 | 1：160 | 1：320 | 1：640 | 0 |
| 诊断菌液 (ml) | 0.5 | 0.5 | 0.5 | 0.5 | 0.5 | 0.5 | 0.5 |
| 血清最终稀释度 | 1：40 | 1：80 | 1：160 | 1：320 | 1：640 | 1：1280 | 0 |

**4. 结果判定**

（1）抗原对照孔：液体浑浊，无凝集现象。

（2）凝集程度记录

＋＋＋＋：细菌全部凝集，凝块沉于管底，上层液体澄清透明。

＋＋＋：大部分细菌（约 75%）凝集，上层液体轻度浑浊。

＋＋：部分细菌（约 50%）凝集，上层液体半透明。

＋：小部分细菌（约 25%）凝集，液体较浑浊。

－：细菌不凝集，液体浑浊，与对照管相同。

（3）效价（滴度）判定：以出现明显凝集（＋＋）的血清最高稀释度为该血清的凝集效价。

（4）报告方式

1）报告 O、H 血清效价。

2）血清最低稀释倍数仍无凝集现象的报告阴性。

3）如第 6 管的血清最高稀释倍数时仍在 ＋＋ 以上者，应报告高于 1∶1280。

4）正常值：在正常人血清中，可含一定量的伤寒、副伤寒抗体，即正常效价。如待测血清中所测得效价高于正常值，有临床意义。

正常值：伤寒"H"（TH）＜ 1∶160。

伤寒"O"（TO）＜ 1∶80。

甲型副伤寒（PA）＜ 1∶80。

乙型副伤寒（PB）＜ 1∶80。

丙型副伤寒（PC）＜ 1∶80。

**5. 临床意义** 辅助诊断伤寒、副伤寒。

## （五）厌氧培养介绍（示教）

培养方法：生物法——肉渣培养法；物理法——抽气换气法；化学法——硫乙醇酸钠法、厌氧罐法、厌氧袋法等。

## （六）结核患者痰标本涂片及抗酸染色（操作或示教）

**1. 材料** 用高压蒸汽灭菌过的结核患者痰液标本、抗酸染液（苯酚复红、3% 盐酸乙醇溶液、碱性亚甲蓝染液）。

**2. 方法**

（1）涂片：无菌操作用接种环挑取痰标本约 0.1ml 均匀涂抹于载玻片中央，制成 2.0cm×2.5cm 厚涂片，在空气中自然干燥或经火焰固定。

（2）抗酸染色：①初染：滴加苯酚复红液将菌膜覆盖，在酒精灯火焰上加热到有蒸气出现后放置 10 分钟，水洗。②脱色：用 3% 盐酸乙醇溶液脱色，直至红色染料基本脱净为止，水洗。③复染：滴加碱性亚甲蓝染液复染 1 分钟，水洗，滤纸吸干后镜检。

（3）油镜观察结果：结核分枝杆菌呈红色，为抗酸菌。染成蓝色的细菌为非抗酸菌。

## 三、实 验 报 告

（1）绘出各种病原菌镜下形态和部分病原菌的特殊结构，并说出这些病原菌所致疾病。

（2）记录血浆凝固酶试验、抗"O"试验、肥达试验和抗酸染色试验的结果，学会判断结果，并知道其临床意义及应用。

（杨艳萍）

## 实验五 病毒及其他原核细胞型微生物

## 一、实 验 目 的

（1）认识病毒包涵体、螺旋体、真菌的形态及真菌菌落特点。

(2) 初步学会浅部真菌的检查方法。

(3) 观察乙肝病毒表面抗原 ELISA 检测步骤，记录结果并分析意义。

# 二、实验内容和方法

## （一）病毒包涵体及其他原核微生物的形态观察（示教）

### 1. 形态学观察（实验表 5-1）

**实验表 5-1　其他微生物及病毒包涵体的形态特征**

| 标本名称 | 染色方法 | 形态特征 |
|---|---|---|
| 狂犬病毒包涵体 | HE 染色 | 嗜酸性包涵体，呈红色，圆形或椭圆形，数量 1 个或多个 |
| 钩端螺旋体 | Fontana 镀银 | 菌体棕褐色，螺旋致密规则，一端或两端弯曲成钩状 |
| 梅毒螺旋体 | Fontana 镀银 | 菌体棕褐色，螺旋细密整齐，菌体硬直，两端尖 |
| 支原体 | Giemsa 染色 | 淡紫色，呈球形、杆状、丝状、分枝状等多种形态 |
| 沙眼衣原体包涵体 | Giemsa 染色 | 包涵体内有许多染成深蓝或暗紫色的原体和始体颗粒 |
| 恙虫病立克次体 | Giemsa 染色 | 紫蓝色，形态以球杆状或杆状为主，两端有浓染现象 |
| 白假丝酵母菌 | 革兰染色 | G$^+$，圆形或卵圆形，单细胞，大小不等，染色不均，假菌丝、芽生孢子、厚膜孢子 |
| 新生隐球菌 | 墨汁负染色 | 菌体圆形，大小不一，菌体外有宽厚透明荚膜 |
| 皮肤丝状菌 | 不染色 | 分支菌丝和孢子 |

**2. 方法**　显微镜观察：用高倍镜、油镜观察以上各种标本片，注意观察菌体的镜下形态、染色性、排列特点、在细胞中的位置。

## （二）真菌培养物观察

**1. 材料**　沙保弱培养基上的白假丝酵母菌、丝状菌培养物。

**2. 方法**　观察菌落的特征。

（1）酵母型菌落：圆形、表面光滑湿润、柔软而致密，乳白或奶白色。

（2）丝状菌落：由许多疏松的菌丝构成，菌落呈棉絮状、绒毛状或粉末状，菌落中央有皱褶，外围有放射状沟，多为茶褐色。

## （三）浅部真菌的检查方法

皮肤丝状菌的检查：用小镊子取病变头发、皮屑、指（趾）甲屑等标本，放在载玻片中央。加 1 ～ 2 滴 10% KOH 溶液，覆加一盖玻片，在酒精灯上微微加温，以加速角质软化及溶解，使标本透明，然后轻轻加压使成薄片，驱走气泡并吸去周围溢液。先用低倍镜观察有无真菌菌丝或孢子，再用高倍镜观察菌丝、孢子的特征。

## （四）酶联免疫吸附试验（ELISA）——检测 HBsAg

**1. 材料**　HBsAg 酶标试剂盒、待检血清、移液器、移液器吸嘴等。

**2. 原理**　ELISA 是一种用酶标记抗原或抗体，以提高抗原抗体反应灵敏度的免疫学检测方法。

HBsAg 常用 ELISA 双抗体夹心法检测。采用单克隆抗 -HBs 包被反应板，加入待检血清，当标本中存在 HBsAg 时，则与反应板中的抗 -HBs 结合，形成抗 -HBs-HBsAg 复合物。然后再加入酶标抗体, 形成抗 -HBs-HBsAg- 酶标抗体复合物 ( 双抗体夹心法 ), 最后加入底物, 酶催化底物呈显色反应; 反之则无显色反应。

### 3. 方法

(1) 加样: 将 50μl 待检血清和阳性、阴性对照血清分别加入已包被的反应板中, 同时设空白对照 1 孔。

(2) 加酶结合物: 除空白对照孔外, 其余每孔各滴加酶标抗 -HBs 1 滴。

(3) 孵育: 混匀后封板, 置 37℃温箱中孵育 30 分钟。

(4) 洗板: 甩去微孔中液体, 然后每孔加满洗涤液, 静置 15 秒后甩去、拍干, 反复洗涤 5 次。

(5) 加底物: 每孔滴加显色剂 A 液和 B 液各 1 滴, 充分混匀, 封板, 置 37℃温箱中孵育 15 分钟。

(6) 加终止液: 每孔内分别滴加终止液 1 滴, 终止反应。

### 4. 结果判断
目测: 阳性对照孔呈棕黄色, 阴性对照孔无色。待检血清孔呈棕黄色为试验阳性结果, 无色为试验阴性结果。

### 5. 意义
ELISA 夹心法若出现有色反应, 则说明待检血清中有 HBsAg。颜色越深表明样本中 HBsAg 含量越高, HBsAg(+) 是 HBV 感染的主要标志之一。

## 三、实验报告

(1) 绘出狂犬病毒内基小体、钩端螺旋体、梅毒螺旋体、白假丝酵母菌、新生隐球菌的形态图。

(2) 记录 ELISA 实验结果并分析其临床意义。

（李 辉）

## 实验六　常见人体寄生虫实验

## 一、实 验 目 的

(1) 辨认常见蠕虫虫卵、幼虫、成虫的形态。

(2) 初步识别常见吸虫中间宿主的形态特征。

(3) 识别常见原虫滋养体和包囊的形态特征。

(4) 初步学会线虫卵的检查方法: 包括粪便直接涂片法和饱和盐水浮聚法及透明胶纸法。

## 二、实验内容和方法

### （一）医学蠕虫虫卵形态观察（示教）

显微镜下观察医学蠕虫虫卵标本: 线虫纲包括蛔虫卵、钩虫卵、蛲虫卵、鞭虫卵; 吸虫纲包括肝吸虫卵、姜片虫卵、肺吸虫卵、日本血吸虫卵; 绦虫纲的绦虫卵。观察虫卵的外形、颜色、大小、卵壳及卵内构造 ( 实验表 6-1)。

**实验表 6-1　蠕虫卵鉴别要点**

| 虫卵 | 大小 (μm) | 形状 | 颜色 | 卵壳 | 构造 |
|---|---|---|---|---|---|
| 受精蛔虫卵 | (45～75)×(35～50) | 宽椭圆 | 棕黄色 | 厚 | 壳外有凹凸不平的蛋白质膜，卵内有一个卵细胞 |
| 未受精蛔虫卵 | (88～94)×(38～44) | 长椭圆 | 黄色 | 薄 | 壳外蛋白质膜较薄，卵内充满卵黄颗粒 |
| 钩虫卵 | (56～76)×(36～40) | 椭圆 | 无色 | 薄 | 卵内有 4～8 个卵细胞，与壳之间有明显的空隙 |
| 蛲虫卵 | (50～60)×(20～30) | 柿核形 | 无色 | 厚 | 两侧不对称，内含幼虫 |
| 肝吸虫卵 | (27～35)×(12～20) | 芝麻粒形 | 黄褐色 | 较厚 | 卵盖明显，有肩峰和小疣，内含毛蚴 |
| 肺吸虫卵 | 大约 100×54 | 椭圆 | 金黄色 | 厚薄不均 | 卵盖倾斜明显，卵内有一个卵细和十余个卵黄细胞 |
| 日本血吸虫卵 | 86×65 | 椭圆 | 淡黄色 | 薄 | 无卵盖，有侧棘，卵内含一毛蚴 |
| 带绦虫卵 | 31～43 | 圆 | 棕黄色 | 薄易脱落 | 胚膜厚，有放射状条纹，内含六钩蚴 |

## （二）蠕虫成虫形态观察（示教）

（1）肉眼观察蛔虫、钩虫和蛲虫成虫标本，注意其形态、颜色、大小及雌雄虫区别。镜下观察两种钩虫头部玻片标本，注意其钩齿或板齿的数目、形状。

（2）肉眼观察肝吸虫、肺吸虫、日本血吸虫成虫标本，注意其形态、颜色、大小、吸盘及日本血吸虫雌、雄虫合抱状态。

（3）猪肉绦虫、牛肉绦虫成虫大体标本，观察其形态、颜色、大小、节片数目、头节、颈节特征。

成虫：肉眼观察，虫体乳白色，带状，分节。

头节：低倍镜观察标本，两种绦虫吸盘、顶突、小钩等。

孕节：低倍镜观察压片标本，子宫侧支数目。

## （三）蠕虫幼虫形态观察（示教）

**1. 猪囊尾蚴**　肉眼观察囊尾蚴的形态、颜色、大小、囊壁的厚薄头节凹入囊内呈白色小点的特点。肉眼观察被囊尾蚴寄生的猪肉病理标本（米猪肉），注意囊尾蚴呈黄豆状，其外被宿主组织反应形成的囊壁组织所包围以及囊内白色小结节状头节的特点。

**2. 日本血吸虫**　低倍镜下观察尾蚴染色玻片标本。尾蚴分为体部及尾部，尾部又分尾干和尾叉。体部为长椭圆形，尾叉的长度小于尾干长度的 1/2。

## （四）吸虫中间宿主形态观察（示教）

（1）肉眼观察肝吸虫的第一中间宿主豆螺、沼螺，第二中间宿主淡水鱼、虾的形态特征。

（2）肉眼观察肺吸虫的第一中间宿主川卷螺，第二中间宿主溪蟹、蝲蛄的形态特征。

（3）肉眼观察日本血吸虫中间宿主钉螺的形态特征。

## （五）医学原虫形态观察（示教）

### 1. 痢疾阿米巴原虫标本观察

（1）痢疾阿米巴大滋养体标本（铁苏木素染色）：用油镜观察，注意大滋养体的大小及内、外质的区别，形态、伪足及内质中有无红细胞，核的形状，核膜、染色质粒及核仁大小与位置等。

（2）包囊标本（碘液染色）：用油镜观察，注意包囊的形态，核的数目及结构，未成熟包囊的拟染色体的形态、数目、糖原泡的形状。

### 2. 阴道滴虫标本观察

（1）滋养体染色标本（瑞氏、Giemsa 或铁苏木素）：用油镜观察，注意其形状、大小、核的特征、鞭毛的数目、轴柱及波动膜。

（2）滋养体活体标本：用低倍镜观察，注意虫体的运动、透明度、大小及形状。

### 3. 疟原虫标本观察

（1）间日疟原虫红细胞内各期薄血片标本（瑞氏或 Giemsa 染色）：用油镜观察间日疟原虫的早期滋养体、晚期滋养体、未成熟裂殖体、成熟裂殖体、雌配子体及雄配子体，注意疟原虫细胞核、细胞质及疟色素的颜色、形态及分布，以及被寄生的红细胞大小、着色及有无薛氏小点。

（2）恶性疟原虫早期滋养体及配子体：染色玻片标本观察方法及内容同间日疟原虫，注意两种疟原虫的区别。

### 4. 刚地弓形虫标本观察
滋养（Giemsa 染色）：用油镜观察，注意其形态、细胞质及细胞核颜色、大小、位置。

## （六）粪便中寄生虫卵检查

### 1. 粪便寄生虫卵检查方法介绍
粪便寄生虫卵检查是确诊寄生虫病的重要方法，结果实在、明确清楚。

（1）标本要求：①粪便要新鲜。②尽快检查。③注意防止污染。④不要混有尿液或掺水。⑤盛便容器要净洁。

（2）检查方法

1）直接涂片法：取洁净载玻片于中央滴加生理盐水，用竹签挑取粪便在生理盐水内涂抹混匀并将粪液扩展，以透过粪膜看清印刷字迹为宜，然后镜检。

2）沉淀法：利用虫卵比重比水大的特点检查虫卵，有自然沉淀法、倒置沉淀法、离心沉淀法等，阳性率高。

3）浮聚法：利用比重比虫卵大的液体使虫卵浮集于液体表面进行检查，利于提高检出率，主要方法有饱和盐水浮聚法、硫酸锌离心浮聚法、尼龙袋集卵法等。

（3）蛲虫卵的检查：蛲虫主要是在肛门周围产卵，主要方法有：

1）透明胶纸法（示教）：取一块 6cm×2cm 透明胶纸贴在一干净的盖玻片上，另取一张干净的玻片置于其下，然后将胶纸的一端掀开包到下方的玻片，手拿无胶纸的一端玻片，把包有胶纸的玻片贴到肛门周围皮肤并轻压着，取下后将胶纸复位，镜检。

2）棉签拭子法：将一根棉签浸到生理盐水中让其湿透并挤掉过多的水分，然后把棉签在肛周皮肤上揩拭，再把棉签的擦拭物涂片镜检或将揩拭物放到生理盐水试管中振洗静置、离心沉淀，吸取沉淀镜检。

**2. 粪便蠕虫卵检查**（操作）

（1）材料

器材：载玻片、漂浮瓶（或青霉素小瓶）、滴管、烧杯、竹签、粪便盒、生理盐水、饱和盐水、来苏儿。

粪便标本：同学自带，粪便量约为红枣大小。

（2）直接涂片法：取洁净载玻片一张，于中央滴加生理盐水1～2滴，用竹签挑取绿豆大小粪便与生理盐水混匀至无粪块为止。将粪液扩展成2cm×3cm均匀薄膜，以透过粪膜看清字迹为宜。用低倍镜检查，必要时可换高倍镜，镜台要平放，不可倾斜。

（3）饱和盐水漂浮法：用竹签自粪便不同处挑起黄豆大小的粪块，置于盛有少量饱和盐水的漂浮瓶（或青霉素小瓶），充分搅匀，加饱和盐水至瓶口，改用滴管，加至略高于管口但不外溢为止。取载玻片一张盖在管口上，静置15分钟后垂直平提载玻片，并迅速翻转，覆以盖玻片，置镜下检查虫卵。

## （七）阴道毛滴虫检查

以取自阴道后穹隆的分泌物、尿液沉淀物或前列腺液中查见滋养体为确诊依据。阴道滴虫活体检查法常用生理盐水直接涂片法。

生理盐水直接涂片法：用消毒棉签在受检查者阴道后穹隆、子宫颈及阴道壁上取分泌物，然后在有1～2滴生理盐水的载玻片上作涂片镜检，可发现活动的虫体。天气寒冷时，应注意保温。

# 三、实验报告

（1）绘出下列虫卵的镜下形态：蛔虫卵、蛲虫卵、钩虫卵、肝吸虫卵、肺吸虫卵、日本血吸虫卵、绦虫卵。

（2）绘出痢疾阿米巴大滋养体及包囊，阴道滴虫滋养体，间日疟原虫早期滋养体、晚期滋养体、裂殖体及配子体，恶性疟原虫的早期滋养体及配子体，刚地弓形虫滋养体的镜下形态图。

（3）记录自带粪便虫卵检查结果。

（袁云霞）

# 实验七　免疫学试验

# 一、实验目的

（1）观察E花环、淋巴细胞转化、中性粒细胞吞噬淋病奈瑟菌标本片。

（2）观察动物过敏性休克现象，并能解释其原因。

（3）学会玻片凝集试验的操作，观察抗原抗体反应的现象，学会分析结果。

（4）初步学会识别常用免疫防治的生物制品。

# 二、实验内容和方法

## （一）免疫细胞标本片观察（示教）

**1. E花环试验标本片**　油镜下观察E花环标本片，淋巴细胞较大，呈蓝色。绵羊红细胞（SRBC）较小，呈红色。凡表面黏附≥3个绵羊红细胞的淋巴细胞为花环形成细胞（即T淋巴细胞）（实验图7-1）。

**2. 淋巴细胞转化试验标本片**（实验图7-2）

（1）未转化的淋巴细胞特点：细胞体积小，核大，深紫色，核染色体致密，细胞质少，染成蓝色。

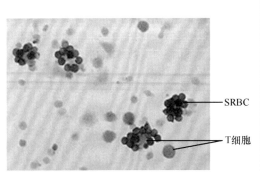

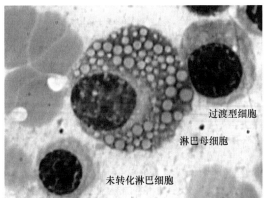

实验图7-1　E玫瑰花环试验图　　　　实验图7-2　淋巴细胞转化试验图

（2）已转化的淋巴细胞包括淋巴母细胞和过渡型细胞。①淋巴母细胞的特点：体积明显增大，是成熟淋巴细胞的3～4倍，染色质疏松成网状，核膜清晰，核内可见明显核仁1～4个；胞质丰富，嗜碱性，有伪足样突起。②过渡型细胞的特点：细胞体积略大，核质较疏松，胞质较多，嗜碱性，核内可见核仁。

**3. 中性粒细胞吞噬淋病奈瑟菌标本片**　油镜下观察标本片上中性粒细胞内有吞噬的革兰阴性双球菌（实验图7-3）。

**（二）豚鼠过敏反应（示教）**

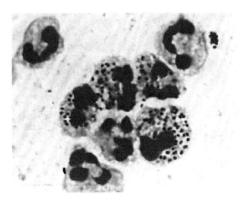

实验图7-3　中性粒细胞吞噬淋病奈瑟菌光镜图

**1. 致敏注射**　取体重250g左右的健康豚鼠2只，分别标记为甲和乙。两只豚鼠均在皮下注射1：10稀释的马血清0.1ml，使之致敏。

**2. 发敏注射**　2周后，甲豚鼠心内注射马血清原液0.5～1.5ml，乙豚鼠心内注射鸡蛋清0.5～1.5ml。密切观察两只豚鼠变化。

**3. 观察结果**　甲豚鼠在发敏注射后数分钟，表现为不安、竖毛、抓鼻、继而发生呼吸困难、抽搐、痉挛性跳跃、大小便失禁等症状，严重者会导致死亡。解剖可见肺气肿，肺胀满整个胸腔，这是支气管平滑肌痉挛的结果。乙豚鼠应不出现任何异常现象。

**（三）抗原抗体反应**

**1. 玻片凝集反应**（操作）

（1）材料：伤寒沙门菌诊断血清、被检细菌培养物、生理盐水、接种环、酒精灯等。

（2）操作方法

1）取洁净的载玻片一张，用蜡笔在中间分成左右两格，在左侧加伤寒沙门菌诊断血清

1 滴，右侧加生理盐水 1 滴作为对照。

2）用灭菌接种环挑取被检细菌培养物少许，先放在生理盐水内混匀，再蘸取均匀的细菌悬液放入诊断血清中混匀。

3）轻轻摇动玻片 2 ～ 3 分钟后观察后果（实验图 7-4）。

（3）结果观察：若生理盐水中的细菌不凝，而诊断血清内的细菌迅速凝集，为阳性；若生理盐水和诊断血清中的细菌均不凝，为阴性；若生理盐水和诊断血清中的细菌都发生了凝集，则为假阳性，说明被检细菌有自凝现象。

观察记录完毕，将玻片放入消毒缸，防止污染。

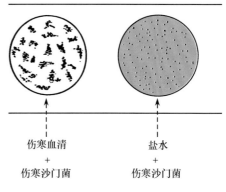

伤寒血清　　　　　　　　盐水
　＋　　　　　　　　　　＋
伤寒沙门菌　　　　　　伤寒沙门菌

实验图 7-4　玻片凝集试验示意图

**2. 试管凝集试验**　同肥达反应。

**3. 单向琼脂免疫扩散试验——IgG 的检测**（示教）　本试验为定量试验，主要用于检测血清中各类免疫球蛋白及补体各成分的含量。IgG 单扩板琼脂内含有抗 IgG 的抗体，在 IgG 单扩板上抗原孔中加入待测血清（抗原，含 IgG）并在琼脂内扩散，二者结合，抗原孔四周出现白色沉淀环。测量沉淀环直径，根据标准曲线换算出待测血清中 IgG 的含量。

（1）材料：IgG 单扩板（有商品供应）、待测血清、微量加样器、湿盒等。

（2）操作方法

1）按说明书要求稀释待测血清（1 ： 3）。

2）用微量加样器在单扩板的抗原孔中加已稀释的待测血清 10μl，每份待测血清样品加两孔，加满但不要溢出。

3）将单扩板放入湿盒中，置 37℃温箱扩散 24 小时。

4）测量两孔的沉淀环直径（mm），取平均值。

5）查标准曲线表，求出 IgG 的含量。

**4. 金标记斑点免疫层析试验——妊娠诊断试验**（操作）　本试验又称"一步金法"，是以硝酸纤维膜为载体，利用微孔膜的毛细管作用，使板条测试端的尿液慢慢向另一端渗移，在移运过程中发生抗原 - 抗体反应。所用试剂全部为干试剂，多种试剂结合在一个约 6mm×70mm 的板条上，试剂条两端附有吸水材料。本试验多应用于早孕的测定。

（1）材料：待检尿液、测试条。

（2）操作方法：取测试条，将测试端插入尿液至标记处 3 ～ 5 秒，取出平放，置室温下 3 分钟观察结果。

（3）结果判定

阳性：测试条的对照线、检测线均出现红色反应。

弱阳性：测试条的检测线颜色浅于对照线。

阴性：测试条仅对照线有红色反应。

无效：测试条检测线、对照线均无红色反应线出现，说明试验失败或测试条失效。

（4）注意事项：强阳性尿液中含 HCG 较多，对照线可能不出现或极浅淡，仅在反应区出现淡紫色区带。这条一端插入尿液过深或过浅，插入时间过长或过短也可影响结果。

（四）常用生物制品观察（示教）

**1. 人工自动免疫常用生物制品**

（1）疫苗：卡介苗、乙型肝炎疫苗、脊髓灰质炎疫苗、麻疹疫苗、百白破三联疫苗、脑膜炎奈瑟菌多糖菌苗、乙型脑炎疫苗、狂犬病疫苗、腮腺炎疫苗、水痘疫苗、甲型肝炎疫苗、百日咳菌苗、流感疫苗等。

（2）类毒素：白喉类毒素、破伤风类毒素。

**2. 人工被动免疫常用生物制品** 破伤风抗毒素、白喉抗毒素、抗狂犬病病毒免疫血清、多价肉毒抗毒素血清、丙种球蛋白、胎盘球蛋白等。

**3. 免疫治疗常用生物制品** 干扰素、IL-2、转移因子、胸腺素等。

**4. 免疫诊断常用生物制品** 伤寒 O 菌液，甲型副伤寒 H 菌液、乙型副伤寒 H 菌液、丙型副伤寒 H 菌液，伤寒 O 诊断血清、伤寒 H 诊断血清，志贺菌诊断血清等。

# 三、实　验　报　告

（1）绘出镜下所见 E 瑰玫花环、转化的 T 淋巴细胞、吞噬现象图。

（2）分析豚鼠过敏反应的现象及原理。

（3）记录玻片凝集试验、单向琼脂免疫扩散试验、金标记斑点免疫层析试验结果，写出其意义。

（4）记录并分析试管凝集反应的现象和效价。

（王　玲）

# 参考文献

安云庆 . 2013. 医学免疫学 . 第 3 版 . 北京：人民卫生出版社

曹雪涛 . 2013. 医学免疫学 . 第 6 版 . 北京：人民卫生出版社

陈兴保 . 2006. 病原生物学和免疫学 . 第 5 版 . 北京：人民卫生出版社

龚非力 . 2014. 医学免疫学 . 第 4 版 . 北京：科学出版社

郭庆奎，潘卫庆 . 2012. 病原生物学 . 第 2 版 . 北京：科学出版社

郝素珍，赵素莲 . 2007. 医学微生物学 . 西安：第四军医大学出版社

刘宗生 . 2004. 医学微生物学 . 北京：科学出版社

刘永琦，谢小冬 . 2013. 医学免疫学 . 第 2 版 . 北京：人民卫生出版社

刘世国，刘伯阳 . 2015. 病原生物学与免疫学实验 . 北京：高等教育出版社

路转娥，刘建红 . 2013. 病原生物与免疫学基础 . 第 2 版 . 北京：科学出版社

全国护士执业资格考试用书编写专家委员会 . 2014. 2015 全国护士执业资格考试指导同步练习题集 . 北京：人民卫生出版社

沈关心 . 2013. 医学免疫学 . 第 2 版 . 北京：人民卫生出版社

王锦 . 2013. 医学免疫学 . 北京：中国科学技术出版社

王玲 . 2013. 医学免疫学 . 北京：中国协和医科大学出版社

王玲，李玉晶，龙雨霏 . 2015. 基础医学课程知识点达标测试标准 . 北京：科学出版社

肖纯凌，赵富玺 . 2014. 病原生物学和免疫学 . 第 7 版 . 北京：人民卫生出版社

杨岸，潘运珍 . 2011. 病原生物与免疫学基础 . 北京：科学出版社

张卓然 . 2002. 医学微生物学和免疫学 . 第 4 版 . 北京：人民卫生出版社

张宝恩，皮至明 . 2012. 病原生物与免疫学基础 . 第 3 版 . 北京：科学出版社

赵斌，祝继英 . 2015. 病原生物学与免疫学 . 北京：科学出版社

周正任 . 2005. 医学微生物学 . 第 6 版 . 北京：人民卫生出版社

祖淑梅，潘丽红 . 2011. 医学免疫与病原生物学 . 北京：科学出版社

# 教 学 大 纲

## (60 课时)

## 一、课程性质和课程任务

  病原生物与免疫学基础是护理、助产专业的一门重要的专业选修课程，是药剂、医学影像技术、中医康复保健等医学相关技术专业的一门专业技能课程。其主要内容包括医学微生物学、人体寄生虫学和免疫学基础三部分。本课程的主要任务是阐述与医学有关的病原生物与免疫学基础的基本内容，为今后其他专业技能课程和从事相关医疗卫生工作打下基础。

## 二、课程教学目标

### （一）职业素养目标

  （1）具有良好的世界观、人生观、价值观，具有较强的工作责任心、团队合作精神，良好的职业道德和严谨的工作态度，具有学习新知识、新技能的态度，具有胜任目前工作的能力。

  （2）具有良好的防病治病意识和无菌操作观念，并能用所学基本知识解决实际问题。

  （3）具有良好的人际沟通能力，能与患者、家属及服务对象进行积极有效的沟通，并能与相关人员进行专业交流。

  （4）能尊重服务对象的人格、信仰，理解服务对象人文背景及文化价值观。

  （5）具有良好的综合素质和较好的社会适应能力，能适应不同层次的医疗卫生工作的实际需求。

### （二）专业知识和技能目标

  （1）具备完成医疗卫生职业所需的《病原生物与免疫学基础》的基本理论和基本知识。

  （2）具有应用《病原生物与免疫学基础》的基本理论知识解决医疗卫生服务中常见问题的能力。

  （3）具有能够从事健康教育、重点人群保健、疾病预防宣传的基本知识和基本能力。

  （4）具有配合疾控部门处理突发公共事件的能力。

## 三、教学内容和要求

| 教学内容 | 教学要求 | | | 教学活动参考 | 教学内容 | 教学要求 | | | 教学活动参考 |
|---|---|---|---|---|---|---|---|---|---|
| | 了解 | 理解 | 掌握 | | | 了解 | 理解 | 掌握 | |
| 绪论<br><br>一、病原生物学的定义、范围、内容及学习目的 | | √ | | 理论讲授 | 二、免疫学的定义、范围、内容及学习目的<br>三、病原生物与人体免疫的相互关系<br>第一篇　医学微生物学 | | √<br><br>√ | | 案例教学 |

| 教学内容 | 教学要求 | | | 教学活动参考 | 教学内容 | 教学要求 | | | 教学活动参考 |
|---|---|---|---|---|---|---|---|---|---|
| | 了解 | 理解 | 掌握 | | | 了解 | 理解 | 掌握 | |
| 第1章　微生物学概述 | | | | 理论教授 | 第3节　呼吸道感染细菌 | | | | |
| 一、微生物的概念与分类 | | | √ | 案例教学 | 一、结核分枝杆菌 | | | √ | |
| 二、微生物与人类的关系 | √ | | | | 二、呼吸道其他病原菌 | √ | | | |
| 三、微生物学与医学微生物学 | | √ | | | 第4节　动物源性细菌 | | √ | | |
| 第2章　细菌概述 | | | | | 第5节　厌氧性细菌 | | | | |
| 第1节　细菌的形态与结构 | | | | 理论教学 | 一、厌氧芽孢梭菌属 | | | √ | |
| 一、细菌的大小与形态 | | | √ | PBL教学 | 二、无芽孢厌氧菌 | | √ | | |
| 二、细菌的结构 | | | √ | 实验教学 | 第4章　其他原核细胞型微生物 | | | | 理论教学 |
| 三、细菌形态检查法 | | | √ | 案例教学 | 第1节　支原体 | | √ | | 案例教学 |
| 第2节　细菌的生长繁殖与变异 | | | | | 第2节　立克次体 | | √ | | PBL教学 |
| 一、细菌的生长繁殖 | | √ | | | 第3节　衣原体 | | √ | | |
| 二、细菌的代谢产物 | | | √ | | 第4节　螺旋体 | | | | |
| 三、细菌的遗传和变异 | | | √ | | 一、钩端螺旋体 | | √ | | |
| 第3节　细菌与外界环境 | | | | | 二、梅毒螺旋体 | | √ | | |
| 一、细菌的分布 | √ | | | | 第5节　放线菌 | √ | | | |
| 二、消毒与灭菌 | | | √ | | 第5章　医学真菌学 | | | | |
| 三、生物安全 | √ | | | | 第6章　病毒概论 | | | | 理论讲授 |
| 第4节　细菌的致病性与感染 | | | | | 一、病毒的基本性状 | | | √ | PBL教学 |
| 一、细菌的致病性 | | | √ | | 二、病毒的致病性与免疫性 | | | √ | 案例教学 |
| 二、细菌感染的发生、发展和结局 | | | √ | | 三、病毒感染的微生物学检查 | | √ | | |
| 第3章　常见病原菌 | | | | 理论教学 | 四、病毒感染的防治原则 | | | √ | |
| 第1节　化脓性细菌 | | | | PBL教学 | 第7章　常见病毒 | | | | 理论教学 |
| 一、葡萄球菌属 | | | √ | 实验教学 | 第1节　呼吸道感染病毒 | | | | PBL教学 |
| 二、链球菌属 | | | √ | 案例教学 | 一、流行性感冒病毒 | | | √ | 实验观察 |
| 三、肺炎链球菌 | | | √ | | 二、麻疹病毒 | | | √ | 案例教学 |
| 四、奈瑟菌属 | | | √ | | 三、腮腺炎病毒 | | √ | | |
| 五、铜绿假单胞菌 | √ | | | | 四、冠状病毒和SARS冠状病毒 | | √ | | |
| 第2节　消化道感染细菌 | | | | | 五、其他呼吸道病毒 | √ | | | |
| 一、埃希菌属 | | | √ | | 第2节　肠道感染病毒 | | | | |
| 二、沙门菌属 | | √ | | | 一、脊髓灰质炎病毒 | | | √ | |
| 三、志贺菌属 | | | √ | | 二、柯萨奇病毒、埃可病毒、新型肠道病毒 | √ | | | |
| 四、霍乱弧菌 | | √ | | | | | | | |
| 五、幽门螺杆菌 | | √ | | | | | | | |

| 教学内容 | 了解 | 熟悉 | 掌握 | 教学活动参考 | 教学内容 | 了解 | 熟悉 | 掌握 | 教学活动参考 |
|---|---|---|---|---|---|---|---|---|---|
| 三、急性胃肠炎病毒 | √ | | | | 第3节 绦虫 | | | | PBL教学 |
| 第3节 肝炎病毒 | | | | | 一、链状带绦虫(猪肉绦虫) | | √ | | 案例教学 |
| 一、甲型肝炎病毒 | | | √ | | 二、肥胖带绦虫 | √ | | | |
| 二、乙型肝炎病毒 | | | √ | | 第4节 医学原虫 | | | | |
| 三、其他肝炎病毒 | √ | | | | 一、溶组织内阿米巴 | | √ | | |
| 第4节 反转录病毒 | | | | | 二、疟原虫 | | | √ | |
| 一、人类免疫缺陷病毒 | | | √ | | 三、阴道毛滴虫 | | | √ | |
| 二、人类嗜T淋巴细胞病毒 | √ | | | | 四、刚地弓形虫 | √ | | | |
| 第5节 其他病毒 | | | | | 第5节 医学节肢动物 | | | | |
| 一、虫媒病毒 | | | √ | | 一、形态特征及分类 | | √ | | |
| 二、狂犬病病毒 | | | √ | | 二、对人体的危害方式 | | √ | | |
| 三、出血热病毒 | | | √ | | 三、防治原则 | | √ | | |
| 四、疱疹病毒 | | | | | 四、常见医学节肢动物(生活习性、危害及形态) | | √ | | |
| 五、人乳头瘤病毒 | | √ | | | 第三篇 免疫学基础 | | | | |
| 六、朊粒 | √ | | | | 第10章 医学免疫学概述 | | | | |
| 第二篇 人体寄生虫学 | | | | | 一、免疫的概念 | | | √ | |
| 第8章 人体寄生虫学概述 | | | | | 二、免疫的功能 | | | √ | |
| 第1节 寄生现象与生活史 | | √ | | | 三、免疫学发展简史 | √ | | | |
| 第2节 寄生虫与宿主的相互关系 | | √ | | | 第11章 免疫学基础 | | | | 理论讲授 |
| 第3节 寄生虫病的流行与防治原则 | | √ | | | 第1节 免疫系统 | | | | PBL教学 |
| 第9章 常见人体寄生虫 | | | | 理论讲授 | 一、免疫器官和组织 | | | √ | 案例教学 |
| 第1节 线虫 | | | | 实验操作 | 二、免疫细胞 | | | √ | |
| 一、似蚓蛔线虫(蛔虫) | | | √ | | 三、免疫分子 | | √ | | |
| 二、钩虫 | | √ | | | 第2节 抗原 | | | | |
| 三、蠕形住肠线虫(蛲虫) | | √ | | | 一、抗原的概念和特性 | | | √ | |
| 四、丝虫 | | √ | | | 二、决定抗原免疫原性的因素 | | √ | | |
| 第2节 吸虫 | | | | | 三、抗原的特异性 | | | √ | |
| 一、华支睾吸虫(肝吸虫) | | √ | | | 四、抗原的分类 | √ | | | |
| 二、卫氏并殖吸虫(肺吸虫) | | √ | | | 第3节 免疫球蛋白和抗体 | | | | |
| 三、日本裂体吸虫(日本血吸虫) | | √ | | | 一、抗体和免疫球蛋白的概念 | | | √ | |
| | | | | | 二、免疫球蛋白的结构及分类 | | | √ | |

| 教学内容 | 教学要求 | | | 教学活动参考 | 教学内容 | 教学要求 | | | 教学活动参考 |
|---|---|---|---|---|---|---|---|---|---|
| | 了解 | 熟悉 | 掌握 | | | 了解 | 熟悉 | 掌握 | |
| 三、免疫球蛋白的生物学活性 | | | √ | | 第1节 免疫学检测技术 | | | | PBL 教学 |
| 四、五类免疫球蛋白特征与功能 | | | √ | | 一、检测抗原或抗体的体外试验 | | | √ | 实验操作 |
| 第4节 免疫应答 | | | | | 二、免疫细胞的检测 | | √ | | 案例教学 |
| 一、免疫应答概述 | | | √ | | 三、细胞因子的检测 | | √ | | |
| 二、固有免疫 | | | √ | | 第2节 免疫学防治 | | | | |
| 三、适应性免疫应答 | | √ | | | 一、免疫预防 | | | √ | |
| 四、固有免疫与适应性免疫应答的关系 | | √ | | | 二、免疫治疗 | √ | | | |
| 五、免疫耐受 | √ | | | | 第3节 移植免疫 | | | | |
| 第12章 临床免疫 | | | | 理论讲授 | 一、移植排斥反应的发生机制 | | | | |
| 第1节 超敏反应 | | | | PBL 教学 | 二、临床同种异型移植排斥反应的类型 | | | | |
| 一、Ⅰ型超敏反应 | | | √ | 案例教学 | 三、同种异型移植排斥反应的防治 | | | | |
| 二、Ⅱ型超敏反应 | | | √ | | 病原生物与免疫学基础实验指导 | | | | 理实一体 |
| 三、Ⅲ型超敏反应 | | | √ | | 实验目的及实验室规则 | | | | 实验操作 |
| 四、Ⅳ型超敏反应 | | | √ | | 实验一、细菌形态结构观察与染色 | √ | | | |
| 第2节 免疫缺陷病 | | | | | 实验二、细菌的培养与代谢产物观察 | | √ | | |
| 一、概念 | √ | | | | 实验三、细菌的分布检查、消毒与灭菌、药物敏感试验 | √ | | | |
| 二、特点 | √ | | | | | | | | |
| 三、常见类型 | √ | | | | 实验四、常见病原菌实验 | | √ | | |
| 四、治疗原则 | √ | | | | 实验五、病毒及其他原核细胞型微生物 | | √ | | |
| 第3节 自身免疫性疾病 | | | | | 实验六、常见人体寄生虫实验 | | √ | | |
| 一、概念 | √ | | | | | | | | |
| 二、特点 | √ | | | | | | | | |
| 三、常见类型 | √ | | | | | | | | |
| 四、治疗原则 | √ | | | | | | | | |
| 第13章 免疫学应用 | | | | 理实一体 | 实验七、免疫学试验 | | √ | | |

# 四、学时 分配建议（60 学时）

| 教学内容 | | 学时数 | | |
|---|---|---|---|---|
| | | 理论 | 实践 | 合计 |
| 绪论 | | 1 | | 1 |
| 第一篇 医学微生物学 | 第1章 微生物学概述 | 1 | | 1 |
| | 第2章 细菌概述 | 6 | 6 | 12 |

续表

| 教学内容 | | 学时数 | | |
|---|---|---|---|---|
| | | 理论 | 实践 | 合计 |
| 第一篇<br>医学微生物学 | 第 3 章 常见病原菌 | 8 | 2 | 10 |
| | 第 4 章 其他原核细胞型微生物 | 2 | | |
| | 第 5 章 医学真菌学 | | 2 | 12 |
| | 第 6 章 病毒概述 | 2 | | |
| | 第 7 章 常见病毒 | 6 | | |
| 第二篇<br>人体寄生虫学 | 第 8 章 人体寄生虫学概述 | 1 | 2 | 6 |
| | 第 9 章 常见人体寄生虫 | 3 | | |
| 第三篇<br>免疫学基础 | 第 10 章 医学免疫学概述 | 1 | | 1 |
| | 第 11 章 免疫学基础 | 7 | | 7 |
| | 第 12 章 临床免疫 | 4 | | 4 |
| | 第 13 章 免疫学应用 | 2 | 2 | 4 |
| 机动 | | 2 | | 2 |
| 合计 | | 46 | 14 | 60 |

# 五、教学大纲说明

## （一）适用对象与参考学时

本教学大纲可供护理、助产、药剂、医学检验技术、医学影像技术等医学相关技术专业使用，总学时为 60 个，其中理论教学 46 学时，实践教学 14 学时。

## （二）教学要求

（1）本课程对理论教学部分要求有掌握、熟悉、了解三个层次。掌握是指对《病原生物与免疫学基础》中所学的基本知识、基本理论具有深刻的认识，并能灵活地运用所学知识分析、解释生活现象和临床问题；熟悉是指能够解释、领会概念的基本含义并会应用所学技能；了解是指能够简单理解、记忆所学知识。

（2）本课程突出以培养能力为本位的教学理念，在实践技能方面分为熟练掌握和学会两个层次。熟练掌握是指能够独立娴熟地进行正确的实践技能操作；学会是指能够在教师指导下进行实践技能操作。

## （三）教学建议

（1）课堂理论教学应注重联系实际，积极采用现代化的教学手段和传统教学工具相结合，加强直观教学。教学中要着重强调病原生物与免疫学基础的基本理论、基本知识、基本技能的训练。多组织学生开展必要的讨论，以启迪学生的科学思维，加深对正常人体生命活动规律的理解和掌握。

（2）实验教学应十分重视学生基本技能的培养，着重体现学生专业技能、职业素质和

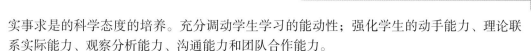

实事求是的科学态度的培养。充分调动学生学习的能动性；强化学生的动手能力、理论联系实际能力、观察分析能力、沟通能力和团队合作能力。

（3）学生的知识水平和能力水平，应通过日常课堂表现、阶段性测验、实验操作考核和课程作业考试等多种形式综合考评，充分利用现代信息技术、实验考核的标准化和常态化，以激发学生的学习兴趣和动力。注重学生应用新知识的能力，以及学习能力和动手能力的考核。对在学习和应用上有创新的学生应特别给予鼓励。

# 自测题选择题参考答案

第 1 章 1.B 2.A 3.D

第 3 章 第 1 节 1.B 2.E 3.A 4.D

第 3 章 第 2 节 1.B 2.E 3.E 4.B

第 3 章 第 3 节 1.A 2.E 3.D 4.E 5.B

第 3 章 第 4 节 1.C 2.A 3.A 4.C

第 3 章 第 5 节 1.C 2.E 3.A 4.A 5.D

第 4 章 1.C 2.B 3.D 4.D 5.C 6.E 7.A 8.A 9.C 10.D

第 5 章 1.A 2.D 3.E 4.B 5.E

第 6 章 1.C 2.D 3.B 4.D 5.A 6.B

第 7 章 第 1 节 1.C 2.C 3.D 4.C 5.D 6.D 7.C 8.E 9.B 10.A 11.C 12.E

第 7 章 第 2 节 1.B 2.D 3.A 4.C 5.D 6.D 7.E

第 7 章 第 3 节 1.D 2.B 3.E 4.B 5.C 6.E

第 7 章 第 4 节 1.D 2.D 3.E 4.E 5.D 6.E

第 7 章 第 5 节 1.C 2.C 3.D 4.C 5.B 6.D 7.E 8.D

第 8 章 1.B 2.A 3.E 4.D 5.A

第 9 章 第 1 节 1.B 2.D 3.C 4.B 5.D 6.B

第 9 章 第 2 节 1.B 2.A 3.C 4.B

第 9 章 第 3 节 1.D 2.A 3.D 4.A 5.B

第 9 章 第 4 节 1.B 2.A 3.E 4.A 5.B

第 9 章 第 5 节 1.C 2.C 3.A 4.A 5.E 6.C 7.B 8.C

第 10 章 1.C 2.D 3.C 4.A 5.A

第 11 章 第 1 节 1.A 2.B 3.C 4.C 5.A

第 11 章 第 2 节 1.D 2.B 3.D 4.B 5.D 6.A

第 11 章 第 3 节 1.C 2.B 3.A 4.E 5.B 6.C

第 11 章 第 4 节 1.B 2.C 3.B 4.D 5.C 6.E 7.E 8.A 9.B 10.B

第 12 章 1.C 2.C 3.C 4.C 5.A 6.D 7.D 8.A 9.D 10.C 11.C 12.C

第 13 章 第 1 节 1.A 2.C 3.A 4.E 5.C 6.A

第 13 章 第 2 节 1.D 2.A 3.B 4.C 5.C